ullstein

Das Buch

Kinder kriegen ist heute längst keine Selbstverständlichkeit mehr. Je mehr die zukünftigen Mütter und Väter wissen, desto verunsicherter sind sie. Denn Elternwerden ist das Gegenteil von Alltag: nicht planbar, voller Überraschungen.
Luise Kaller, Deutschlands bekannteste Hebamme, hat in mehr als vierzig Jahren über 10 000 Kinder auf die Welt geholt – zum Beispiel von Mariella Ahrens und Anna Loos. Sie hat Trends kommen und gehen sehen. Und dabei einen Erfahrungsschatz angesammelt, auf den Sie sich als werdende Eltern verlassen können. Selbst für erfahrene Mütter hat sie noch raffinierte Tipps. Vor allem aber vermittelt Luise Kaller eines: Bleiben Sie gelassen, Sie müssen nicht perfekt sein. Kinder sind etwas Wunderbares. Und Sie schaffen das, genauso wie alle anderen Frauen vor Ihnen auch. Vertrauen Sie einfach auf Ihr Bauchgefühl, Sie werden das Kind schon schaukeln.

Die Autorinnen

Luise Kaller, geboren 1945, ist seit 42 Jahren Hebamme. Die zweifache Mutter und Großmutter lebt in Berlin.

Bettina Schneuer ist Journalistin. Ihre beiden Söhne hat Luise Kaller auf die Welt geholt.

Luise Kaller
mit Bettina Schneuer

# BAUCHGEFÜHL

Das Hebammenwissen für Schwangerschaft,
Geburt und die erste Zeit mit dem Kind

Ullstein

Besuchen Sie uns im Internet:
www.ullstein-taschenbuch.de

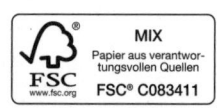

Ungekürzte Ausgabe im Ullstein Taschenbuch
1. Auflage Juli 2013
© Ullstein Buchverlage GmbH, Berlin 2011 / List Verlag
Umschlaggestaltung: ZERO Werbeagentur, München
Titelabbildung: FinePic®, München
Satz: Pinkuin Satz und Datentechnik, Berlin
Gesetzt aus der Minion
Papier: Pamo Super von Arctic Paper Mochenwangen GmbH
Druck und Bindearbeiten: CPI – Clausen & Bosse GmbH, Leck
Printed in Germany
ISBN 978-3-548-37492-5

*Meinen Kindern und ihren Familien*

# Inhalt

## Die Freundin vom Fach 11

## Bald drei sein 17
Die Medizin kann helfen – rund ums »Retortenbaby« 24
Und wenn gar nichts klappt? 26

## 40 Wochen schwanger – aufregend, schön und (etwas) anstrengend 30
Bin ich? Bin ich nicht? 30
Die gute Nachricht kommt später 31
16 Seiten Vorsorge: der Mutterpass 32
Sanguinis – das flüssige Gewebe 40
Wie immun ist mein Körper? 41
Ultraschall – Bilder aus dem Bauch 44
Was Sie sonst noch machen können 46
Aus Männern werden Väter 53
Ihre Vorbereitung 58
   *Stets Kurs halten?!* 58
   *Seelenvitamine: Es sich gutgehen lassen* 60
Der Check-up alle vier Wochen 66
120, 140 beats per minute – drei Mal Schall 67
Sollen wir, sollen wir nicht? – Pränatale Diagnostik 72
   *Nackenfaltenmessung* 80
   *Amniozentese* 82
Ein unfreiwilliger Abschied – ein gewolltes Ende 86
   *Beistand durch Ihre Hebamme* 89

| | |
|---|---:|
| Was ist normal, was nicht?! | 91 |
| *Die ständige Übelkeit* | 91 |
| *Rund und runder – das Zunehmen* | 93 |
| *Die hässlichen Besenreiser und Krampfadern* | 95 |
| *Die Augen werden plötzlich schlechter* | 97 |
| *Sodbrennen und Schlafstörungen* | 99 |
| *Sex – ja, nein, wie?* | 100 |
| *»Darf ich das denn?« – Mythen und Schauermärchen rund ums Essen* | 102 |
| Es gibt noch eine Menge zu regeln – die Geburtsvorbereitung | 107 |
| *Klinik, Geburtshaus oder Hausgeburt?* | 107 |
| *Ihr ideales Krankenhaus: Darauf sollten Sie achten* | 110 |
| *Die Hebamme – Ihre vertraute Bezugsperson* | 116 |
| *Beleghebamme – ein teurer Luxus?* | 118 |
| *Was wir verdienen* | 123 |
| Auf dem Damm und drum herum | 125 |
| *Handarbeit – gut und bewährt* | 129 |
| *Gerissen oder geschnitten – alles heilt wieder* | 132 |
| Das ganz Praktische – Papierkram und Organisation | 134 |
| Was brauche ich, was brauchen wir und was davon wirklich?! | 138 |
| *Alles fürs Baby* | 141 |
| *Was Sie gar nicht kaufen sollten* | 153 |
| *Ihre Wunschliste* | 153 |
| *Was Sie selbst brauchen* | 156 |
| *Ihre Krankenhaustasche* | 158 |
| Lebendige Statistik – nur für Frauen? | 161 |

## Geburt – Drei werden

| | |
|---|---:|
| | 166 |
| Es geht los? Oder? Geht es wirklich los? | 166 |
| *Erste Anzeichen* | 167 |
| *Blasensprung? Wehen? Wie sollten Sie sich verhalten?* | 172 |
| Eröffnung – Übergang – Finale: die Geburt | 179 |
| *In der Obhut Ihrer Hebamme* | 180 |

| | |
|---|---|
| *Eröffnung* | 184 |
| *Übergangsphase* | 185 |
| Peridualanästhesie – Für und Wider | 186 |
| Finale | 193 |
| *Ungeplant, geplant, gewünscht – der Kaiserschnitt* | 196 |
| Der große Moment – unser Baby ist da | 202 |
| Nachwehen und Nachgeburt | 204 |
| Männer im Kreißsaal | 206 |

## Dreieinigkeit und Dreiecksgeschichten – eine Familie werden — 214

| | |
|---|---|
| Wieder zu Hause | 215 |
| Ihr Wochenbett | 217 |
| *Nach der Geburt – so reagiert Ihr Körper* | 219 |
| *Pst, Väter mal herhören* | 226 |
| *Und jetzt die Mütter* | 226 |
| (K)Ein Thema zum Schlafen | 227 |
| Wenn Baby Bauchweh hat | 230 |
| Zurück zur Figur | 234 |
| Lust und Liebe | 235 |
| Jetzt wieder an Verhütung denken | 240 |

## Alles dreht sich jetzt ums Baby — 241

| | |
|---|---|
| Was Ihr Baby schon alles kann | 241 |
| Was Ihr Baby noch nicht kann | 243 |
| Nabelpflege | 245 |
| Die Windelfrage: Einweg oder Mehrweg? | 246 |
| Perfekt gewickelt | 247 |
| Erste Wehwehchen | 251 |
| … und freitags wird gebadet | 255 |

## Richtig stillen – auch das lernen Sie — 260

| | |
|---|---|
| Das Grundsätzliche – Brust oder Flasche? | 261 |
| *Stillen – nicht nur innige Zweisamkeit* | 265 |

| | |
|---|---:|
| Auch wer nur Fläschchen gibt, muss abstillen | 267 |
| Das erste Anlegen | 268 |
| Sie und Ihr Kind – ein gutes Still-Team | 272 |
| *Gourmet oder Barracuda?* | 274 |
| Das schmeckt Mama und Baby | 277 |
| Stillzeiten – verwirrte Zeiten | 278 |
| Wie oft – wie lange? | 283 |
| Babys erstes Accessoire – der Nuckel | 285 |
| Von Brustwarzen bis Tattoos – Probleme beim Stillen | 288 |
| *Milchstau – Abpumpen hilft* | 296 |
| Das Abstillen – mein Busen gehört jetzt wieder mir | 297 |

## Schlaf, Kindchen, schlaf! Doch endlich ein! Und durch! 299

| | |
|---|---:|
| Der erste Monat | 301 |
| Der zweite und der dritte Monat | 302 |
| Der vierte bis sechste Monat | 306 |
| Bis zum ersten Geburtstag | 307 |
| Auf Wiedersehen?! | 310 |

## Danksagung 313

## Quellen und Leseempfehlungen 314

## Register 316

## Die Freundin vom Fach

Guten Tag, ich heiße Luise Kaller und habe in meinem Leben etwa 10 000 Kindern auf diese Welt geholfen. In zwei Gesellschaftssystemen: In der DDR habe ich in Sachsen bis zur Ausreise im Frühjahr 1989 gearbeitet; danach immer in Berlin. Rund 30 Jahre als angestellte Hebamme, später als selbständige Beleghebamme und stets in Krankenhäusern.

In diesen Jahrzehnten hat sich auf den Entbindungsstationen sehr viel zum Positiven verändert: der Umgang mit Schwangeren und werdenden Vätern, die Vorsorge, Geburtserleichterungen, auch die Einstellung zum Stillen.

Noch mehr hat sich in dieser Zeit bei den werdenden Eltern verändert: Sie sind viel älter, wenn ihr erstes Kind kommt, und dieses Kind bleibt oft ihr einziges – oder sie bekommen auch mal drei Kinder mit drei verschiedenen Partnern. Sie wissen schon im vierten Monat und nicht erst bei der Geburt, ob es ein Mädchen oder ein Junge wird, sie haben vorher viele Bücher gelesen, sie haben sich ausgiebig durch Blogs im Internet geklickt, Vorbereitungskurse gemacht, Kreißsäle besichtigt und sehr viel für das Ungeborene eingekauft.

Manches davon ist gut, vieles ist wunderbar, manches gefällt mir weniger.

Ich bin keine Wissenschaftlerin, keine Ärztin, keine Statistikerin oder Schriftstellerin. Ich bin Hebamme. Seitdem mir mal eine Frau sagte, ich sei ihr zu preußisch, nenne ich mich mit Freude, Stolz – und Augenzwinkern – eine preußische Hebamme. Sonst würde ich nicht, mit 66 Jahren, immer noch gerne mitten in der Nacht aufstehen und losfahren, wenn wieder einmal ein großes Wunder geschehen soll, das nicht nach Terminkalender funktioniert: Ein Baby wird geboren. Sein erster Atemzug, der erste Schrei, Kind und Mutter wohlauf – das alles macht mich auch heute noch sehr glücklich, genauso wie im Oktober 1967, als ich zum allerersten Mal bei einer Entbindung half (übrigens noch als Auszubildende und ungeplant – nämlich im Fahrstuhl des Leipziger Krankenhauses). Und dankbar, dass wieder alles gut gegangen ist. An manche Entbindung kann ich mich noch erinnern, als sei sie gestern gewesen; aber jede ist etwas Einmaliges und ganz Besonderes.

Ich selbst war übrigens eine Hausgeburt, zwei Monate vor Kriegsende in einem kleinen Ort in Sachsen. Draußen lag meterhoch Schnee, die alte Hebamme kam mit ihrem Rad kaum durch und deswegen erst ziemlich spät. Meine Mutter hat im Stehen entbunden, weil sie eigentlich gerade noch mal aufs Außenklo wollte – aber da kam auch schon ich. Bereits als Neugeborenes wurde ich mitgeschleppt in den Luftschutzkeller. Mein Vater hat noch den Brief bekommen, dass nach zwei Söhnen nun auch eine Tochter geboren wurde. Aber gesehen hat er mich nie, denn er ist gefallen. Wo genau oder wann, wissen wir bis heute nicht, auch ein Grab gibt es nicht.

Das Stillen klappte bei meiner Mutter nur ein paar Tage lang, vielleicht auch, weil sie solche Sorgen hatte – der Mann an der Front vermisst, drei hungrige Kinder und wenig zu essen. Also gab sie mir die abgepumpte Muttermilch einer anderen Frau aus unserem Dorf, außerdem verdünnte Ziegenmilch, die ich nur unter Brüllen schluckte – bis heute schüttelt es mich bei Ziegenkäse! Das erste Foto von mir entstand, als ich ein Jahr alt wurde: Ich trage darauf ein Kleid, das meine Mutter, eine Schneiderin, aus einem alten Zuckersack genäht und mit Blümchen bestickt hatte.

Ich habe zwei Söhne. Als mein älterer 1969 geboren wurde, hing an der Scheibe des Babyzimmers im Dresdner Krankenhaus ein Schild mit der Aufschrift: »Neugeborene werden den Vätern einmalig von 18.00 bis 18.30 Uhr gezeigt«. Auch 1976, als der jüngere zur Welt kam, hatte sich an dieser Haltung nichts verändert: Väter waren auf der Wöchnerinnenstation (oder gar im Kreißsaal!) nicht wirklich erwünscht. Mitte der Achtziger verliebte sich mein damaliger Mann, ein Gynäkologe und Geburtsmediziner an einem katholischen Krankenhaus, in dem auch ich als Hebamme gearbeitet hatte, in eine andere Frau. Auch das hat mich bewogen, im Sommer 1986 ein »Ausreisegesuch« zu stellen. Nach drei Jahren Schikanen – die schlimmste war: Mein Großer wurde von der Oberschule geschmissen und bekam keine Lehrstelle – dann durften meine zwei Söhne und ich am 28. Mai 1989 nach Westberlin ausreisen. Dabei hatten wir nur jeder einen Koffer mit Dingen, an denen unsere Herzen hingen. Alleinerziehende Mutter zweier Jungs, die ihre Berufsausbildung noch vor sich hatten, geschieden – natürlich musste ich mir sofort eine Arbeit suchen, um die Familie zu ernähren. Zum Glück fand ich eine Stelle in einer Charlottenburger Klinik. Später wechselte ich ins Virchow im Wedding, an Deutschlands größte Entbindungsstation.

Inzwischen bin ich zweifache Großmutter. Während dieses Buch entstand, habe ich gut 120 Frauen entbunden; die Söhne meiner Co-Autorin (die ich beide auf die Welt geholt habe) wurden in diesen Monaten eingeschult beziehungsweise kamen aufs Gymnasium. Manch eines unserer wöchentlichen Abendtreffen wurde vier- bis fünfmal unterbrochen, weil »meine« Frauen (so sehe ich die, die sich für mich als Beleghebamme entscheiden) mich ganz dringend am Handy etwas fragen mussten. Und das ist auch ganz in Ordnung so! Babys kennen nun einmal keine Terminkalender, und Respekt vor dem anderer Leute haben sie auch nicht.

Also: Ich bin Hebamme mit über vierzig Jahren Berufserfahrung, das letzte Jahrzehnt davon als Beleghebamme. Das heißt nicht im 8-Stunden-Schichtdienst, sondern weil mich Paare vorab ausgesucht und sich mit mir getroffen haben, wenn sie wissen, dass sie bald zu dritt sein werden. Und weil sie nicht möchten, dass sie diesen sehr intimen, großartigen und auch schmerzhaften Moment der Geburt mit jemandem teilen, den sie vorher noch nie gesehen haben. Das ist übrigens auch für mich von großem Vorteil, weil ich mich viel besser auf die Schwangere und ihren Mann einstellen kann und Bescheid weiß, was eventuell im Argen liegt. Und das aus Gesprächen, nicht aus einem nüchternen Aufnahmeprotokoll.

Ich komme, wenn das gewünscht ist, bis zu 18-mal nach der Entbindung, zur Nabelpflege, zum Wiegen, Baden, gegebenenfalls zum Nähte nachsehen, Baby Anlegen, Beraten und öfter auch nur zum Reden – denn wenn die neue Mutter ganz allein zu Hause mit ihrem Winzling ist, kann das manchmal schon einsam machen. Eigentlich sollen diese Besuche innerhalb der ersten acht Lebenswochen des Babys stattfinden, aber notfalls auch bis zur Einschulung. Neulich war ich sogar zum Abi-Fest eines jungen Mannes eingeladen, den ich seit seiner ersten Lebensminute kenne. Diese Leistung bezahlt auch die Krankenkasse (natürlich nicht bis zur Einschulung).

Die wichtigsten Erkenntnisse aus dieser langen Zeit möchte ich gerne weitergeben. Und es den Frauen und ihren Babys, der neuen Familie in spe, ein bisschen einfacher machen.

Dieses Buch ist keine *Hebammensprechstunde*, wie ein vielverkauftes Buch heißt. Wenn Sie alternativ entbinden wollen, bin weder ich die Richtige für Sie – noch dieses Buch. Denn ich persönlich bin gegen Geburten zu Hause oder im Geburtshaus. Ich bin für die Entbindung im Krankenhaus, am besten in einem Krankenhaus mit Neonatologie (Neugeborenenabteilung) gleich nebenan. Vielleicht auch, weil ich die früheren Massenabfertigungen in den Kreißsälen kenne, als Paare noch viel öfter Eltern wurden (in Leipzig hatten wir vor der Abtreibungsfreigabe im Jahr bis zu 7000 Entbindungen), lehne ich das Kategorische kategorisch ab. Aber ich bin gegen: Hausgeburten, Entbindung im Geburtshaus. Ich lebe im 21. Jahrhundert, lasse mir keinen Zahn ohne Betäubung ziehen und gehe dafür auch nicht zum Bader, sondern zum Zahnarzt. Und eine schwangere Frau geht ja auch regelmäßig zum Gynäkologen, zur Ultraschalluntersuchung und lässt die Herztöne des Ungeborenen überprüfen. Manche Schwangerschaft entsteht in der Petrischale – warum also in dem entscheidenden Moment der Geburt, bei dem durchaus einiges schiefgehen kann, auch wenn vorher alles bestens lief, dann nicht ins Krankenhaus?

Schwanger werden und Entbinden als ganz natürliches Ereignis, das ist heute einfach nicht mehr zu 100 Prozent der Fall. Und zurückdrehen lässt sich diese Entwicklung nun einmal nicht. Gerade in den turbulenten Stunden, in denen ein Kind auf die Welt kommt, kann durchaus mal etwas Dramatisches geschehen, was keine Vorsorge zeigen konnte: Kurz bevor dieses Buch fertig wurde etwa hatte ich zum dritten Mal in meinem langen Berufsleben eine sogenannte reine Stirnlage, was extrem selten vorkommt. Das bedeutet, das kleine ungeborene Mädchen hatte plötzlich sein Köpfchen leider im Nacken – es war aber schon im Geburtskanal angelangt (den stellen Sie sich jetzt mal vor wie einen knallengen Rollkragen). In dem kann das Kind seinen Kopf aber nicht mehr, wie es richtig wäre, mit dem Kinn Richtung Brustkorb neigen. Und keine Hebamme, kein Arzt kann dies »von außen« rückgängig machen, kann dieses Kind in die richtige Position bringen. Wären die Eltern nicht mit mir im Krankenhaus gewesen, hätte der rettende Notkaiserschnitt nicht sofort gemacht werden können – denn bei einer vaginalen Entbindung hätte die Kleine sterben können, weil dabei ihr Genick gebrochen wäre. So war sie putzmunter, Mutter und Vater glücklich und erleichtert (allerdings unter Druck, schnell einen schönen Namen für ihren Nachwuchs zu finden – sie hatten nämlich felsenfest geglaubt, es wird ein Junge!). Für diese wenigen Male, wo es durch eine Laune der Natur nicht so läuft wie im Geburts-Lehrbuch, für diese Male ist es im Krankenhaus besser und sicherer.

Verstehen Sie mich nicht falsch: Ich habe nichts gegen Duftkerzen, die stehen auch in meinem Bad – aber im Kreißsaal mag ich ihren Geruch nicht besonders. Von homöopathischen Globuli halte ich einiges – aber alles, was während der Schwangerschaft oder der Wehen schiefläuft, lässt sich mit ihnen nun einmal nicht richten. Spezielle Teemischungen in der Stillzeit und zuvor sind prima, aber meist tut es auch ganz normaler, deutlich preiswerterer Tee. Schmerzstillende Mittel sind für mich kein Teufelszeug, sondern können sehr sinnvoll sein, wenn Frauen erschöpft von den Wehen sind. Und ein Kaiserschnitt bedeutet nicht, dass die Frau keine »echte« Mutter geworden ist oder gar eine schlechtere. Keine Frau versagt bei der Geburt. Keine. Wichtig ist allein, dass es Mutter wie Kind dabei und hinterher gut geht. Nur das Ergebnis zählt: ein gesundes Kind im Arm.

Das Stillen unterstütze ich selbstverständlich sehr – aber es gibt auch Konstellationen, wo es nun einmal nicht klappt oder nicht geht, ob aus physischen, psychischen oder beruflichen Gründen. Da sage ich nüchtern: Lieber die Flasche mit Liebe geben als die Brust mit Hass – Hauptsache ist für mich stets, Mutter *und* Kind sind entspannt, können auch mal schlafen. Da bin ich ganz pragmatisch. Erst recht, wenn das Paar sich noch um die älteren Geschwister des Neugeborenen kümmern muss, denn Schlafentzug und Stress machen niemanden zu besseren Eltern.

Ich würde mich freuen, wenn Sie Lust haben, von dem zu lesen, was bei 10 000 Geburten so alles passiert ist. Und vor allem, welche Methoden, Tipps und Tricks vielleicht auch Ihre Schwangerschaft, Ihre Entbindung und das Leben mit Baby danach entspannter machen. Ist nämlich eine tolle Sache, eine Familie!

## Bald drei sein

Nahezu alle Frauen, die ich betreue, erwarten ein Wunschkind. Sehr viele meiner Paare haben sich gut überlegt, wann sie Eltern werden wollen, haben es sich oft sehr lange überlegt. Sie wollten Eltern werden, und sie haben sich ganz bewusst dazu entschieden.

Warum eigentlich ein Kind? Weniger, damit die Spezies Mensch überlebt oder damit die gruselige deutsche Bevölkerungspyramide wieder besser aussieht (derzeit hat sie eine, so heißt das wirklich, ganz ungesunde Urnenform). Damit die bundesrepublikanische Rentenkasse wieder voller wird, oder damit man selbst im Alter nicht einsam und allein dasteht?

Nein, es sind ganz klassische Gründe, die meine Eltern in spe haben. Ich schreibe einmal auf, was ich am häufigsten gehört habe und was mir am meisten haften geblieben ist: »Weil es dazugehört, wenn man sich liebt.« (Das sagen fast alle.) »Weil es unsere Beziehung fester und tiefer werden lässt« (ein Paar, das sich erst sehr kurz kannte, nur vier Monate, bevor sie schwanger wurde). »Weil ein Baby die Möglichkeit ist, teilzunehmen an der atemberaubenden Schnelligkeit, mit der sich ein Kind die Welt aneignet« (eine Erzieherin und ein Computerfachmann). »Weil wir scheinbar längst bekannte Dinge noch einmal zum allererstenMal betrachten, befühlen, erleben dürfen« (eine Schauspielerin und ein Maler). »Weil es die exotischste und längste Reise ist, auf die man sich begeben kann« (eine Reiseverkehrskauffrau, die zehn Jahre in aller Welt gearbeitet hatte). »Weil durch ein Kind etwas von beiden in dieser Welt zurückbleibt« (ein Lehrer und eine Theologin). »Weil wir neugierig sind, wie dieser Mix aus uns zweien geraten wird«

(ein Paar, das jeweils zum zweiten Mal geheiratet hatte – die sehr frühen ersten Ehen waren ohne Kinder und mit einer schnellen Scheidung beendet gewesen).

Es geht also um große Gefühle, große Worte, hehre Ziele, um Liebe, Hingabe, Demut, Verantwortung – genau, um den Sinn des Lebens. Das ist sehr berührend. Ich glaube außerdem felsenfest (und ich bin keine Romantikerin), dass es möglich ist, alles zugleich zu haben: die große Liebe *und* die wunderbaren Kinder *und* eine Arbeit, die erfüllt. Es gibt ja diese klassischen Entweder-oder-Fragen, zu denen mir immer die Reaktion Vierjähriger einfällt, mit denen ein typischer Dialog so verläuft: »Möchtest du Käse oder Wurst aufs Brot?« – »Ja!«.

Dieses »Ja«, dieses Käse-und-Wurst-und-Brot-haben, dieses Alleswollen, das ist der Wunsch nach einem Kind, und das finde ich sehr schön so. Auch wenn es später im Leben manchmal Phasen gibt, wo es nur um die Wurst geht, wo es nur Brot ohne Belag gibt oder alles Käse ist. Das kenne ich auch. Aber das wird wieder. Kann Ihnen jeder Vierjährige bestätigen, während er voller Inbrunst am Käse-Wurst-Brot kaut ...

Meine Eltern haben das Schwangerwerden meistens gut geplant, vor allem meine Mütter. Die einen haben ihren Zyklus beobachtet, ihre Körpertemperatur direkt nach dem Aufwachen gemessen und sogar interaktive Fruchtbarkeitskalender geführt, damit es mit dem Schwangerwerden möglichst schnell klappt. Sehr viele haben vorsorglich Folsäure-Präparate eingenommen, damit ihr Vitamin-B-Komplex auf Touren kommt und fürs Baby in spe die Gefahr zum Beispiel eines offenen Rückens oder einer offenen Schädeldecke minimiert wird. Etwa 600 Kinder werden pro Jahr in Deutschland mit leichter bis schwerster Spina bifida (Offener Rücken) geboren – das wissen die wenigsten Paare. Oder die Frauen essen zum Beispiel dunkles Blattgemüse wie Spinat, Kohlsorten wie Wirsing, Brokkoli oder Grünkohl, dazu weiße Bohnen, Spargel und Honigmelone, in denen Folsäure in relativ hoher Konzentration enthalten ist – ich hoffe, einiges davon schmeckt auch Ihnen! Übrigens: 400 Mikrogramm dieses »Lebensvitamins« sollte sowieso jeder Erwachsene täglich zu sich nehmen, auch Männer. Wenn Sie ein Baby planen, sollten Sie schon mal Ihre Folsäurewerte in die Höhe treiben. In den ersten acht Wochen der Schwangerschaft sowie in der Stillzeit steigt der Bedarf bei Frauen auf 600 Mikrogramm – so viel empfiehlt die angesehene Schweizer Folsäure-Stiftung, die auf ihrer Website auch eine Übersicht über Lebensmittel sowie Lebensmittelprodukte hat, die Folsäure enthalten (Letztere nur für Schweizer Produkte; in Deutschland gibt es leider keinen Folsäure-Aufkleber wie bei unseren Nachbarn, der das Einkaufen erleichtert – schade!). Und diesen Rat, ordentlich Folsäure einzunehmen, gebe ich auch Ihnen. Mit frischem Gemüse das Essen kochen, ist immer besser, zudem isst Ihr Mann dann auch gesund, was ihm sicher nur guttut. Okay, ein Nahrungsergänzungspräparat ist natürlich auch vollkommen in Ordnung.

Wenn Sie jetzt, während Sie dies lesen, schon schwanger sind, sollten Sie erst recht sofort Ihr körpereigenes Folsäure-Silo hochpäppeln.

Manche meiner Frauen haben sich beim Arzt auf Röteln- und Windpockenimmunität sowie Toxoplasmose-Antikörper testen lassen, denn beide dieser Kinder-Infektionskrankheiten sind für ein Ungeborenes potentiell sehr gefährlich. Ersteres halte ich grundsätzlich für sinnvoll, falls Sie keinen eigenen Impfpass mehr finden und auch Ihre Eltern sich nicht mehr erinnern können, ob und wann Sie als Kind geimpft wurden oder ob Sie die Röteln hatten. Das gilt übrigens auch für Masern: Haben Sie die im Laufe Ihres Lebens schon gehabt? Oder nicht? Zur Toxoplasmose werde ich später noch ausführlicher etwas sagen. Falls Sie zu den knapp 10 Prozent der Menschen gehören, die weder Röteln, Masern noch Windpocken gehabt haben, könnten Sie sich impfen lassen, und dabei sogar gleich Ihre sicher »abgelaufene« Tetanusimpfung auffrischen, wenn Sie mögen.

Fast alle meiner Frauen haben das Rauchen aufgegeben und den Alkoholkonsum zumindest stark eingeschränkt – oder beides zumindest wacker versucht. Und einige haben beim Zahnarzt ihre schon wackeligen alten Amalgamplomben austauschen und generell Zähne und Zahnfleisch durchchecken lassen. Beide reagieren empfindlicher und anfälliger während der Schwangerschaft, weil der Speichel saurer wird: Früher hieß es sogar, jedes Kind koste die Mutter einen Zahn.

Oh, und auch manche Männer, die Väter werden wollten, haben getan, was sie tun können. Sie haben ebenfalls dem Rauchen und Alkohol abgeschworen, haben Nüsse, Vollkornreis, Linsen und andere magnesiumhaltige Dinge gegessen, damit ihre Spermien schneller werden, und lange Saunabesuche gestrichen, denn Hitze kann dem Inhalt der Hoden schaden.

Nun ist das alles natürlich nicht verkehrt! Aber eben auch nicht »kriegsentscheidend«. Natürlich können Sie auch schwanger werden, ohne dass Sie Basalkurven anlegen (eine meiner Mütter meinte stellvertretend für viele: »Temperatur zu messen am frühen Morgen, ohne vorher wenigstens das Klo aufgesucht und einen Kaffee getrunken zu haben – also, bei mir hätte sich da sicher ergeben, dass ich klinisch tot bin«). Natürlich können Sie schwanger werden, ohne dass Sie Sex nach Stundenplan haben; auch stundenlange Besuche beim Zahnarzt oder bei der Dentalhygiene müssen selbstverständlich nicht sein. Und zumindest Ihre Rötelnimmunität wird sowieso sofort vom Gynäkologen getestet, wenn Sie ein Baby erwarten (anderes leider nicht, aber dafür lesen Sie ja dieses Buch).

Jedenfalls habe ich fast keine Frau betreut und entbunden, die von ihrer Schwangerschaft total überrascht wurde und komplett aus allen Wolken fiel, als urplötzlich die Presswehen einsetzten … Bei einigen Frauen war das Baby nicht geplant (aber dennoch willkommen), weil die Pille nicht gewirkt hatte – dank der Klassiker Durchfall, Medikamente wie Antibiotika und Zeitverschiebung auf Fernreisen. Oder wo das Kondom undicht war. Und es waren auch einige, wo der One-Night-Stand oder eine Kurzaffäre dann doch sehr viel längere Folgen hatten als gedacht, nämlich ein Kind. Und eine ganz kleine Gruppe Frauen war dabei, die ihre Schwangerschaft ganz genau geplant, aber den Mann nicht mit einbezogen hatten: das Kind als Kitt für eine kriselnde Ehe.

Erst Anfang des Jahres hatte ich wieder so einen Kleinen, der als Nachzügler mit sieben Jahren Abstand zum jüngsten seiner drei Geschwister geboren wurde. Der Vater, den ich schon von den drei Großen kannte, war richtig sauer und hatte zwei Monate nur das Allernötigste mit seiner schwangeren Frau gesprochen. Denn sie hatte ihm erst kurz vor dem zweiten großen Ultraschallscreening (zu den Ultraschalluntersuchungen siehe Seite 44 und 67) gesagt, dass sie nochmals Eltern werden – da war sie bereits im 5. Monat schwanger. Ich dagegen war schon viel früher »eingeweiht« und für ihre Entbindung gebucht. Allerdings wusste ich nicht, dass der Vater nichts wusste. Bis zur Geburt hatte er sich zwar wieder gefangen und freute sich dann über seinen kleinen Sohn – inszwischen ist das Verhältnis der Eltern untereinander wieder normal.

Oft reden meine Paare, meine Frauen und ich in den Kennenlerngesprächen am Anfang darüber, wie viel Zeit vergangen ist zwischen dem Entschluss »Wir möchten ein Baby« und dem Schwangerwerden. Im Schnitt hatten fast 50 Prozent nach drei Monaten, weitere 20 Prozent nach sechs Monaten Erfolg mit ihrer Familienplanung. Beim letzten knappen Drittel dauerte es länger, teilweise auch über Jahre. Diese Zahlen entsprechen, das finde ich interessant und darüber hinaus beruhigend, auch den Erfahrungen meiner Kolleginnen. Und auch denen, die eine Online-Umfrage der Zeitschrift *Eltern* ergab, an der sich immerhin über 32 000 Frauen beteiligt hatten (also viel viel mehr als an wissenschaftlichen Studien, die meist 1000 bis 1500 Frauen befragen). Natürlich gibt es auch einige wenige Paare, bei denen es wirklich ratzfatz geht: ein-, zweimal Sex an den fruchtbaren Tagen der Zyklusmitte – wupps, schwanger. Solche Punktlandungen sind aber wirklich selten! Also, seien Sie nicht zu ungeduldig, wenn Sie sechs Wochen und auch sechs Monate nach dem Entschluss, Eltern zu werden, noch nicht schwanger sind. Alles ganz normal – im Übrigen einer meiner Lieblingssätze, den Sie noch öfter lesen werden! Genießen Sie den Sex, das Ausgehen ohne Babysitterorganisation, Reisen ohne mehr Koffer als ein Ölscheich und seine dreizehn Lieblingsfrauen – ohne Kinderkrams.

Und natürlich gibt es die Paare, bei denen es gar nicht klappt, jedenfalls nicht auf »normalem« Weg. Damit meine ich jetzt nicht solche Ausnahmen wie mein reizendes lesbisches Duo, deren drei süße Söhne alle vom gleichen anonymen Erzeuger aus der Samenbank stammen. Nein, ich meine jene Paare, wo sie dann Eileiterdurchgängigkeitsuntersuchungen macht und er Spermiogramme erstellen lässt; ich meine Frauen, die Hormontherapien mit Clomifen-Tabletten beginnen, um den Eisprung auszulösen oder sich Menogon spritzen, um ihre Ovarien zu stimulieren; Männer, die sich Krampfadern auf den Hoden veröden lassen, weil danach ihre Samenzellen schneller zur weiblichen Eizelle eilen können.

Und wenn alles nicht hilft, danach mit Hilfe ärztlicher Eingriffe versuchen, sich ihren Langzeit-Kinderwunsch doch noch zu erfüllen.

Dieses Thema, bei dem sich ja erst mal alles um das Überhauptschwanger-Werden dreht, kann ich hier leider keineswegs umfassend behandeln; es ist ja auch ein medizinisches Thema – und zudem ein durchaus politisches. Unser Kassensystem zahlt zwar viele Schwangerschaftsabbrüche pro Jahr (2010 waren es insgesamt knapp über 110 000, davon fast 90 000 bei Frauen zwischen 20 und 40 Jahren). Aber für die Untersuchungs- und Behandlungskosten ungewollt kinderloser Paare zahlt Ihre Krankenkasse immer weniger, oder sie übernimmt lediglich die Hälfte der Kosten für drei Behandlungen, etwa der »Befruchtung im Glas«, also der In-vitro-Fertilisation (IVF). Bis 2004 waren es noch bis zu vier Behandlungen, die zudem auch voll bezahlt wurden. Und oft werden fast gar keine Kosten übernommen, etwa generell bei unverheirateten Paaren. Das allerdings leuchtet mir nicht so recht ein angesichts der Realität, denn schließlich werden in der Bundesrepublik knapp ein Drittel aller Babys geboren, ohne dass die Eltern einen Trauschein haben. In Berlin und in nahezu allen nord- und ostdeutschen Großstädten sind es sogar fast die Hälfte der Neugeborenen. Auch nicht gezahlt wird bei Verheirateten, die nach den gesetzlichen Bestimmungen als zu alt gelten, also die Frau 40 plus oder der Mann 50 plus ist.

Für mich ist der unerfüllte Kinderwunsch aber vor allem ein Herzensthema. Weil es ein Paar sehr verändert, wenn ihr Wunsch nach einem Baby sich lange, ja vielleicht gar nicht erfüllt. Weil dann das Leben von dieser Sehnsucht bestimmt wird. Weil Sex Mittel zum Zweck wird, weil oft das – vielleicht nicht um das private Dilemma wissende – Umfeld mit Spöttelei (»Ihr lasst euch aber Zeit mit der Familiengründung!« – »Na, ihr habt es ja gut, zwei Gehälter und keine teuren Kinder!«) und Mitleid reagiert. Und weil – meiner Meinung nach ein Skandal – man schon recht viel Geld gespart haben muss, um sich all diese Kinderwunschbehandlungen leisten zu können: Der Eigenanteil bei gesetzlich Krankenversicherten an einer In-vitro-Fertilisation (IVF) liegt bei etwa 1500 Euro, bei einer Intrazytoplasmatischen Spermieninjektion (ICSI) bei 1700 Euro und die Intrauterine Insemination (IUI) kostet zwischen 150 und 500 Euro, hinzu kommen Medikamente für mindestens 1600 Euro als ganz grober Richtwert.

Unfruchtbarkeit ist immer noch ein großes Tabuthema, obwohl knapp jede siebte Ehe angeblich ungewollt kinderlos bleibt – aber welche Studie kann da genau sein? Welche Studie vor allem kann Sehnsucht erfassen? Als medizinisch steril oder infertil gelten Paare, wenn nach einem Jahr Sex ohne Verhütung kein geborenes Kind die Folge war – wenn die Frau jünger ist als 34 Jahre. Ist sie älter, verringert sich dieser Zeitraum auf sechs Monate (so die Definition der World Health Organization). Letzteres erscheint unlogisch, ist aber darin begründet, dass für »ältere Frauen« jeder Zyklus zählt und eher medizinische Eingriffe möglich gemacht werden sollen.

In Deutschland ist, so die Bundeszentrale für Gesundheitliche Aufklärung, die Grenze des erfolglosen Wartens auf eine Schwangerschaft generell altersunabhängig bei zwölf Monaten festgelegt.

Ab 35 Jahren muss man als Frau leider damit rechnen, dass pro Jahr etwa drei bis sogar fünf »taube« Zyklen von insgesamt 12–13 vorkommen, mit 40 sind es dann schon etwa sieben im Jahr. Mit etwa 50 Jahren erlischt die weibliche Fruchtbarkeit ganz. So weit die Fertilitäts-Statistiken, die allerdings immer nur Durchschnittswerte aufführen können.

In sehr vielen Fällen liegen organische oder hormonelle Störungen vor. Dazu gibt es auch psychische Faktoren, die tief in der Seele sitzen, etwa Missbrauchserfahrungen, und einer Schwangerschaft im Wege stehen. Auf jeden Fall ist es immer ein Problem des Paares, nie sollte von »Schuld« des einen oder des anderen Partners gesprochen werden. Die Ursachen sind statistisch recht gleichmäßig zwischen den Geschlechtern verteilt, weswegen Sterilitätsdiagnostik und -therapien immer auf beide Partner gerichtet sind: Je 40 Prozent der Störungen liegen beim Mann (Zeugungsunfähigkeit, Zahl oder/und Qualität der Spermien stimmen nicht) und bei der Frau (Empfängnisunfähigkeit zum Beispiel aufgrund verklebter Eileiter oder einer Endometriose). In vielen Fällen liegen Ursachen bei beiden vor. Und: Bei ungefähr 10 Prozent sind überhaupt keine – physischen – Gründe festzustellen! Viele der organisch-anatomischen oder hormonellen Probleme können heute jedoch frühzeitig erkannt und dann oft auch behoben werden. Viele, aber eben nicht alle.

## Die Medizin kann helfen – rund ums »Retortenbaby«

Ich habe im Laufe der Jahre einige Frauen entbunden, die nach einer IUI, nach intrauteriner Insemination, schwanger geworden waren. Hierbei werden ausgewählte Samenzellen direkt in die Gebärmutterhöhle eingebracht. Ebenso Frauen, die nach ICSI, nach Intrazytoplasmatischer Spermieninjektion, ein Kind zur Welt brachten: Dafür wird eine Samenzelle direkt in die zuvor aus dem Eierstock entnommene Eizelle gespritzt und anschließend das befruchtete Ei wieder in die Gebärmutter eingebracht. Und solche Frauen, deren Babys durch IVF, durch In-vitro-Fertilisation entstanden sind: Dabei werden Eizellen aus der Gebärmutter entnommen, im Labor befruchtet und zurück in die Gebärmutter gebracht. Mehrere dieser Mütter haben Zwillinge bekommen – statistisch liegt ihr Anteil nach künstlicher Befruchtung bei etwa 20 Prozent in Deutschland, die »natürliche« Zwillingshäufigkeit dagegen nur bei gut einem Prozent.

Die meisten dieser Mütter, die ich betreut habe, haben per geplantem Kaiserschnitt entbunden, was viele Gründe hatte und einige davon kamen oft zusammen: ihre Ängste, ihr schon eher fortgeschrittenes Alter (aufgrund der vielen Tests und Versuche), das kleine Duo im Bauch (einmal sogar ein Trio!) und verschiedene medizinische Besonderheiten, die bei künstlicher Befruchtung verstärkt auftreten können. So kann zum Beispiel die Plazenta previa den Geburtskanal ganz oder teilweise verdecken, der normale Ausgang fürs Baby ist sozusagen versperrt. Eine vaginale Entbindung ist dann nicht möglich. Zu dieser Plazenta previa später noch mehr – sie betrifft aber grundsätzlich nur 0,5 Prozent aller Entbindenden, und Erstgebärende noch seltener.

Das Deutsche IVF-Register erhebt seit 1982 Daten zur Reproduktionsmedizin, also: Wie viele Versuche gab es pro Jahr, mittels der verschiedenen Methoden künstlicher Befruchtung schwanger zu werden – und wie viele Schwangerschaften, vor allem wie viele Geburten, folgten daraus (sogenannte »Baby-take-home«-Quote). Die neuesten Übersichten über die durchgeführten Behandlungen und Behandlungserfolge, aber auch über Komplikationen und Fehlgeburten stammen von Mitte 2009. Ich finde, sie machen durchaus Mut!

Fangen wir mit der schönsten Gesamtzahl an: Von 1997 bis 2009 wurden fast 145 000 deutsche »Retorten«-Babys geboren (plus sozusagen noch laufende Schwangerschaften am letzten statistischen Stichtag. Babys, egal auf welchem Wege sie entstanden sind, richten sich mit ihrem Geburtstag nun einmal nicht nach Stichtagen). Im

November 2010 wurde übrigens der Medizin-Nobelpreis an Robert G. Edwards verliehen: Der britische Arzt hat mit seinen Forschungen zu IVF dies alles möglich gemacht (er hat sozusagen noch sehr viel mehr Kinder als ich mittelbar auf die Welt geholt!). Er war es auch, der Louise Joy Brown das Leben ermöglichte: Sie war 1978 das weltweit erste »Retortenbaby«, ihre vier Jahre jüngere Schwester dann bereits das vierzigste – und das erste, was später selbst zur Mutter wurde. Lesley Brown, Mutter der »Retortenschwestern« und inzwischen dreifache Großmutter, hatte zuvor neun Jahre lang vergeblich versucht, schwanger zu werden.

2009 unterzogen sich in Deutschland gut 46 000 Frauen knapp 76 000 verschiedenen Behandlungszyklen (also im Durchschnitt über 1,6 pro Frau). Bei der Übertragung von zwei als »ideal« angesehenen Embryonen wurde bei Frauen, jünger als 40 Jahre, eine Schwangerschaftsrate von über 37 Prozent erreicht. Waren die Frauen jünger als 35 Jahre, lag diese sogar über 40 Prozent. Erfolge, die im internationalen Vergleich jederzeit bestehen. Die Erfolgsraten hängen sehr vom Alter der Frau ab: Ist sie über 40 Jahre, liegt die Quote leider – unabhängig von der Behandlungsmethode – unter der 15-Prozent-Schwelle. Gleichzeitig steigt mit zunehmendem Alter das Risiko einer Fehlgeburt stark an. Es gibt, so die Liste des Deutschen IVF-Registers, derzeit 121 qualitätsgesicherte Zentren in ganz Deutschland, von Aachen bis Würzburg, die Ihnen weiterhelfen können.

## Und wenn es gar nicht klappt?

Aber bei vielen Paaren erfüllt sich der Kinderwunsch leider nicht, bei ihnen hat dann gar nichts funktioniert. Zum Beispiel bei einem meiner Söhne und seiner Frau. (Natürlich habe ich die beiden vorher gefragt, ob ich das Folgende schreiben darf.) Sechs IVF-Versuche hatten sie unternommen, alle sind gescheitert. Dann entschieden sich die beiden, ein Kind zu adoptieren. Meine süße Enkelin kam zu ihnen, als sie zwei Jahre alt war: untergewichtig, kränklich, aus einem russischen Kinderheim – und kurz nach dem 40. Geburtstag meiner Schwiegertochter. Ein wunderbares Geschenk, das inzwischen eine wache, lustige und gesunde Grundschülerin ist. Und sich immer sehr freut, wenn ihre Berliner Oma Päckchen voll mit Hello-Kitty-Socken schickt, dazu all die Süßigkeiten, die ihre Eltern ihr nie kaufen würden … aber, liebe Großmütter unter den Lesern, wir dürfen das!

Mein Sohn und meine Schwiegertochter haben mir nach dem ersten gescheiterten IVF-Versuch erzählt, was geschehen ist. Andere Paare machen es nur unter sich aus oder aber weihen via Internet potentiell die ganze Welt ein. Und alle diese Wege sind richtig. Denn es ist in jedem Fall eine mutige Entscheidung, den langen Weg zu beschreiten, den der Fortschritt in der sogenannten Reproduktionsmedizin – übrigens ein furchtbares Wort – als Lösung anzubieten scheint. Manchmal ist es auch ein einsamer, immer ein physisch und vor allem auch seelisch anstrengender und langer Weg. Ein Weg, an dessen Ende eben nicht immer ein »Baby-take-home« steht.

Und es ist eine mindestens ebenso mutige Entscheidung, ein Baby zu adoptieren, erst recht ein schon älteres Kind oder eines aus einem anderen Land, vielleicht auch mit einer anderen Hautfarbe. Auch dies ist ein langer, psychisch anstrengender Weg: In Deutschland müssen Paare dafür – was ja grundsätzlich eine gute Sache ist, wenn genau hingesehen wird, ob ein Paar sich auch als Eltern eignet – ein aufwendiges Verfahren auf sich nehmen, was Motive, Einkommen und Wohnsituation angeht. Die Eltern sollten zudem nicht älter sein als 40 Jahre (so die »Empfehlungen zur Adoptionsvermittlung«, im Gesetz steht nichts dazu, in der Praxis sind es wohl 35 Jahre für die Mutter). Ein Elternteil sollte seine Arbeit aufgeben, um erst mal nur für das neue – ja oft kranke und oft der deutschen Sprache nicht mächtige – Kind da zu sein.

Vielleicht ist es inzwischen ein so langes und auflagenbehaftetes Verfahren, dass die Zahl derjenigen, die es anpacken, immer weiter sinkt: 2009 gab es 3888 Adoptionen – zehn Jahre zuvor waren es noch fast doppelt so viele. Die Hälfte waren 2009 zudem, wie eigentlich jedes Jahr, Adoptionen durch ein Stiefelternteil. Das Verhältnis von Adoptionsbewerbungen zur Zahl der zur Adoption vorgemerkten Minderjährigen beläuft sich rein rechnerisch, wie ebenfalls eigentlich jedes Jahr, auf 9 zu 1: Neun kinderlose Paare bewerben sich um ein deutsches Kind. Auch unser Ex-Bundeskanzler Schröder und seine Frau Doris Köpf mussten 2004 – bei beiden wegen der Altersgrenze: sie 41, ihre Tochter 13 Jahre, er damals bereits 60 Jahre alt – eine ausländische Dreijährige adoptieren; 2006 kam noch ein knapp Einjähriger in die prominente Patchwork-Familie. Ich finde es großartig, dass unsere Bundesfamilienministerin Kristina Schröder, selbst Mutter einer Tochter, jetzt gerade Vorschläge zur verbesserten Finanzierung der künstlichen Befruchtungen durch die Krankenkassen macht. Und auch die »völlig anachronistischen«, so sagt sie, Adoptionsregeln in Sachen Altersgrenzen will sie lockern.

Ich weiß aber auch von Paaren, die ich privat kenne, dass der endgültige Befund, sie würden niemals Kinder bekommen, sie nach einer Trauerphase erleichtert hat: Weil es nun endlich Gewissheit gab – wenn auch nicht die erhoffte. Aber sie hatten danach das Gefühl, sie könnten nun ihr Leben neu beginnen. Anders als gewünscht zwar, aber sie haben sich dann andere Perspektiven und neue Ziele gesucht, ob nun als engagierte Pateneltern oder mit der Sorge für ein Pflegekind, mit neuen Haustieren oder neuen, gemeinsam ausgeübten Sportarten. Vor all diesen Lebenswegen habe ich großen Respekt.

Zum Abschluss dieses Themas möchte ich noch eine Mutmachgeschichte erzählen: Neulich hatte ich eine 48-Jährige, erstgebärend. Diese Frau hatte viele Fehlgeburten hinter sich und irgendwann beschlossen: »Dann soll es wohl nicht sein, dass wir noch ein Kind bekommen.« Erst war sie traurig, aber dann ging sie ihr Leben wieder an. Doch plötzlich war sie schwanger, auf natürlichem Wege! Zuerst war sie ganz sauer – denn sie hielt das Ausbleiben ihrer Regel für ein verfrühtes Menopausenzeichen. Die Schwangerschaft verlief unproblematisch, ihr ging es blendend, dem Baby auch, sie hatte nicht eins der Probleme und Problemchen, mit denen sich viele Schwangere herumschlagen. Und sie sah toll aus, ging oft schwimmen und radelte bis zur 36. Woche in ihre Praxis. Wir beschlossen daher, spontan zu entbinden. Aber dann ging sie vier Tage, dann eine Woche über den errechneten Entbindungstermin, das Kind wuchs und wuchs. Da haben wir gemeinsam entschieden: 48 Jahre, zierliche Figur, erstes – und letztes – Baby, schwierige Vorgeschichte – also lieber nichts riskieren, Kaiserschnitt. Der Kleine war dann auch ein echter Brocken, 55 Zentimeter lang und gut über vier Kilo schwer (also 20 Prozent über dem Durchschnittsgeburtsgewicht von derzeit 3500 Gramm).

So. Aber wie gesagt: Bei den meisten Paaren klappt es ganz normal auf die seit Jahrhunderten bewährte Art und Weise.

# 40 Wochen schwanger – aufregend, schön und (etwas) anstrengend

Bin ich, bin ich nicht?

Wie stellen Sie nun fest, dass Sie Ihr erstes Baby bekommen? »Meine Regel bleibt aus« ist natürlich das klassische Zeichen. Aber manchmal ist das nicht so einfach: Viele Frauen haben einen sehr unregelmäßigen Zyklus. Dann horchen Sie doch in sich hinein. Ihre Brüste sind empfindlich, sie fühlen sich wie geschwollen an, Sie sind müde, haben seit ein paar Tagen schlecht geschlafen? Aber schon zum Frühstück, das sonst aus vier Tassen schwarzem Kaffee besteht, Appetit auf Sahnehering oder Pasta mit Gorgonzola-Sahnesauce? Das ist kein Scherz, sondern das, was zwei meiner Schwangeren konsequent jeden zweiten, dritten Tag mit Begeisterung morgens gegessen haben … bloß ihre Männer konnten das nicht mit ansehen und sind, sich entsetzt schüttelnd, aus der Wohnung geflüchtet. (Ehrlich – ich kann sie verstehen!) Ihnen ist ein wenig – oder sehr – übel morgens; auch mal tagsüber, wenn die Kollegin ins Büro kommt, die immer ein sehr schweres Parfüm benutzt, oder abends im Taxi, wo der Fahrer einen dieser intensiv riechenden Lufterfrischer am Rückspiegel baumeln hat? Alles mögliche Zeichen, dass Sie ein Baby erwarten!

Die meisten meiner Frauen haben erst mal einen Schwangerschaftstest zu Hause benutzt, bevor sie zum Frauenarzt gegangen sind. Der sogenannte Pipi-Streifen lässt sich ganz einfach anwenden: Vor allem im Morgenurin weist das Stäbchen das Schwangerschaftshormon, genauer das humane Choriongonadotropin (hCG) nach. Es bildet sich nur, wenn man schwanger ist. Sind beide Streifen sichtbar, ist der Test erstens funktionsfähig – und zweitens bekommen Sie ein Kind. Herzlichen Glückwunsch! Wenn der Streifen im »Schwanger-Feld« besonders intensiv gefärbt ist, sind Sie vermutlich schon etwas weiter – denn die hCG-Konzentration verdoppelt sich zu Beginn einer Schwangerschaft alle zwei Tage.

Sie können den Zuhause-Test bereits am ersten Tag, an dem eigentlich Ihre Regel hätte beginnen sollen, anwenden – wenn Ihr Zyklus bislang regelmäßig war. Meist zeigen die Stäbchen ein korrektes Ergebnis an, aber nicht immer. Falls der Test negativ ausfällt oder unklar ist (zum Beispiel die Linie im Schwangerfeld vorhanden ist, aber nur sehr schwach oder unterbrochen), Sie aber trotzdem eine Schwangerschaft vermuten, sollten Sie ihn nach einigen Tagen wiederholen. Es könnte sein, dass Sie etwas zu früh getestet haben und der Hormongehalt in Ihrem Urin noch zu gering war, um eine Reaktion zu bewirken. Danach, also wenn der Test eindeutige Ergebnisse zeigt, sollten Sie natürlich zum Arzt gehen, der das nochmals prüft. Von ihm erhalten Sie dann Ihren Mutterpass.

## Die gute Nachricht kommt später

Nun soll es Frauen geben – das habe ich mir erzählen lassen, aber nicht selbst erlebt –, die praktisch mit dem positiven Ergebnis in der einen Hand gleich mit der anderen schon auf Facebook posten oder twittern, dass sie ein Baby erwarten. Von so einer Verbreitung der Nachricht würde ich Ihnen abraten. Sehr abraten. Zum einen kann der Mann an Ihrer Seite das durchaus nicht lustig finden, zu Recht, weil es doch ein zunächst sehr privates und intimes Glück ist. Auch Ihre engen Freunde, Ihre Familie sind vielleicht nicht komplett online und vernetzt – und selbst wenn, ist es viel schöner und persönlicher, es ihnen ganz altmodisch (old school heißt das heute, oder?) von Angesicht zu Angesicht oder wenigstens am Telefon zu verraten. Und ganz praktisch gedacht: Auch beim Arbeitgeber sollten Sie sich noch ein wenig Zeit lassen, bevor Sie offiziell mitteilen, dass Sie ein Baby erwarten, und dies nicht der Kollegin überlassen, die Ihr Status-Update auf Facebook weitertratscht.

Zum anderen rate ich anfangs zu einer gewissen Zurückhaltung beim Erzählen, weil es leider die Gefahr einer Fehlgeburt gibt. Dazu später mehr, jetzt nur ein paar Informationen: Weil in Deutschland keine Meldepflicht für sogenannte Aborte bis zur 24. Schwangerschaftswoche existiert, gibt es auch keine verlässlichen Zahlen, wie viele dieser winzigen Babys (die offiziell erst Embryos, ab der 12. Schwangerschaftswoche dann Föten heißen) im Mutterleib sterben. Was man weiß: Fehlgeburten im ersten Schwangerschaftsdrittel werden zu 80 Prozent durch Auffälligkeiten bei der Chromosomenzahl des Embryos verursacht – statt wie üblich paarweise sind diese Chromosomen einzeln (Monosomie) oder dreifach (Trisomie, zum Beispiel beim Down-Syndrom) vorhanden. Bei solchen Unregelmäßigkeiten im menschlichen »Bauplan« bricht Ihr Körper die weitere embryonale Entwicklung oft von selbst ab, und zwar bereits sehr früh in den ersten sechs bis neun Wochen. Bis zur 24. Schwangerschaftswoche, also im zweiten Drittel, kann es – aber sehr viel seltener! – zum Spätabort kommen. Deswegen rate ich Ihnen für die ersten 12 Wochen, nur wenigen zu erzählen, dass Sie bald zu dritt sein werden – selbst wenn Sie verständlicherweise vor Glück geradezu platzen und das am liebsten an die große Glocke hängen würden. Danach, also ab dem dritten Monat, können Sie es natürlich allen erzählen, die Ihnen wichtig sind, dazu eine ganzseitige Zeitungsanzeige »Wir werden Eltern!« schalten oder eine »Fan«-Gruppe auf Facebook gründen ... Und natürlich, wenn Sie angestellt sind, es auch dem Arbeitgeber mitteilen.

## Sechzehn Seiten Vorsorge: Der Mutterpass

Aber zurück zur frohen Feststellung: »Ich bin schwanger! Wir bekommen ein Baby!« Nach dem Heimtest oder der Selbstdiagnose gehen Sie zu Ihrem Frauenarzt, der Ihre Schwangerschaft offiziell bestätigt und Ihnen den Mutterpass aushändigt. In diesem wird der gesamte Verlauf Ihrer Schwangerschaft dokumentiert; auch bei medizinischen Notfällen liefert er sofort alle Informationen. Tragen Sie ihn am besten immer bei sich! Sollten Sie ihn verlieren, kann Ihr Arzt ihn erneut ausstellen, denn er hat ja alle Daten auch bei sich gespeichert. Übrigens, beim zweiten oder dritten Kind gibt es keinen neuen Pass, er kann also ganz schön lange in Gebrauch sein und richtig dick werden! In Österreich heißt er Mutter-Kind-Pass, und in ihm werden später auch alle Vorsorgeuntersuchungen des Kindes vermerkt – für Letztere gibt es in Deutschland dagegen ein quietschgelbes separates Heft.

Wenn Sie dieses hellblau-weiße Heft, diesen Mutterpass, zum ersten Mal durchblättern, verstehen Sie vermutlich an vielen Stellen nur Bahnhof: HBS-Antigen, Beta-Streptokokken, SSL und Varikosis, hä?! Das ist normal, das gibt sich. Außerdem erschrecken sich viele Frauen doch, wie viele Untersuchungen nun scheinbar auf sie zukommen. Alles halb so schlimm! Keine Angst, Sie sind *nicht* krank – Sie sind nur schwanger! Ganz entspannt bleiben, Sie kriegen das locker hin, Sie werden alles wunderbar machen, so wie jedes Jahr Hunderttausende Frauen.

### Der erste Termin beim Frauenarzt – oft der längste!

Ich selbst gehe seit Jahren zu einer Frauenärztin, deren Tochter ich auch in die Welt geholt habe. Ich schreibe jetzt aber mal kurz und knapp »Arzt« – und nicht jedes Mal »Gynäkologe oder Gynäkologin«. Oder ÄrztInnen. Okay?

Gleich bei der ersten Vorsorgeuntersuchung, also bei der Feststellung, dass Sie ein Baby bekommen, füllt der Arzt Seite 5 des Mutterpasses komplett aus: ihre allgemeine Krankengeschichte – das sind immerhin 26 Fragen zum Beispiel nach Allergien, medizinischer Vorgeschichte (zuckerkrank, übergewichtig, Bluthochdruck beziehungsweise Hypotonie, also dessen Gegenteil, vorherige Fehlgeburten, Fertilitätsbehandlungen). Er fragt, ob Sie rauchen, zu viel trinken, nach etwaigen Familienkrankheiten und psychischen Problemen, etwa in der Partnerschaft. Große Bitte: Seien Sie ehrlich! Sie können meinethalben alle anschwindeln, wie viel Alkohol Sie trinken, wie viele Zigaretten (oder auch mal Joints) Sie rauchen, dass Sie ohne Tablette nicht schlafen können – aber weder Ihren Arzt noch Ihre Hebamme! Auch wenn in Ihrer Beziehung etwas nicht ganz in Ordnung ist und Sie belastet, oder wenn Sie glauben, dass Ihr Arbeitgeber Sie nun mobben wird, sollten Sie es sagen – Arzt wie Hebamme unterliegen der Schweigepflicht, und beide Berufsstände nehmen die sehr, sehr ernst. Es ist aber wichtig – für Sie selbst! –, dass beide wissen, welche mögliche Ursache bestimmte Entwicklungen in der Schwangerschaft haben könnten. Nur mit diesem Wissen können Arzt und Hebamme Ihnen, und damit natürlich auch Ihrem Baby, am besten helfen.

Ihr Arzt bewertet alle Antworten und trägt ein, ob er Sie für eine Risikoschwangere hält. Auch einige der Antworten zu den Fragen auf Seite 6 fließen hierbei ein, zum Beispiel, wenn Sie dauerhaft Medikamente nehmen müssen. »Risikoschwanger« klingt natürlich gefährlich – machen Sie sich keinen Stress, wenn der Arzt dies vermerkt! Denn »risikoschwanger« ist inzwischen in Deutschland praktisch die Mehrheit der Frauen, die ein Baby erwarten, weil die Kriterien dafür sehr erweitert wurden (von 17 auf 52 Punkte, um exakt zu sein). Dazu mehr im Kapitel »Was ist normal?!« ab S. 91. Sehen Sie es lieber positiv: Bei »Risiko« schaut Ihr Arzt nämlich genauer, denn dazu ist er verpflichtet.

Weitere seiner Befunde werden hier erst im Verlauf der nächsten Wochen und Monate vermerkt, ich komme daher erst später dazu.

Ihr Arzt errechnet aber jetzt schon den vorläufigen Geburtstermin, der in den nächsten Monaten öfter noch durch die Ultraschalluntersuchungen ein wenig korrigiert werden kann. Dieser Termin ist aber hauptsächlich arbeitsrechtlich relevant, wenn Sie angestellt sind (ab wann beginnt, wann endet Ihr Mutterschutz?) –, denn nur etwa vier Prozent aller Babys kommen exakt am vorab errechneten Datum zur Welt. Auf Seite 7 des Mutterpasses, in der sogenannten Gravidogramm-Tabelle, trägt er Ihr derzeitiges Gewicht und die Schwangerschaftsdaten ein.

Des Weiteren berät er Sie, was Sie jetzt in den Bereichen Arbeit, Sport und Ernährung besser lassen sollten und was Sie weiterhin dürfen. Wenn Sie beruflich zum Beispiel viel mit Putzmitteln, Chemikalien, schwerem Heben oder Infektionen zu tun haben (als Friseurin, in einer Reinigung, einem Labor oder einem Handwerksbetrieb – meine schwangere Tischlermeisterin durfte natürlich keine dicken Holzstücke mehr schleppen –, im Krankenhaus oder in der Schule/im Kindergarten), muss Ihr Arzt das wissen. Tauchen mit Sauerstoff, davon wird er Ihnen abraten, ebenso von den meisten Kampfsportarten, auch auf Marathon, Reiten, Abfahrtsski und Bergsteigen sollten Sie (mindestens im ersten Drittel; ich rate Ihnen: komplett) verzichten. Positiv formuliert: Gegen Walking, Schwimmen, Yoga, Langlauf, Wandern, Radfahren ist nichts, aber auch gar nichts einzuwenden. Vielleicht entdecken Sie so sogar eine neue Lieblingssportart! Reden Sie mit dem Arzt, falls Sie Reisen in Länder planen, in denen man sich mit Hepatitis A oder Malaria anstecken kann. Ich rate meinen Frauen davon eher ab.

Und Ihr Arzt macht hoffentlich auch gleich einen Hb-Test: Mit dem wird festgestellt, ob Sie genug Hämoglobin alias Blutfarbstoff haben. Hämoglobin ist dafür zuständig, Sauerstoff in alle Zellen zu transportieren – auch in die Ihres Mini-Mini-Babys! Damit sich Hämoglobin bilden kann, ist Eisen nötig, jetzt gerade vermehrt. Wenn Ihr Hb-Wert schon derzeit eher niedrig ist, verschreibt Ihnen Ihr Arzt Eisentabletten, deren Dosierung und ihre Folgen Sie genau beobachten sollten. Oft bekommen Sie nämlich, weil der Körper synthetisches Eisen nicht so gut aufnimmt, Verstopfung, was nicht so lustig ist. Sie können aber auch ab sofort rote Säfte literweise trinken – und rotes Fleisch essen!

Für Vegetarierinnen – bitte sagen Sie das Ihrem Arzt – und generelle Gemüseliebhaberinnen hier ein tolles Rezept:

*Rote Bete, in Scheiben geschnitten mit Honig, Ziegenfrischkäse und*

*Pinien- oder Sonnenblumenkernen in Orangensaft-Balsamicosauce angerichtet.*

Schmeckt superlecker! Ist sogar absolut gästetauglich, weil in nur fünf Minuten fertig (jedenfalls, wenn Sie aus Faulheit plus Zeitnot die vorgegarten Knollen nehmen – so wie ich!) und dank der Kombi aus Saft-Gemüse-Kernen auch besonders gesund.

Der Hb-Wert sollte um 12,5 g/dl liegen, gegen Ende Ihrer Schwangerschaft kann er jedoch auch mal darunterrutschen – ein gut gefüllter Eisenspeicher ist aber gerade zur Geburt wichtig! Also wird dieser Wert immer wieder getestet und notiert werden. Und gegebenenfalls müssen Sie ihn dann wieder ein bisschen nach oben »pushen«.

Die meisten Ärzte »schallen« auch gleich und messen die sogenannte SSL alias die Scheitel-Steiß-Länge Ihres Winzlings, also vom höchsten Punkt des Kopfes bis zum Popo – da die Beine wegen der gekrümmten Haltung angewinkelt sind, werden sie nicht mitgemessen. Die SSL wird im Mutterpass in Millimetern angegeben und ändert sich geradezu rasend schnell: In der sechsten Woche etwa beträgt sie circa 4 mm (da sieht Ihr Baby, das jetzt offiziell noch Embryo heißt, im Profil aus wie eine kleine Bohne), in der achten schon um die 16 mm – und in der zehnten bereits locker 40 mm! Wow, oder? Diese proportional unglaublichen Veränderungen finde ich immer wieder faszinierend, auch nach über vierzig Berufsjahren.

Und warten Sie erst mal den vierten, fünften Monat ab, da wächst Ihr Baby noch viel schneller. Wie Kressesamen, wirklich! Bitte lassen Sie sich nicht gleich ins Bockshorn jagen, wenn die SSL-Werte mal von den Durchschnittsmaßen abweichen. Zum einen: Durchschnitt muss Ihr Kind ja nicht sein, oder? Und: Die Messungen (Fetometrie nennt sich übrigens so etwas) haben mindestens zwei potentielle Fehlerquellen – einen Arzt, der einen schlechten Tag hat und falsch markiert, und Ihr kesses, zappelndes Kind. Also, bitte Finger (und Augen) weg von den vielen, durchaus unterschiedlichen Maßtabellen, die es im Internet gibt. Danke schön!

Ab dem vierten Monat werden noch gleich ein, zwei andere Werte bei Ihrem Baby (was nun offiziell ein Fötus ist) gemessen: der BPD oder auch BIP, alias der biparietale Kopfdurchmesser, der Querdurchmesser des Kopfes. Ein echter Zungenbrecher – sogar ich verhaspele mich da noch, wenn ich diesen Langnamen ausspreche! Der Arzt markiert am Ultraschallgerät links und rechts die am weitesten entfernt liegenden Punkte am Kopf des Babys, und das Gerät errechnet dann den BPD, der auch meist auf dem Ausdruck des Bildes steht. Öfter misst er auch den Thoraxdurchmesser, was aber komplizierter ist, weil Ihr Baby sich (was es ja auch soll!) gerne mal zu viel bewegt, um richtig messen zu können. Jedenfalls: Mit etwa 28 mm geht es beim BPD los, vier Wochen später sind es um die 37 mm. Sie sehen, da wächst ein echt fixes Köpfchen heran.

Und wenn Sie freudestrahlend das erste, dritte, zehnte Ultraschallbild in den Händen halten: Ja, weinen ist jedes Mal unbedingt erlaubt! Ebenso, wenn Sie die Herztöne auf dem Ultraschallbild pulsieren sehen, also ab der 7., 8. Woche (je nach Arzt und dessen Gerät: Ist der Ultraschall sozusagen ein alter Golf oder aber ein hochmoderner gerade vom Band gerollter Benz? Und wie oft wird er eingesetzt, wie erfahren ist der Arzt?). Dann sehen Sie auch bereits gut: Die Konstruktion des Herzens ist fertig. Finger, Zehen und Augenlider sind sichtbar, in der 9. Woche sind die Körpermuskeln fast abgeschlossen entwickelt, die Kiefer sind vollständig. Ohren und Nase zeichnen sich ab. Und, Tusch, die Geschlechtsorgane sind angelegt. Aber frühestens ab der 15. Woche erkennbar – wenn Ihr Baby nicht schamhaft bei der Ultraschalluntersuchung die Beine schließt. Von Eigenanalysen des Ultraschall-Ausdrucks rate ich eher ab. Eine meiner Schwangeren hatte einen wirklich großen erigierten Penis ausgemacht (und allen erzählt, sie bekomme einen Sohn), der allerdings in Wahrheit der Oberschenkelknochen war – upps –, und das Kind entpuppte sich als Mädchen!

Einige der gleich am Anfangstermin abgefragten Mutterpass-Punkte vertiefe ich jetzt hier noch. Die anderen Punkte erläutere ich später, nämlich dann, wenn sie im Verlauf der Schwangerschaft anstehen.

Also, erstens: Falls Sie allergisch sind, genauer, falls Ihr Immunsystem auf bestimmte Stoffe überreagiert, insbesondere auf Medikamente wie Schmerzmittel oder Penizillin, aber auch auf Nahrungsmittel, auf Nickel und so weiter, bitte dies unbedingt sagen – das muss gleich in den Mutterpass eingetragen werden. Bei Ihrem Kind wird auf Anfrage zudem nach der Geburt Nabelschnurblut auf eine erhöhte Allergiebereitschaft, etwa auf Kuhmilch, untersucht. Daraus lassen sich Ernährungsempfehlungen für das Baby ableiten. Und sollten Sie zweitens, wie inzwischen so viele Menschen, an Heuschnupfen leiden, sagen Sie auch das – es betrifft rund ein Fünftel aller Schwangeren, ist nicht exotisch und Ihr Arzt wird sich damit auskennen. Hier gehören auch Asthma, Neurodermitis oder Ausschläge (Nesselsucht) dazu. Übrigens bessern sich diese Krankheiten öfters – leider nicht immer – durch die Schwangerschaft!

Außerdem müssen Sie angeben, welche Medikamente – mit Dosierung – Sie regelmäßig nehmen, wie Schilddrüsenhormone, Antiepileptika oder Insulin. In den meisten Fällen können sie problemlos weiter eingenommen werden. Dennoch – lieber einmal zu viel als einmal zu wenig nachgehakt! Manche Medikamente sollten während der Schwangerschaft nicht oder nur nach genauer Nutzen-Risiko-Abwägung eingenommen werden, andere sind völlig unbedenklich und einige dürfen gar nicht eingenommen werden. Sollten Sie unsicher sein, fragen Sie bitte Ihren Arzt; ändern Sie nichts ohne Rücksprache mit ihm. Informationen (auch zum Thema Medikamente/Impfungen und Stillen) gibt es auch beim Embryonaltoxikologischen Institut in Berlin. Hier können Sie viel nachlesen, außerdem Fragebögen runterladen, ausfüllen und per Post schicken – oder gleich alles online machen. Außerdem gibt es an vier Vormittagen ein Beratungstelefon. Diese Beratung ist kostenlos. Das Zentrum gibt es seit mehr als zwei Jahrzehnten, es ist unabhängig von der Pharmaindustrie und öffentlich gefördert.

Langsam kommen wir auch, uff, zum Ende des ersten Termins beziehungsweise zu dem, was erst zu Beginn des nächsten passieren wird: Der Arzt bespricht mit Ihnen, wenn es die Sprechstundenhilfen Ihnen nicht gleich bei der Terminabsprache zuvor am Telefon gesagt hatten, die Urinprobe für den Test auf Chlamydia trachomatis. Eine Blutentnahme samt Untersuchung nur dafür machen zu lassen, kostet Sie inzwischen 20 Euro; Frauen bis 25 Jahre bekommen den Chlamydienabstrich allerdings stets umsonst beim jährlichen Gynäkologen-Besuch.

Chlamydieninfektionen gehören zu den am häufigsten sexuell übertragenen Krankheiten weltweit. Eine solche bakterielle Infektion verläuft gerade bei Frauen zumeist symptomlos, was sie so tückisch macht – Sie merken oft nix, aber sind infiziert (und dann Ihr Mann vermutlich auch!). Diese Mikroben können, wenn Sie schwanger sind, einen sogenannten vorzeitigen Blasensprung verursachen, das heißt, Ihre Fruchtblase reißt vor dem errechneten Termin und kann dadurch eine Frühgeburt auslösen. Zudem können sie leider während der – vaginalen – Geburt auf Ihr Kind übertragen werden (Schätzungen gehen von bis zu 20 000 Kindern pro Jahr aus). Es kommt dann relativ schnell zu Krankheiten wie etwa einer akuten Bindehautentzündung bei etwa der Hälfte dieser Babys. Circa ein Fünftel aller infizierten Neugeborenen bekommt eine Lungenentzündung, mindestens Atemstörungen. Aber bloß keine Panik, wenn Ihr Chlamy-Befund jetzt »positiv« lautet: Natürlich können Sie sich ab der 14. Schwangerschaftswoche mit Antibiotika behandeln lassen, was auch dem Baby überhaupt nicht schadet. Und: Natürlich muss sich unbedingt auch Ihr Mann sofort durchchecken und gegebenenfalls parallel behandeln lassen – sonst kommt es zu einem Pingpong-Effekt, bei dem Sie sich womöglich immer wieder gegenseitig anstecken!

## Sanguinis, das flüssige Gewebe …

… oder auch: Ihr Blut. Außerdem (oder erst beim nächsten Mal, das hängt von Ihrem Arzt ab) wird Ihre Blutgruppe bestimmt, wofür Ihnen natürlich Blut abgenommen wird. Auch Ihr Rhesusfaktor, oder auch Faktor D, wird dabei festgestellt. Was ist das denn nun wieder genau? So fragen Sie sich vermutlich jetzt, wie fast alle meiner Mütter. Es handelt sich um ein erblich beeinflusstes Protein, das sich auf der Zellmembran Ihrer roten Blutkörperchen befindet. Stellt der Arzt bei Ihnen Antikörper oder das Antigen D fest, sind Sie Rhesus-positiv – wenn nicht, sind Sie Rhesus-negativ; so wie 15 bis 20 Prozent aller Mitteleuropäer.

Ich möchte Sie jetzt nicht mit Vererbungslehren quälen, sondern einfach erklären, welche praktischen Folgen dies aktuell für Sie hat: Bei der Verträglichkeit verschiedener Blutgruppen spielt der Rhesusfaktor eine wichtige Rolle. Falls Sie Rhesus-negativ sind und Ihr Baby Rhesus-positiv ist – bei etwa 10 Prozent der Schwangeren ist das der Fall – kann es passieren, dass die Mutter Antikörper gegen den Rhesusfaktor des Kindes bildet. Das Besondere an diesen Antikörpern ist also, dass sie nicht von Geburt an in Ihrem Körper vorhanden sind, sondern, wie gesagt, sich erst im Laufe der Schwangerschaft bilden. Sie können zu Behinderungen, zu Anämie, und sogar zum Tod des Kindes führen (früher zumindest). Soweit die schlechte Nachricht. Nun die gute: Man geht davon aus, dass das nur passiert, wenn fetales Blut in den mütterlichen Kreislauf gelangt, etwa bei Blutungen, einer Amniozentese oder bei der Entbindung – vorher sollte sich eigentlich gar nix mischen, sich also auch keine Antikörper und keine das Baby gefährdende Unverträglichkeit bilden! Und die Antikörperbildung nach der Entbindung kann durch Gabe von Anti-D-Immunglobulin verhindert werden. Achtung: Dies gilt auch, wenn Sie eine Fehlgeburt erleiden!

Eine zweite gute Nachricht gleich hinterher: Beim ersten Baby ist diese Gefahr extrem gering, da Sie, wenn Sie Rh-negativ sind, wahrscheinlich zum ersten Mal mit Rh-positivem Blut in Kontakt kommen und also entweder keine oder nur sehr wenige Rhesus-Antikörper gebildet haben. Wenn Ihr erster Test negativ ausfiel, erfolgt in der 24. bis 27. Schwangerschaftswoche eine weitere Kontrolle. Wenn im ersten Test bereits Antikörper nachgewiesen wurden, werden diese genauer untersucht, um festzustellen, wogegen sie sich richten. Es gibt für die Schwangerschaft ungefährliche Antikörper und für das Kind lebensgefährliche Antikörper. Je nach Art der Antikörper wird der Arzt den Zeitpunkt weiterer Untersuchungen festlegen.

Erst bei der zweiten Schwangerschaft (zu der ich Ihnen schon jetzt ganz herzlich zurate!) könnten diese Ihre Antikörper die Blutzellen eines Rh-positiven Babys attackieren, weil sie über die Plazenta in den kindlichen Kreislauf gelangen.

Und dem können Sie – heutzutage – glücklicherweise ganz einfach vorbeugen: eben mit der »Anti-Antigen-Spritze« nach der ersten Geburt, die Sie übrigens in einen Muskel bekommen, meistens in den Po. Danach haben manche meiner Mütter zwar Muskelkater (nicht jeder Arzt kann gut »pieksen«), aber das ist doch ein vergleichsweise kleines Übel, oder? Also, keine Angst, wenn Ihr Rhesusfaktor negativ ist – das lässt sich mit dieser raffinierten Spritze beheben.

## Wie immun ist mein Körper?

Und weil Sie sicher noch lange nicht genug von Tests und ihren Abkürzungen gelesen haben – hier noch mehr: der HAH, in Langfassung: Hämaglutinationshemm-Test. Bei dem geht es um eine Kinderkrankheit, nämlich die Röteln. Nur etwa maximal 10 Prozent aller Frauen, manche Studien sagen auch nur noch vier Prozent, hatten dieses Virus nicht bereits als Mädchen beziehungsweise wurden nicht geimpft. Die Chancen stehen demnach wirklich gut, dass auch Sie zur großen Mehrheit derer zählen, die immun sind.

Ihr HAH-Wert verrät, ob Sie Röteln gehabt haben, gegen die Erreger geimpft wurden und ob aktuell auch Ihr sogenannter Titer in Ordnung ist. Dieser gibt die Höhe der Konzentration des Röteln-Antikörpers in Ihrem Blut an: Bei einem Wert von eins zu unter acht ist kein Schutz vorhanden (dann steht zum Beispiel 1:4 im Mutterpass). Werte wie 1:8 und 1:16 bedeuten, dass der Schutz fraglich ist. Werte um 1:32 zeigen: Alles bei Ihnen ist ausreichend, Sie sind geschützt und haken dieses Thema ganz schnell innerlich ab. Seit 1974 wird in Deutschland »aktiv« gegen Röteln geimpft, so dass die meisten Frauen aus und nach diesem Jahrgang schon deswegen immun sind. Es sei denn, Ihre Eltern waren Impfgegner?

Ein kurzer Schlenker zum Thema: Impfungen sind nach wie vor unter Eltern ein durchaus umstrittenes Thema. – Sollen wir nichts, sollen wir alles, sollen wir einiges, und das aber nicht als »Cocktail«, sondern einzeln impfen lassen? So in etwa sind die »Lager« in der Diskussion, die ziemlich hitzig geführt wird. Fakt ist: In Deutschland gibt es umfassende Impfempfehlungen (es sind also keine gesetzlichen Vorschriften), ebenso in Österreich oder der Schweiz. In den USA oder in England etwa nimmt kein Kindergarten ein Kind auf, dass beispielsweise nicht gegen Masern geimpft ist; der Impfpass muss bei der Anmeldung vorgelegt werden. Piekser oder nicht, dass ist also wirklich (mindestens) ein eigenes Buch.

Was aber, wenn Ihre Röteln-Titer-Werte doch in den ersten beiden, also nicht-immunen Kategorien liegen? Bitte keine sofortige Panik, Sie müssen jetzt nicht wochenlang auf einer menschenleeren Insel abtauchen. Röteln hat heute fast keiner mehr, die Ansteckungsgefahr ist also grundsätzlich schon mal sehr gering. Und hoch ist sie ohnehin nur im engen oder auch »Haushaltskontakt«, wenn also etwa ein älteres Geschwisterkind ausgerechnet jetzt die Röteln in Ihre Wohnung einschleppt. Oder aber Sie zum Beispiel als Erzieherin im Kindergarten arbeiten, in einem Krankenhaus mit Patientenkontakt beschäftigt sind, so wie einige meiner Mütter: Die haben sich dann (worüber die Kolleginnen nicht glücklich waren) in den ersten drei Schwangerschaftsmonaten beurlauben lassen, vorher allen Resturlaub genommen – denn in dieser Phase ist eine Infektion mit den roten Pusteln für das Ungeborene wirklich gefährlich! Ist die 16. Schwangerschaftswoche vorbei, sinkt das Risiko, dass Ihr Baby schwere Schäden (Augenlinsentrübung, keine Zähne, einen zu kleinen Kopf) wegen einer mütterlichen Ansteckung davonträgt, auf circa 4 Prozent. Und: Sollten Sie seronegativ, also gefährdet sein, und sich angesteckt haben: Es gibt die Möglichkeit, sich mit einem Serum behandeln zu lassen. Diesen Fall hatte ich aber in meiner ganzen Zeit als Beleghebamme nur ein einziges Mal – und es kam dann, dem Hyperimmunglobulin sei Dank, auch ein völlig gesundes Mädchen zur Welt.

Der Arzt wird Sie außerdem fragen, ob Sie einem HIV-Test zustimmen. (Wäre ich heute schwanger, ich würde dazu immer ja sagen, weil ich immer alles ganz genau wissen möchte. Und weil dann in der Schwangerschaft, bei der Geburt und beim Stillen noch andere weitere Dinge beachtet werden müssen. Aber diese Frage müssen Sie für sich beantworten.) In meiner Tätigkeit als Beleghebamme habe ich bislang nur eine einzige HIV-positive Schwangere betreut; sie hatte sich vor Jahren bei ihrem Ex-Freund angesteckt. Meine Schwangere, übrigens ein grundfröhlicher entspannter Mensch, den ich sehr bewundere, hat per geplantem Kaiserschnitt entbunden und ihre Tochter mit dem Fläschchen ernährt. Denn vaginale Geburt und Stillen sind die zwei großen Infektionsrisiken für das Baby. Und ihre Kleine hat sich auch nicht mit dem HI-Virus angesteckt. Dank eines tollen Arztes und Medikamenten geht es der alleinerziehenden Mutter meistens wirklich gut, sie arbeitet in Teilzeit, und das Mädchen geht zur Schule.

Achtung: Diese erste Untersuchung, Ihr erster Termin beim Arzt in Sachen Schwangerschaft kann ganz schön lange dauern – das merken Sie schon daran, wie lange Sie jetzt gelesen haben. Am besten, Sie versuchen, gleich morgens den ersten Termin zu bekommen, sonst ufert er, plus der Wartezeit wegen Notfällen, zeitlich total aus. Das rate ich Ihnen auch für möglichst viele der nächsten Termine – machen Sie diese also am besten gleich mit den Sprechstundenhilfen aus, wenn Sie mit dem ersten fertig sind: Untersuchungen sollen in etwa 4-wöchigem Abstand bis zur 32. Schwangerschaftswoche, danach in 3- oder auch 2-wöchigem Abstand bis zur Entbindung durchgeführt werden (sagen die Richtlinien für Kassenpatienten, bei Privatversicherten sieht es je nach Kasse etwas anders aus – fragen Sie Ihre!).

## Ultraschall – Bilder aus dem Bauch

Es gibt drei große Ultraschalluntersuchungen. Diese können Sie eventuell mit einem »normalen« Termin kombinieren, wenn Sie sich in der Praxis Ihres Arztes und nicht bei einem Spezialisten untersuchen lassen:

1. zwischen der 9. und 12. Schwangerschaftswoche; zum Ende des ersten Drittels wächst Ihr Baby unfassbar schnell – pro Tag zwei Millimeter! Jetzt kann der Entbindungstermin genauer festgelegt werden.
2. zwischen der 19. und 22. sowie
3. zwischen der 29. und 32. Woche.

Zu diesen großen Untersuchungen werde ich später noch ausführlicher berichten.

Gerade meine werdenden Väter kommen sehr gerne mit zum »Schallen«. Legen Sie deshalb diese Termine so, dass auch Ihr Partner Zeit hat. Ein Mann hat mir sein Gefühl dabei mal sehr schön beschrieben. Ich habe es mir damals extra notiert, hier steht es stellvertretend für die Gefühle, die Papis im Wartestand so hegen: »Meine Frau hat unser Kind ja immer bei sich und spürt es jetzt sogar schon – aber für mich sind diese Bilder aus dem Bauch ganz wichtig, um ihm auch einmal so nahe zu sein. Ist natürlich Quatsch, technisch gesehen: Aber ich denke mir dann immer, nicht nur ich sehe meinen Sohn, sondern unser Baby umgekehrt auch uns. Es war mir zwar hinterher peinlich, aber ich habe wirklich jedes Mal

# Ultraschall – Bilder aus dem Bauch

geheult, wenn ich dieses kleine Wesen gesehen habe. Ob nun als 12-Millimeter-Bohne ganz am Anfang oder zur Halbzeit, als ich entdeckt habe, was für lange Finger er hat – genau wie mein Opa, mein Vater und ich!«

Manche Männer (vor allem die, die auch sonst jedes neue technische Spielzeug haben müssen), weniger ihre Frauen, sind ganz heiß auf 3-D-Ultraschallbilder. Dreidimensionale Sonographie ist nüchtern gesehen nicht mehr wert oder besser als der »normale« Ultraschall, nur in ganz wenigen Fällen macht sie medizinisch mehr Sinn. Aber darum geht es ja auch meist nicht – sondern darum, seinem Ungeborenen schon vor der Geburt ins Gesicht sehen zu können, ihm besonders nahe zu sein. Ab der 25. Schwangerschaftswoche ist Ihr Baby schon richtig schön groß, es wiegt etwa 700 Gramm und ist um die 35 Zentimeter lang. Es hat schon eine recht ausgeprägte Mimik und gestikuliert mit den Händchen, es, nun ja, winkt Ihnen sozusagen zu. Oder lutscht am Daumen. Das ist, finden meine Eltern, der beste Zeitpunkt für 3-D, da gibt es die schönsten und eindrucksvollsten Bilder. Ich muss sagen, ich habe ja einige davon gesehen, viele davon gerahmt im Bald-Kinderzimmer: Die meisten sind toll. Es kann sicher ein sehr intimer und anrührender Moment sein, wenn Sie Ihr Kind auch schon so ansehen können, bevor Sie es dann weitere 15 Wochen später in den Armen halten.

Aber bitte überlegen Sie auch kurz, ob Sie sich der Überraschung ohne Not berauben möchten, Ihre Tochter oder Ihren Sohn eben erst dann »richtig« zu sehen, wenn die Natur es für richtig hält, nämlich direkt nach der Geburt. Und – aber das ist nur meine persönliche Meinung – ich hätte es nicht vorab wissen wollen, ob meine kleine Anna/Hannah/Lisa/Laura (um mal einige der Top-Ten-Mädchennamen aus dem Jahr 2011 zu nennen) nun die extremen Segelohren geerbt hat, die Uroma Agathe selig einst leider in den Familienstammbaum eingeschleust hat.

So ein »KiKa«, Kinderkanal-Gucken mit der Möglichkeit, Bilder auszudrucken, ist außerdem kostspielig, außer bei den wenigen echten Risikoschwangerschaften, wo die Kasse ihn zahlt. Und die

Preise schwanken sehr, zwischen 50 bis 200 Euro ist alles dabei, je nachdem, wie viele und wie große Bilder Sie bestellen und ob es dazu noch einen Film auf DVD gibt, eine CD oder einen USB-Stick. Wenn Sie nicht so viel ausgeben wollen, versuchen Sie, ob Sie sich für das Organscreening (dazu später) zu einem Spezialarzt oder in ein Krankenhaus überweisen lassen können, wo es diese Geräte gibt – dann schlagen Sie sozusagen zwei Fliegen mit einer Klappe.

Aber bedenken Sie: Es kann durchaus vorkommen, dass Ihre kleine Mademoiselle Ihnen ausgerechnet an diesem Tag hartnäckig den Rücken zudreht oder Ihr kleiner Monsieur die Hände nicht vom Gesicht nimmt. Die Hamburger Bestsellerautorin Ildikó von Kürthy berichtete 2008 in der Zeitschrift *Eltern*: »Mein Sohn zeigte sich während der Aufnahmen so unkooperativ, als hätte ich bereits Gelegenheit dazu gehabt, ihn schlecht zu erziehen. Entweder verbarg er das Gesicht hinter seinen Fäusten, oder er benutzte die Plazenta als natürlichen Schutzschild. Der Arzt, eine ausgewiesene 3-D-Fachkraft, gab sich viel Mühe mit dem störrischen Balg, das muss ich sagen. Er boxte mir munter in den Bauch, bohrte mir den Kopf des Ultraschallgerätes tief zwischen die Rippen und spielte schließlich – ungelogen! – ein paar Töne auf der Mundharmonika. Das wirkte. Der Junge, offenbar musisch interessiert, spähte um die Ecke des Mutterkuchens, eine Sekunde nur, aber die reichte für einen dreidimensionalen Schnappschuss.« Ansonsten fand sie, eine bekennende Gern-Esserin, das Ganze hätte etwa »so viel wie ein Vier-Gänge-Menü in einem gehobenen Restaurant gekostet – ist aber nicht unbedingt eine vergleichbar lohnenswerte Anschaffung.«

## Was Sie sonst noch machen können

Lassen Sie uns über ein ganz besonderes Tierchen sprechen: die IGeL, kurz für Individuelle Gesundheitsleistungen. Es gibt einige Untersuchungen, die von den (deutschen) gesetzlichen Krankenkassen leider nicht übernommen werden, die ich aber für sinnvoll bis absolut unverzichtbar halte. Diese werden, wenn Sie sich dafür entscheiden, recht spät in der Schwangerschaft durchgeführt. Also lesen Sie sich einfach in den nächsten Monaten in Ruhe die nächsten Absätze durch und entscheiden dann, wie Sie es persönlich halten wollen.

### Zusatztest Nummer eins

Die wichtigste Untersuchung, für die Sie dann bezahlen müssten, ist ein zweiter Chlamydientest um die 30. Woche. Bei leichtem Ausfluss, Jucken oder Brennen beim Wasserlassen (dann zahlt oft aber auch die Kasse) oder einfach, damit Sie sich sicher fühlen, ob die Behandlung nach Ihrem ersten positiven Befund auch wirklich angeschlagen hat, sollten Sie ihn durchführen lassen.

Kosten: 30 bis 50 Euro.

### Zusatztest Nummer zwei

Weiter empfehle ich sehr eine präzisere Blutzuckermessung, als sie der leider ziemlich ungenaue Urinstreifen bietet. Der sogenannte Zuckerbelastungstest gibt am zuverlässigsten Auskunft über Ihre Werte. Sie können ihn zwischen der 24. und 28. Schwangerschaftswoche beim Arzt bestimmen lassen. Dazu wird Ihnen Blut abgenommen. Zunächst wird der Blutzucker nüchtern bestimmt. Danach müssen Sie eine Traubenzucker-Lösung trinken und der Blutzuckergehalt wird noch zweimal getestet. Das Ganze dauert etwa zwei Stunden. Liegen Ihre Testwerte beim Nüchternblutzucker über 92 mg/dl oder beim Blutzucker nach einer Stunde über 180 mg/dl, werden Sie in eine diabetologische Schwerpunktpraxis überwiesen (es sei denn, Ihr Arzt ist ohnehin schon so ein Spezialist) oder in ein spezialisiertes Krankenhaus.

Kosten: 20 bis 35 Euro.

Ich schildere kurz, was in Ihrem Körper passiert: Insulin ist das Hormon, das den Zucker aus Ihrem Blut in die Zellen schleust und

Ihren Körper mit Energie versorgt. Ein Mangel löst, klar, Chaos in diesem Zuckerstoffwechsel aus. Bei manchen Schwangeren ist etwa ab der »Halbzeit« die Wirkung des Insulins gedrosselt, schuld daran sind bestimmte Schwangerschaftshormone. Die Folgen beziehungsweise Anzeichen bei Ihnen: Der Blutzuckerspiegel steigt an, Harnwegsinfekte sind häufiger, Sie haben oft sehr viel Fruchtwasser (also einen riesigen Bauch) und sehr viel zugenommen. Die Folgen bei Ihrem Baby: Das Kind wird oft sehr groß, denn über Nabelschnur und Plazenta erreicht Ihr Blutzucker Ihr Baby. Was davon zu viel ist, wird im Kindskörper als Fettdepot geparkt. So kommt es zwar als optisch süßer, knuffiger Moppel zur Welt – aber seine inneren Organe, allen voran die Lunge, sind nicht ausgereift. Zudem hat es in den ersten Stunden auf der Welt gleich eine massive Unterzuckerung. Die Folgen für die Entbindung: Eine sogenannte Gestationsdiabetes steigert die Gefahr einer Fehlgeburt und wegen der Größe des Kindes die Notwendigkeit eines Kaiser- oder Dammschnittes. Zudem neigen solche Babys später, so sagen viele Studien, zu starkem Übergewicht und Diabetes. Und für Sie kann eine unerkannte Gestationsdiabetes das Risiko erhöhen, später zuckerkrank zu werden.

Bisher zahlen die meisten gesetzlichen Krankenkassen den genaueren Test nur, wenn ein Arzt den konkreten Verdacht hat, dass eine Schwangere Diabetes bekommen hat. Dabei erkranken jährlich circa 40 000 schwangere Frauen an dieser Stoffwechselstörung (sie ist also eine der häufigsten »Störungen« in der Phase guter Hoffnung) – jedoch wird sie eben leider bloß bei etwa jeder zehnten Schwangeren festgestellt, weil der monatliche Standard-Check zu ungenau ist. Das wissen auch sehr viele Ärzte und machen Druck, damit eine präzisere Zuckermessung in die Mutterschutzrichtlinien aufgenommen wird. Das ist zum Beispiel in Österreich der Fall. Dort zahlen die Kassen anstandslos. Leider sind unsere Krankenkassen (und unsere Politiker) dem bislang nicht gefolgt. Ich verstehe das zwar nicht wirklich, denn auch die Weltgesundheitsorganisation empfiehlt den präziseren Test und die Folgen einer unerkannten Schwangerschaftsdiabetes verursachen ja zumeist viel höhere Kosten als solch eine Glukosetoleranzuntersuchung! Fragen Sie unbedingt bei Ihrer Kasse nach, wie es dort üblich ist – teilweise ist es sogar von Bundesland zu Bundesland bei ein und demselben Versicherer unterschiedlich geregelt, etwa bei der AOK. Löblicherweise zahlt etwa die Barmer GEK immer. Wussten Sie übrigens, dass die Kosten für alle Schwangerschaften und Entbindungen insgesamt 3,8 Milliarden Euro jährlich betragen, aber die Aufwendungen für die Versorgung Zuckerkranker dagegen über fünf Milliarden Euro? Das habe ich der sogenannten Krankheitskostenrechnung des Statistischen Bundesamtes, die alle zwei Jahre erstellt wird, entnommen.

Fazit: Die paar Euro für den Test finde ich nicht zu viel. Es ist wirklich gut angelegtes Geld! Denn wenn die Schwangerschaftsdiabetes rechtzeitig erkannt wird, können Sie mit spezieller Ernährung und mehr Bewegung dennoch gute, niedrigere Zuckerwerte erreichen (ein Internist berät Sie dann, was in Ihrem speziellen Fall genau zu tun ist). Nur einige wenige meiner Frauen mussten Insulin spritzen. Und nach der Entbindung hat sich bei allen der Zuckerhaushalt wieder auf normal gestellt.

### Zusatztest Nummer drei

Beta-Streptokokken, was ist denn das schon wieder? Sie wollen es ganz genau wissen: Es handelt sich um ß-hämolysierende Streptokokken der serologischen Gruppe B – wahrscheinlich gehören auch Sie zu den Millionen Menschen, die keine Ahnung haben, was genau das nun ist, aber finden, das es irgendwie eklig klingt? Willkommen im Club. Trotzdem sollten Sie sich – finde ich aus Erfahrung – jetzt in Ihrer Schwangerschaft einmal kurz mit diesen Bakterien befassen. Denn etwa ein Viertel, jawohl ein Viertel!, aller Frauen schleppen sie mit sich herum. Allerdings häufig, ohne dass sie etwas davon bemerken, krank werden oder auch nur Symptome haben, denn die meisten Streptokokkenarten sind harmlos. Das ist die gute Nachricht!

Die schlechte: Es gibt auch andere, die Ihnen und Ihrem Baby jetzt gefährlich werden könnten. Nämlich die der Gruppe B. Diese besiedelt den Bereich um Vagina und After. Und von dort aus können die Bakterien hoch in die Gebärmutter aufsteigen. Das ist egal, solange die Fruchtblase intakt ist, denn dann ist Ihr Baby vor einer Infektion geschützt. Aber zur Geburt, klar, öffnet sich die Fruchtblase (manchmal auch schon verfrüht) und die Bakterien breiten sich in dem aus, was Ihr Baby umhüllt und ernährt – dem Fruchtwasser. Dann ist die Gefahr einer Infektion für Ihr Kind da – meistens bei der Geburt. Und zwar dann bei weit über der Hälfte der Entbindungen, vor allem, wenn die Geburt entweder länger als 24 Stunden dauert oder aber zu früh geschieht. Unsere österreichischen Nachbarn, genauer, deren rührige Mutter-Kind-Pass-Kommission und die Gesellschaft für Prä- und Perinatalmedizin, haben festgestellt: Man kann Frühgeburten um 50 Prozent reduzieren, wenn man in der Schwangerschaft eine Vorsorgeuntersuchung beziehungsweise ein Screening nach vaginalen Infektionen durchführt und nachgewiesene Infektionen rechtzeitig behandelt! (Allerdings müssen auch schwangere Österreicherinnen solche Tests immer noch selbst bezahlen – wie hier!) Die Folgen, wenn Ihre Streptos auf Ihr Kind übertragen werden: Sie müssen nicht immer schlimm sein, aber wenn sie schlimm sind, dann sind sie leider richtig schwer. Ein bis zwei von je hundert infizierten Babys bekommen eine sogenannte Neugeborenensepsis. Bei dieser häufiger vorkommenden Frühform entwickeln sich dann innerhalb der ersten Lebenswoche, oft sogar noch am ersten Tag, eine Lungenentzündung und eine Sepsis. Ich habe das zwar wirklich nur sehr selten erlebt, eben weil ich meinen Müttern dringend vorher zu einem Test rate, aber erst neulich wieder wurde bei uns im Klinikum, wie ich zufällig mitbekam, ein mit Beta-Streptokokken infizierter Junge geboren. Er war ganz schlapp und matt, wollte nichts trinken. Innerhalb von wenigen Stunden wurde er immer blasser und apathischer, das war wirklich dramatisch – bis im Krankenhaus auf der Intensivstation die Infektion diagnostiziert und sofort behandelt werden konnte!

Der Kleine hat dann alles gut überstanden, aber es war für ihn und seine Eltern kein schöner Start ins Familienleben, sondern eine heftige emotionale Achterbahnfahrt.

Was können Sie also tun? Ganz einfach und ganz billig: Sie lassen in der 35. bis 37. Schwangerschaftswoche einen Abstrich machen, aus der Scheide oder dem Gebärmutterhals. Warum so spät? »Weil diese Biester dauernd kommen und gehen, wie eine Brieftaube«, wie eine meiner insofern erfahrenen Mütter mal treffend bemerkte. Medizinischer ausgedrückt: Ob und wie stark Ihre Scheide mit Streptokokken besiedelt ist, schwankt im Laufe der Schwangerschaft. Ab fünf Wochen vor dem errechneten Entbindungstermin kann man am ehesten darauf schließen, ob die Bakterien bei der Geburt (noch) vorhanden sein werden.

Ergibt die aus dem Abstrich angelegte Kultur, dass Ihre Geburtswege mit B-Streptokokken besiedelt sind, wird das im Mutterpass vermerkt. Sofort bekämpfen sollte man sie allerdings nur, falls sie im Urin nachgewiesen werden oder es zu Frühgeburtsbestrebungen, sprich vorzeitiger Wehentätigkeit oder einer Verkürzung des Gebärmutterhalses kommt. Nur dann stellen sie eine akute Gefährdung für Ihr Kind dar. War Ihr Schwangerschaftsverlauf unauffällig (lesen Sie dazu auch bitte »Was ist normal?«) macht eine Behandlung vor der Geburt gar keinen Sinn, da diese Bakterien ja gerne zurückkehren. So würde man Sie und Ihr Kind eventuell sogar mehrfach einer – unnötigen – Antibiotika-Behandlung aussetzen. Also wird direkt »unter der Geburt« behandelt, meist, wenn der Muttermund um vier Zentimeter geöffnet ist: Durch eine gut verträgliche und für Ihr Kind unschädliche Antibiotika-Prophylaxe können die bei positivem Streptokokken-Nachweis durchaus gravierenden Folgen für Ihr Baby fast immer verhindert werden!

Mit dieser Behandlung sollen die Bakterien auf der Haut, im Geburtsweg und im Fruchtwasser abgetötet werden, in der Hoffnung, dass sich das Baby dann nicht ansteckt. Das Antibiotikum der ersten Wahl ist Penizillin. Frauen, die darauf mit einer ausgeprägten Allergie reagieren (Sie entsinnen sich, eine der vielen Fragen des

Arztes bei der Schwangerschaftsfeststellung), können stattdessen zum Beispiel mit Clindamycin behandelt werden. Auch Ihr Kind wird in seinen ersten drei Lebenstagen besonders aufmerksam beobachtet werden.

Diesen Test sollen und können Sie sich garantiert leisten.

Kosten: 20 Euro!

**Zusatztest Nummer vier**
Sie erinnern sich noch an die Röteln, über die ich bereits weiter vorn im Buch geschrieben habe? Jetzt geht es um eine weitere Kinderkrankheit, auch diese kommt in Deutschland kaum zum Ausbruch. Die Rede ist von den Windpocken. Aber – merkwürdig sind einmal mehr die Wege der Politik und des Krankenkassensystems – der Antikörpertest in Sachen Varizellen wird nicht bezahlt! Dabei können die Windpocken, anders als die Röteln, vor allem bei einer mütterlichen Ansteckung im Monat vor der Geburt wirklich, sorry, verdammt gefährlich sein. Ansonsten sind die Pusteln während der Schwangerschaft zwar für Sie sehr unangenehm, führen beim Kind allerdings zum Glück extrem selten zu Schäden.

Fragen Sie Ihren Arzt, was er Ihnen rät, erst recht, wenn Sie Ihren Impfpass irgendwo verbaselt haben – was jeder zehnten meiner Mütter passiert – und auch in Ihrer Familie sich kein Mensch mehr erinnern kann, was Sie als Mädchen oder Teenie für verschiedene Kinderkrankheiten eingeschleppt haben. Denken Sie auch an Masern und Mumps! Und wenn Sie schon ältere Kinder haben oder sie öfters zu Besuch sind, etwa aus der ersten Ehe Ihres Mannes – checken Sie, wie es bei denen steht. Ein aktueller Befund, dass Sie, weil immun, nicht ansteckungsgefährdet sind, lässt Sie vermutlich entspannter durchs Leben gehen und ruhiger schlafen. Und billig ist er dazu.

Kosten: ca. 30 Euro.

## Aus Männern werden Väter

Ein alter Witz unter Hebammen geht so: Vorstellungsrunde beim ersten Termin des Geburtsvorbereitungskurses. Die Paare sollen Alter, Beruf, etwaig bereits vorhandene Kinder sowie den Entbindungstermin nennen und über ihre Erwartungen an den Kurs reden. Reihum äußern sich alle brav, bis ein Mann aufsteht und verkündet: »Och – also ich bin hier, um andere Frauen kennenzulernen!«

Meine Erfahrung ist, dass sich die allermeisten Männer natürlich keineswegs so äußern und benehmen wie das absolute Negativbeispiel der menschlichen Rasse. Sondern sich wirklich sehr freuen, Vater zu werden und ganz zauberhaft zu der Schwangeren an ihrer Seite sind. Selbst wenn diese manchmal missmutig, erschöpft oder ängstlich ist – beziehungsweise: erst recht und gerade dann!

Da habe ich wunderbare und lustige Sachen erlebt: Zum Beispiel der vor Aufregung nicht mehr ganz so toporganisierte Manager, der mich vom Londoner Flughafen anrief (seine erste lange Dienstreise, nachdem er von der Schwangerschaft erfahren hatte) und besorgt fragte, ob er nicht einen Mitarbeiter beauftragen solle, sicherheitshalber sofort Eis und Essiggurken zu kaufen und der werdenden Mutter vorbeizubringen – er habe das peinlicherweise vergessen. Oder der Malermeister, der den Eigentümer des eher maroden Nachbarhauses ausfindig machte und ihn überredete, dessen triste Brandwand verschönern zu dürfen – mit einem riesigen Herzen, halb rosa, halb blau, auf das seine schwangere Freundin dann eines Morgens plötzlich aus dem Schlafzimmer blickte. Der Anwalt, der seiner schon sehr kugeligen Frau ein professionelles Fotoshooting schenkte, »damit sie immer eine Erinnerung daran hat, wie wunderschön sie ausgesehen hat mit unserem Baby im Bauch«. Oder der Fotograf, der seine Liebste jeden Sonntag selbst ablichtete, um den Nabel die Zahl ihrer jeweiligen Schwangerschaftswoche gemalt – ein sehr persönliches Bilder-Buch ist so entstanden. Schön fand ich auch, dass einer meiner angehenden Väter ein Ultraschallbild, auf dem der Mini besonders gelungen im Profil zu sehen war, als Kunstdruck auf Leinwand hat aufziehen lassen – eingefärbt in Zitronengelb, der Lieblingsfarbe seiner Frau (zum Beispiel über ultraschall-babys.de, ultraschallkunst.de). Einige meiner Frauen haben sich auch einen Gipsabdruck ihres Bauches gewünscht – allerdings standen die liebevoll bemalten Teile ziemlich schnell nur im Wege und staubten ein; einer aber schwebt nun an die Decke gedübelt über dem Kinderbett.

Ach, und Blumen sowie Einladungen in ein schönes Restaurant erfreuen eigentlich jede Frau – Juwelen ebenso. Im Ernst: Es geht natürlich weniger um große kostspielige Gaben als um kleine Aufmerksamkeiten: um kleine liebevolle Botschaften, versteckt in Schuhen oder Handtasche oder eine »Ich-denke-an-dich«-SMS, um die Duftkerze vom Lieblingsparfüm. Oder eine kuschelige Wärmflasche – viele meiner Herbst-/Winter-Mütter fröstelten plötzlich sehr, ideal auch für Schwangere mit flauem Magen: Süß fand ich welche, auf denen »Queen Mum« stand.

Eine meiner Frauen bekam von ihrem Mann, dem weltschlechtesten Koch aller Zeiten (sagt er, nicht ich!), eine riesige Salamifertigpizza serviert – die er aber in Herzform zurechtgeschnitten hatte. Also, wenn das nicht romantisch ist! Genauso nett fand ich eine Morgenüberraschung, die sich ein sonst wirklich sehr nüchterner Betriebswirt ausgedacht hatte: in Form eines riesigen ICH LIEBE DICH, aus Schokolinsen gelegt auf dem Flurfußboden (den der angehende Papi sogar extra vorab gewischt hatte).

Ein Bauchbandmaß, das Sie gemeinsam beschriften können (es reicht bis 140 Zentimeter Umfang, also selbst für dicke Drillinge …), oder eine individuelle Umschlaghülle für den ja eher unansehnlichen Mutterpass samt praktischer Taschen für Ultraschallbilder und Terminkärtchen (über lovelystuff.de oder dawanda.de).

Und, um zum Anfang zurückzukehren, es ist wirklich so, dass viele meiner Frauen ungewöhnliche Essgelüste entwickeln – also ein solider Vorrat an Kapern, Schokolade, Essiggurken, Eis und Keksen ist nicht verkehrt.

Und sonst? Einfach da sein für sie. Also: Für Sie. Klingt leicht? Kann aber schwierig sein: Denn Ihr Mann ist ja buchstäblich »außen vor«. So richtig klick macht es bei vielen erst, wenn sie zum ersten Mal das Herzchen sehen beim Ultraschall, diesen winzigen hüpfenden Punkt, dessen Schläge zu erkennen sind, lange bevor sich Kopf, Arme und Beine bilden. Bei anderen Männern ist es erst so weit, wenn sie das Baby hören, viel mehr »beats-per-minute« als bei uns Erwachsenen – das klingt aufregend aufgeregt. Oder wenn sie erstmals merken, dass der Bauch (und meist der Busen dazu) größer werden; wenn etwas Fassbares – im Wortsinne – da ist.

»Schwanger« kommt übrigens vom althochdeutschen Wort swangar. Und dieses Wort bedeutet, ich kann es Ihnen nicht ersparen: schwerfällig oder schwer. Allein die Gebärmutter ist zur Mitte der Schwangerschaft etwa so groß wie eine Honigmelone! Spätestens dann spüren Sie die ersten Kindsbewegungen – und Ihr Mann auch, was oft Wunder wirkt für seine Einstellung und sein Verhalten. Für Sie ist es anders, Sie merken es ja gleich: Ihr Alltag, Ihr Körper wird anders. Aber bei ihm ist das nicht so. Und vielleicht gehört er auch zu den Menschen, die gerne alles planen, die jederzeit erreichbar sind, hat Handy, Navi, Laptop und wasweißichnoch. Aber das Baby da im Bauch, das ruft ihn nicht an, das schreibt auch keine Mail. Das ist ganz nah und doch unglaublich weit weg.

Vielleicht dauert es auch bei Ihrem Mann einfach noch etwas, bis nach der schönen Nachricht, Sie werden Eltern, der Schalter innerlich sozusagen umgelegt wird auf »Vater«? Geduld! Die soll er doch umgekehrt auch mit Ihnen haben, oder? Ich habe nur sehr wenige Frauen betreut, die mir sogar noch kurz vor der Entbindung sagten: »Also, noch eine Schwangerschaft – sehr gerne, aber ganz sicher nicht mit diesem Mann!« In dem konkreten Fall war das Baby, ich drücke es jetzt mal etwas flapsig aus, als Beziehungskitt für eine bereits sehr bröckelige Ehe gedacht. Und so was funktioniert nur selten – diese Frau reichte die Scheidung ein, als die Tochter drei Monate alt war. Heute sind beide glücklich mit anderen Partnern verheiratet. Und beide haben tatsächlich jeweils noch ein Baby bekommen (das war übrigens der einzige Fall, bei dem ich alle drei Kinder aus den verschiedenen Beziehungen zur Welt gebracht habe).

Manche Männer tauen auch erst auf, wenn sie wissen, ob es eine Tochter oder ein Sohn wird. Vielleicht brauchen sie es einfach konkreter als Frauen? Und viele wollen oder können ihr soziales Leben erst mal nicht umstellen, gehen weiter oft zum Sport oder mit Freunden auf ein Bier in die Bar, während Sie daheim schon um halb neun abends todmüde und mit Zehen wie Cocktailwürstchen sauer auf dem Sofa lümmeln. Ich kann ja durchaus verstehen, dass Sie sauer werden. Aber nutzen Sie Ihre Zeit doch netter: Ihre Freundinnen kommen sicher gerne auf einen Sprung vorbei; oder Sie surfen sich mal durchs Internet auf der Suche nach schönen Kinderzimmern, Babyklamotten, neuen Wohnungen oder hohen Stiefeln für die Zeit nach der Entbindung. Rufen Sie Ihre Familie an. Oder nehmen ein Entspannungsbad. Ganz ehrlich, ein Mann, der Sie dauernd betüddelt, der sich benimmt, als sei er mindestens so schwanger wie Sie – wollen Sie das wirklich? Einen einzigen davon habe ich erlebt, und es war nicht schön, weil er alles besser wusste als ich, als seine Freundin sowieso. Im Kreißsaal war er, der vorher mehrfach verkündet hatte »Wir (!) nehmen keine Schmerzmittel«, dann allerdings derjenige, der mich geradezu anschrie, ich solle seiner Freundin eine PDA legen: »Und zwar JETZT SOFORT, ist ja nicht auszuhalten, das Gebrüll!« Da musste ich schon sehr an mich halten, um nicht zwei, drei Takte abzulassen, dass jetzt die Frau und ich so was zusammen entscheiden – nicht er allein.

Viele Männer finden auch (oft nur insgeheim oder mir gegenüber), Geburtsvorbereitungskurse seien »Hechelkurse« und sie würden sich »da doch nicht zum Affen machen«. Zwingen Sie keinen werdenden Vater dazu, dass er mitgeht, wenn Sie merken, er will nicht. Womöglich gähnt er dann »so gelangweilt wie ein Vielflieger bei der x-ten Demonstration der Sicherheitsvorkehrungen durch das Bordpersonal«, wie eine meiner Frauen meinte.

Als eine Art Anhängsel mit in einen Frauenkurs zu gehen, empfinden viele Männer als unangenehm. Sie trauen sich dort nicht, ihre etwaigen Befürchtungen zu äußern und vermeintlich dumme Fragen zu stellen. Männer wollen – verständlicherweise – ihre Schwächen oder Wissenslücken nur ungern zugeben. Erst recht nicht in Anwesenheit von einem Dutzend Frauen. In manchen Städten, zum Beispiel in Berlin, gibt es reine Väterkurse. Wenn die werdenden Väter unter sich sind, trauen sie sich eher zu fragen: »Wie lange dauert eine Geburt? Wo soll ich stehen? Darf ich auch mal rausgehen?« Eigentlich sind das banale Fragen. Aber sie zu besprechen nimmt der Geburt auf einfache Weise ihren Schrecken. Dafür braucht man gar nicht viel Zeit, eine Stunde vielleicht. Männer bevorzugen ja Informationen in komprimierter Form.

Ganz grundsätzlich bin ich allerdings keine Freundin von Vorbereitungskursen, dazu mehr im nächsten Kapitel. Auch durch hohe Bücherberge müssen Sie sich nicht durcharbeiten, am besten suchen Sie sich eine Beleghebamme, mit der Sie alle Fragen in Ruhe, vorab und zu zweit oder dritt durchsprechen können.

Viele Männer sind ohnehin Lesemuffel und würden ihre Nase sicher nicht in ein klassisches Schwangerschaftsbuch stecken. Dennoch hat der Büchermarkt den werdenden Vater als Zielgruppe entdeckt: Es gibt generelle, sachliche, lustige und gezeichnete Bücher, solche über Spezialgebiete wie alte Väter, Väter und Töchter, Väter und Söhne, über Wochenendpapis, alleinerziehende Väter, den Kuckucksfaktor, den Vater zwischen Kind und Karriere, den Papa im Urlaub, den Papa am Herd ... Mannomann!

Eine besonders kluge Schwangere, die französische Literatur studiert hatte, hat mir zur Sicht der Frauen auf das andere Geschlecht mal etwas aufgeschrieben, was ich heute noch toll und treffend finde: »Sie würden uns nicht als Zwerge erscheinen, wenn man nicht von ihnen verlangte, sie müssten Riesen sein.« Ist übrigens ein Zitat von Simone de Beauvoir.

## Ihre Vorbereitungen

*Stets Kurs halten?!*

Alle Ihre Freunde waren, bevor sie Eltern wurden, bei einem Geburtsvorbereitungskurs. Alle! Da muss »man« doch hingehen, oder? Nö, muss nicht sein. Finde ich zumindest. Wenn Sie eine gute Hebamme haben, wird die Ihnen schon all Ihre Fragen zu Schwangerschaft und Geburt beantworten (und viele dieser doch sehr intimen Fragen werden Sie vielleicht vor Ihnen unbekannten Frauen und insbesondere Männern auch gar nicht stellen wollen). Aber gute Ratschläge sind ja auch dazu da, um sie gepflegt zu ignorieren! Das tun viele meiner werdenden Eltern. Und ich habe das, bei anderen Gelegenheiten, selbst oft genug getan. Also: Wenn Sie möchten, geben Sie das Geld der Krankenkasse dafür aus – Ihr Mann muss jedoch zahlen, zwischen 60 und 150 Euro. Und gehen fünf, sieben, zehn Mal abends zur Doppelstunde. Oder buchen Sie ein Intensivwochenende (großer Vorteil: Sie haben mehr Abende zum Kuscheln mit Ihrem Partner frei oder zum Freundinnen-Treffen).

Natürlich können Sie auch ohne Mann gehen oder mit einer Freundin. Gerade in Großstädten gibt es einen richtigen Kurs-»Dschungel«. Sofern es kein »normaler« klassischer Kurs ist, müssen Sie stets privat zahlen: Da gibt es Kurse mit Haptonomie (durch Bauchberührungen Kontakt mit dem Ungeborenen aufzunehmen; Einzelsitzung für 50 Euro), mit Atemtherapie (etwa die sogenannte Lamaze-Technik: den Wehenschmerz wegatmen – eher nichts für Männer! Fünf Doppelstunden 50–80 Euro), mit Bauch- oder Wassertanz, mit Shihatsu/Watsu/autogenem Training …

Also, das alles schadet vermutlich nicht. Ich denke aber, dass Fantastilliarden von Frauen ihre Babys auch ohne die Übung »die Schlange hütet die Perle« bekommen haben, ohne sich vorzustellen, sie seien Wasserlilien, die auf einem See schaukeln (beide aus den Qi-Gong-Kursen). Und ich kenne einige Väter – und Frauen –, die tatsächlich ihren Kurs abgebrochen haben, als die Wehenübung »Apfelschütteln« dran kam: Bei der beugt sich die Schwangere vornüber und stützt sich mit den Händen oder Unterarmen an der Wand ab, während der dazugehörige Mann ihr beherzt an beide Pobacken – alias die Äpfel – greift und diese kräftig schüttelt und rüttelt.

Sie sollten sich jedenfalls rechtzeitig kümmern, wenn Sie einen Kurs machen wollen; anmelden sollten Sie sich bereits um die 16. Woche herum (also quasi dann, wenn Sie auch Ihre Hebamme engagieren – wenn Sie denn eine engagieren). Der Kurs mit wöchentlichen Terminen startet dann um Ihre 25. Schwangerschaftswoche, das kompaktere Wochenendseminar findet deutlich später statt. Ideal ist es, wenn Ihr Wohnort oder Ihr Arbeitsplatz nicht zu weit entfernt vom Kursort liegen: Sie werden oft abgespannt sein nach einem Tag im Büro und echt keine Lust auf lange Fahrten haben. Wenn Sie stattdessen dieses Buch lesen oder aber eine erfahrene Hebamme haben, entfallen natürlich alle diese Fahrtzeiten und Kursstunden.

Schön ist, und das kann kein Buch ersetzen, dass Sie im Geburtsvorbereitungskurs tatsächlich nette Paare kennenlernen können. Können! Ich verrate Ihnen ein kleines Geheimnis: Sie werden nicht alle anderen Paare mögen, nur weil die zufällig zeitgleich mit Ihnen Eltern werden. Vielleicht werden Sie sogar gar keines mögen. Auch das aber kann ganz hilfreich sein, weil Sie dann in einer Art Ausschlussverfahren für Ihre eigene Entbindung oder den weiteren Schwangerschaftsverlauf bestimmte Dinge nicht mehr oder anders möchten, weil dieser eine herrische Typ aus dem Kurs sie lautstark vertreten hat: »Meine Frau entbindet natürlich OHNE Schmerzmittel, nicht wahr, Mausi?« Während Mausi, die so wirkt, als würde sie sogar seine Socken bügeln, gottergeben nickt, ohne den Blick zu heben. Oder weil eine ständig schlammfarbene Babypullis strickende Veganerin altafrikanische Gebärhocker als »unheimlich toll, du« anpreist. Na klar, ich übertreibe jetzt – aber nur leicht! Das ist wie früher in der Schule, in der Lehre, an der Uni und jetzt in der Firma: eine zufällig zusammengewürfelte Truppe, bei der man nur wenige auch noch privat mag.

Übrigens werden Sie auch später, wenn Ihr Kind da ist, nicht automatisch alle anderen Eltern mögen. Und auch deren Nachwuchs nicht! Vor allem nicht, wenn der Ihrem natürlich stets engelsgleichen Schnucki eines mit der Schaufel über den Scheitel zieht, mit Sand schmeißt, beißt – oder direkt vor der Abendbrotzeit vor den gierigen Augen aller anderen eislosen Kinder auf dem Spielplatz von seiner erschütternd verantwortungslosen Mutter noch drei dicke Kugeln Schoko in der Waffel spendiert bekommt. (Ach so, und leider werden auch Ihrem kleinen Schatz ab und zu Teufelshörnchen wachsen, wird er beißen, Sand schmeißen, mit der Schaufel hauen, und auch Sie werden, wenn gerade keiner guckt, ihn ab und zu mit Süßem kurz vorm Essen bestechen!)

Doch vielleicht sind Ihnen einige Paare auch sympathisch, das wäre natürlich schön. Dann kann man sich auch außerhalb der Kursräume treffen und stundenlang über Schwangerschaften, Stillvorstellungen, Kinderwagen und Pro-Contra-Schnuller sowie Impfungen ratschen. Denn viele kinderlose Freunde verdrehen bei diesen Themen schon nach zehn Minuten die Augen (wenn sie gut erzogen sind, nur innerlich) und schalten auf Durchzug. Und Bereits-Eltern mit älteren Kids oder gar Teenagern haben zumeist ganz andere Interessenlagen und Probleme, die denken aktuell eher an Lernberichte oder Mittelschulabschlüsse. Oder daran, wo man um Gottes willen halbwegs günstige Winterstiefel für einen 12-jährigen findet, der bei 1,75 Meter Länge schon Schuhgröße 43,5 hat. (Bei seiner Geburt wog dieser Junge übrigens nur 2900 Gramm und war bloß 48 Zentimeter lang, meine Eltern machten sich ziemliche Sorgen um das zarte Wesen. Daran sehen Sie mal wieder: Alles wird gut! Beziehungsweise sogar sehr gut, nein: groß!).

*Seelenvitamine: Es sich gutgehen lassen*

**Oral**
»Schokolade, Schokolade sowie Schokolade«, sagt die Hälfte meiner Frauen, wenn sie auflisten, was sie jetzt am liebsten naschen. Muss

ja bitte nicht täglich eine Tafel sein! Aber gehen Sie doch mal in ein Spezialgeschäft und suchen sich ein paar besondere Sorten heraus. Wenn Sie daraus noch ein kleines Ritual machen, etwa jeden Tag zu einer bestimmten Zeit ein, zwei Riegelchen, dazu Tee oder Kaffee aus Ihrem Lieblingsbecher – dann ist das der »daily deal« für Ihre gute Laune.

Auch eine Handvoll Nüsse gibt gleich mehr Energie, auch hier gilt: Probieren Sie doch mal was Neues aus, was sich vielleicht als Ihre Lieblingssorte entpuppen wird. Richtig gut fand ich, was sich viele meiner Mütter gekauft haben: einen Standmixer, mit dem sie sich Frucht- und Milch-Cocktails gemacht haben. So ein Teil ist auch sehr nützlich im späteren Familienleben. Oder kennen Sie irgendwelche Kinder, die nein sagen zu einem Schokoeisshake? Auch gekochtes Gemüse können Sie im Mixer pürieren, als Kinderbrei – aber halt, jetzt geht es ja um SIE! Also: Fruchtcocktails. Und ein Virgin Mojito schmeckt wirklich fast wie ein »echter«.

**Akustisch Nr. 1**
Wenn andere Frauen ihre Geburtshorrorgeschichten erzählen, und das werden sie ungebeten und hemmungslos tun, manchmal sogar Wildfremde lautstark in der Straßenbahn, sagen Sie unbedingt, dass Sie so was nicht hören möchten. Notfalls einfach aufstehen und gehen – meistens sind die Geschichten übertrieben, und es zieht Sie bloß unnötig runter. Nur sehr, sehr gefestigte Frauen oder aber Mehrfachmütter können solche, sorry, Nervbacken-Muttis entschärfen, indem sie besonders flott erfundene Gruselstorys zum Besten geben, von 185 Stunden in den Wehen (und dann erst die Zange UND dann die Saugglocke UND dann der Kaiserschnitt, UND erst diese Milchstaus, also entsetzlich). Nur weil Sie ein Kind erwarten, müssen Sie nicht alles superinteressant finden, was andere Frauen bei ihren Entbindungen erlebt haben. Und unbedingt Finger weg von den unzähligen, meist schlechtgeschriebenen »So war meine Geburt«-Berichten im Internet! Nur Ihre Entbindung ist für Sie interessant, und die wird schön.

**Akustisch Nr. 2**
Wenn Sie gerne Musik hören, könnten Sie sich ab jetzt in Ruhe ein paar tolle Compilations (Moment, ich muss schnell meinen Sohn anrufen – ja, stimmt, nennt er auch so) zusammenstellen. Entweder für den iPod in der Bahn, für zu Hause und auch für die Entbindung. Wenn Sie technisch so begabt sind wie ich, also gar nicht, fragen Sie doch ein paar Freunde, die das gut können. Und: Mögen Sie Konzerte, Opern? Dann nutzen Sie die Gelegenheit und kaufen Tickets für alles auf, was bis zu Ihrer 37. Schwangerschaftswoche gespielt wird. Danach besser nur noch ins Kino gehen – auch toll, aber Sie können die Karten spontan besorgen und müssen sich nicht ärgern, weil die teuren Plätze in der ersten Reihe wegen Wehen unbesetzt bleiben. Ist Ihr Baby erst mal da, kann es sein, Sie ahnen es, dass Sie zunächst zu müde, zu lustlos sind, um sich abends aus dem Haus zu bewegen. Oder einfach noch zu unsicher, ob Sie ein vier Monate altes Stillkind wirklich dem Babysitter, und sei der noch so erfahren, überlassen können und wollen. Was völlig in Ordnung ist. Außerdem wird dann jeder Kinobesuch drei Mal so teuer wie vorher, weil Sie zusätzlich rund vier Stunden Kinderbetreuung zahlen müssen.

**Optisch Nr. 1**
Knallrote Kissen, orangefarbene Rosen, grasgrüne dicke Kerzen, sogar eine Schalen voller zartgelber Zitronen machen sofort bessere Laune, wenn Sie sie ansehen. Auch die blöde langweilige Flurwand, die Sie schon immer genervt hat, könnten Sie jetzt doch einfach mal farbig anstreichen lassen? Und leisten Sie sich doch zwei neue Lippenstifte oder Gloss in einer schicken Parfümerie statt in der üblichen Drogerie. Die meisten meiner schwangeren Frauen haben einen besonders schönen, gut durchbluteten Teint – den hebt ein neuer Ton auf dem Mund schön hervor. Auch Schals oder Ohrringe werden Ihnen noch nach der Entbindung passen, zumindest habe ich in über vier Jahrzehnten als Hebamme noch nie Wassereinlagerungen im Ohrläppchen erlebt.

### Optisch Nr. 2

Wie eben erwähnt, werden Sie zukünftig wohl nicht mehr sooo oft ins Kino kommen. Aber gibt es nicht sowieso ältere Filme, die Sie verpasst hatten? Oder solche, die Sie unbedingt noch mal sehen möchten, aber bitte ohne ständige Werbepausen wie im Fernsehen? Ich gehe jetzt einmal davon aus, dass Sie zu Hause einen DVD-Player oder einen Computer mit Laufwerk für die Silberscheiben haben. Dann stellen Sie sich doch jetzt eine nette Sammlung zusammen, die Sie nach der Geburt in Ruhe »durchgucken«. Vorteile: Sie bestimmen Ihr eigenes Programm, Sie können immer Pause drücken, wenn das Baby weint oder Sie stillen (am Anfang bitte möglichst keine flimmernde Mattscheibe), und auch mal zurückspulen, wenn Sie, Stichwort Stillblödheit, etwas von der Handlung nicht verstanden haben. Sie können dann ja auch Ihre Freundinnen zum Film-Abend zu sich einladen; hier käme auch sehr gut der oben vorgeschlagene Mixer zum Einsatz. Männer nehmen ein Baby übrigens gerne zum Vorwand, um die Anschaffung eines riesigen ultrateuren Flatscreen zu rechtfertigen. Und wenn Sie immer schon mal ausprobieren wollten, wie gut diese neue Digitalkamera ist, die in allen Tests so toll abschneidet: kaufen! Sie werden nämlich so verliebt in Ihr Baby sein, dass Sie es ständig ablichten möchten.

### Optisch Nr. 3

Lesen Sie was Leichtes und Lustiges, ruhig auch mit Baby-Bezug. *Die Tagebücher einer Nanny* finde ich wirklich witzig, so wie die grässliche stinkreiche Manhattan-Mami Mrs X will man ja als Mutter nie nie sein! *Prada, Pumps und Babypuder*, die Bekenntnisse einer englischen Schwangeren im totalen Kaufrausch, sind teilweise urkomisch (und Sie werden sich vermutlich öfters ertappt fühlen). In *Working Mum*, so der deutsche Titel, gibt die britische Journalistin Allison Pearson Ihnen einen kleinen Vorgeschmack, wie das Leben als arbeitende Mutter gleich zweier süßer Kleinkinder an der Seite eines reizenden vielbeschäftigten Mannes ist:

unheimlich toll – vor allem, wenn jeder Tag 24 zusätzliche Stunden hätte! Haben Sie eben gelacht? Wunderbar. Lachen ist ganz wichtig, meiner Meinung ein zentraler Teil der Vorsorge, der merkwürdigerweise im Mutterpass nicht vermerkt ist. Diese Romantipps oder ähnliche Titel sind Ihnen zu flach? Eine meiner Mütter, eine promovierte Kulturjournalistin, nennt so was jedenfalls »chick lit«, das soll etwas abwertend bedeuten »leichtverdauliche Kost« (nun ja, von anderer Kost bekommen Schwangere ja auch oft Sodbrennen). Kein Problem, lesen Sie sich durch die gesammelten Werke von Thomas Bernhard oder gleich von Thomas Mann, denn wenn Sie erst zu dritt sind, schaffen Sie die eh auf längere Sicht nicht mehr!

**Vorbereitung aufs Stillen**
Falls Sie Schlupf- oder Hohlwarzen haben, also nach innen gekehrte Nippel, können Sie in den letzten zwei, drei Monaten der Schwangerschaft schon etwas dafür tun, damit das Stillen später leichter wird (siehe auch »Von Brustwarzen bis Tattoos« ab S. 288). Wahrscheinlich müssen Sie sich dann gerade ohnehin einen neuen größeren BH zulegen. Sie können jetzt anfangen, einen Brustwarzenformer zu tragen. Die meisten Modelle kosten nur um die 12 bis 15 Euro und sind relativ einfach anzuwenden. Sie sind aus leichtem Hartplastik oder Silikon mit Luftlöchern. Und üben sanften, kontinuierlichen Druck auf den Warzenhof aus, wodurch die Brustwarze allmählich herausgedrückt werden soll. Anfangs bitte nur eine Stunde pro Tag tragen, langsam auf etwa acht Stunden erhöhen.

**Positiv Denken**
Sie haben noch gar keine oder kaum Muttergefühle, sind noch nicht komplett euphorisch beim Gedanken, bald ein Baby zu stillen, zu wiegen, zu wickeln, gefühlte 156 Mal nachts aufzustehen und dann in scheinbar nur so dahingesauster Zeit einen Pubertätsmuffel mit Anti-Pickelpaste zu versorgen und seine Widerworte zu ertragen?

Ganz normal! Ich nehme mal an, Sie mochten Ihr Leben bislang, ohne Kind, gern? Dann ist es vollkommen in Ordnung, wenn Sie nicht automatisch überglücklich darüber sind, dass nach der Geburt nichts mehr so sein wird, wie es einmal war. Ein Anschlag auf das Gewohnte, ja, das ist Elternwerden heute. Und deswegen müssen Sie jetzt auch nicht permanent verklärt strahlen und stundenlang auffällig Ihren Bauch streicheln.

Und erst recht müssen Sie keine Schuldgefühle entwickeln deswegen. Eine meiner Frauen, sie arbeitete als Leiterin der Buchhaltung in einer Schraubenfirma und war auch privat sehr strikt und genau, der erging es so: Sie freute sich nicht; ihr Mann hatte sie zwei Jahre lang zur Familiengründung überredet. Sie vergaß sogar ihre Vorsorgetermine und ging stattdessen zur Teambesprechung ins Büro. Und sie hatte nicht schon in der 25. Woche ihre Kliniktasche gepackt (übrigens auch nicht in der 37.). Diese Frau jedenfalls hat dann, weil es ihr vor ihren viel mehr von ihrer Schwangerschaft begeisterten Freundinnen und dem Ehemann langsam doch peinlich wurde, »eine Guru-Guru-Nummer abgezogen«, wie sie mir erzählte: Auf kleine Zettel hat sie Sachen geschrieben wie »ich freue mich NICHT auf die Wehen«, »Rabenschwangere« und so weiter. »Und dann habe ich diese Zettel rituell im Garten verbrannt.« Danach mutierte sie zwar nicht zum »Mutterschiff« (diesen Aufdruck tragen viele Schwangere im Prenzlauer Berg auf ihren T-Shirts). Aber sie wurde etwas entspannter, nahm endlich ihre Arzttermine wahr, packte ihre Tasche – und redete vor allem einen Abend lang mit einer Psychologin darüber, wie unglücklich ihre eigene Kindheit mit einer alkoholkranken und tablettenabhängigen Mutter war. Also, egal, ob es nun das Zettel-Verbrennen war oder das Gespräch mit einer Fachfrau – Hauptsache, es hat geholfen.

Manchmal hilft es schon, mit einer guten Freundin zu reden, die selber auch Kinder hat. Glauben Sie mir, die wird Ihnen umgekehrt gestehen, dass sie bereits ein paarmal Hänsel-und-Gretel-Visionen hatte oder eine Kleinzeige schalten wollte: »Kleine fiese Krötenkinder in jedwede Hände abzugeben!« Denken Sie daran, Sie sind eine ganz normale Schwangere, bald eine ganz normale Mutter – keine Heilige!

## Der Check-up alle vier Wochen

Jetzt aber endlich zurück zum Mutterpass: Einmal im Monat – ab der 32. Woche alle zwei Wochen – weist der einen Vorsorgetermin aus. Wie gesagt, ich rate Ihnen, immer möglichst einen der frühen Termine beim Arzt zu nehmen, um Wartezeiten zu minimieren. Bei diesen Check-ups wird, ähnlich wie beim allerersten, stets Ihr Blutdruck und Ihr Gewicht überprüft. Sollten sich bei Ihnen Wassereinlagerungen oder Krampfadern gebildet haben (siehe Kapitel »Was ist normal?«), wird auch das vermerkt. Und zwar immer in den Tabellen auf Seite sieben und acht, dem Gravidogramm. Außerdem untersucht der Arzt Muttermund und Gebärmutterhals: Ist Ersterer weich oder öffnet sich leicht, kann das ein Anzeichen für die Gefahr einer Frühgeburt sein, und Ihr Gynäkologe wird Sie vielleicht häufiger sehen wollen. Manchmal muss er auch den Entbindungstermin korrigieren beziehungsweise die Schwangerschaftswoche, die Sie erreicht haben (Achtung, das müssen Sie dann unbedingt Ihrem Arbeitgeber weiterleiten, wenn Sie angestellt sind).

Ebenfalls in dieser Tabelle wird die Kindslage vermerkt: Sie ist jedoch erst in den letzten sechs bis drei Wochen vor dem errechneten ET wichtig. Bis dahin turnen die meisten Babys im Bauch herum, »als machten sie rhythmische Sportgymnastik«, wie eine meiner Mütter meinte, deren Tochter gerne früh um drei den mütterlichen Bauch von innen nach außen beulte. Doch je größer die Babys werden, umso weniger Platz bietet ihnen ihr Ein-Zimmer-Apartment. Und umso weniger werden Sie geboxt.

Etwa einen Monat vor der Geburt nimmt das Kind dann seine endgültige Position ein, aus der es sich auch nur noch ganz selten freiwillig wieder wegbewegt. Die Abkürzungen in dieser Spalte des Mutterpasses lauten: SL wie Schädellage, also Köpfchen nach unten – der Klassiker, bei über 95 Prozent aller Babys. BEL alias Beckenendlage, also genau anders herum. Etwa gut die Hälfte solcher Kinder können erfahrene Ärzte mit ihren Tricks von außen noch herumdrehen, die anderen bleiben stur, machen keine »Rolle« bei dieser sogenannten Äußeren Wendung und bleiben mit dem Popo nach unten. Da geht es dann um die Frage Kaiserschnitt oder doch versuchen, vaginal zu entbinden? Denn, so hat es die Natur eingerichtet, Kopf und Schultern als die dicksten Körperteile sollen eigentlich zuerst kommen. Dann gibt es noch QL wie Querlage, sehr sehr selten und immer ein Kaiserschnitt – hatte ich jetzt gerade bei einer Frau, die zuvor zwei Kinder auf »normalem Wege« bekommen hatte.

## 120, 140 Beats per minute – drei Mal Schall

Sein Herz ist ein flirrender Fleck, ein hüpfender dunkler Punkt. Es wummert, es pumpt, es windet sich auf dem Bildschirm. Es sieht aus wie ein winziger Mund, der nach Luft schnappt. Lange bevor Sie Arme und Beine erkennen können, bevor sich das Hirn ausgebildet hat, werden Sie das Herz Ihres Babys beim Ultraschall sehen. 120, 130, 140, gar 160 Schläge pro Minute. Oh Gott. So viel Leben in so einem kleinen Wesen? Ja. Schön ist das, und die meisten Eltern heulen ein bisschen vor Glück, wenn sie es zum ersten Mal erleben (übrigens auch beim vierten Mal völlig normal). Die Herztöne, die meist ab der siebten Woche zu sehen sind, wird Ihr Arzt jetzt jedes Mal überprüfen und in die Tabelle eintragen, entweder als Zahl oder mit einem »+« für gehört/gesehen; ein US steht dabei für, klar, mittels Ultraschall. Und je nachdem, wie Ihr Nachwuchs bei den Untersuchungen gerade so drauf ist (tief schlafend oder hellwach Purzelbäume schlagend), ist seine Pulsfrequenz irgendetwas zwischen 110 bis 150, manchmal gar 180, alles im Normbereich.

Zur Vorsorge gehören auch die drei bereits erwähnten Ultraschall-Screenings zwischen der 9. und 12., 19. und 22. sowie 29. und 32. Schwangerschaftswoche.

**Schall Nummer 1 – der dritte Monat**
Ihr Baby wiegt nun ungefähr 50 g und misst um die 6 cm. Sie können Händchen und Füßchen erkennen, auch schon Gesichtszüge. Es kann sogar schon sein Köpfchen drehen und die Brauenansätze heben (aber seine Bewegungen sind noch zu schwach, als dass Sie sie sehen könnten). Den meisten meiner Eltern wird bei diesem Termin erst so richtig klar: »Da ist ja jetzt schon fast alles dran und drin bei unserem Nachwuchs!«, wie ein Vater es begeistert formulierte. Ja, auch drin: Denn Sie und Ihr Partner haben Ihrem Baby ja gleichermaßen Ihre Erbanlagen mitgegeben: Haar- und Augenfarbe, Hauttyp, groß oder klein, robust oder zart, wild oder sanft. Nur das Geschlecht – das hat ganz allein der Kindsvater bestimmt! Diese Untersuchung erfolgt vaginal, den Schallkopf in der Scheide haben viele meiner Mütter als nicht sooo angenehm empfunden, »vor allem, weil das Gel darauf bei mir total kalt und glibberig war«, wie eine Frau es ausdrückte.

Aber mal medizinischer ausgedrückt: Bei diesem Termin wird zunächst festgestellt, ob es sich um einen Embryo handelt – oder um mehrere! Wenn es Zwillinge werden, was bei auf klassischem Wege entstandenen Schwangerschaften nur bei einem Prozent passiert – doppelte Freude, Sie schaffen das! Das erste Jahr, vielleicht auch ein wenig länger, da will ich Ihnen kein X für ein U vormachen, ist ein wenig härter als bei Einzelkindern, aber danach wird es natürlich super, und Ihre Kids haben immer jemand zum Spielen, sehr praktisch.

Jedenfalls: Bei Mehrlingen wird die Anzahl der Fruchtblasen bestimmt. Dann untersucht der Arzt, ob der Herzschlag erkennbar ist. Aus der Größe des Embryos (SSL = Scheitel-Steiß-Länge) lässt sich außerdem der voraussichtliche Geburtstermin errechnen. Das Kürzel FS im Mutterpass bezeichnet den Fruchtsack, dessen Durchmesser gemessen wird. Falls bei dieser Ultraschalluntersuchung mögliche Hinweise auf eine Erkrankung oder Schädigung entdeckt werden, entscheidet die Schwangere, ob sie weitere Untersuchungen in Anspruch nehmen will. Diese finden dann im Rahmen der Pränataldiagnostik statt, die nicht zu den von der Kasse bezahlten Vorsorgeuntersuchungen zählt (was leider im Internet immer durcheinandergeworfen wird).

Nichts gegen Ihren Arzt. Ich rate aber meinen Frauen, für diesen Schall in eine spezialisierte Praxis oder Klinik zu gehen, wo die dort Arbeitenden sowohl bessere technische Geräte als auch mehr Erfahrungen und Fortbildungen »auf dem Buckel« haben. Wenn das Ergebnis nicht so top ausfällt – unbedingt noch eine zweite Meinung einholen, eine weitere Untersuchung machen lassen.

**Schall Nummer 2 – Halbzeit!**
Eifrig pumpt das kleine Herz Ihres Babys jetzt schon rund 30 Liter Blut pro Tag durch seine Adern. Die Versorgung mit Nährstoffen erfolgt nach wie vor über Ihr Blut, die Plazenta und die Nabelschnur. Nach der greift das Baby jetzt manchmal – sie ist zugleich eine Art Spielzeug. Es wiegt nun gut 250, 350 Gramm und ist um die 16–22 Zentimeter lang (SSL), es kann eine Faust machen, die Stirn runzeln, hören, manche lutschen am Daumen, bei manchen sieht man schon Brustwarzen. Und Sie spüren jetzt seine Bewegungen! Noch eher sanft, die harten Rippentritte und das Kickboxen kommen erst später. Jetzt wird es auf einmal viel realer, dass Sie ein Kind erwarten. Und auch Ihr Mann kann nun fachmännisch begutachten, ob da vielleicht ein neuer Gerd Müller heranwächst, ein neuer siebenfacher Torschützenkönig der Bundesliga. Manche Väter sehen auch schon einen Astronauten im All, so wie einige Babys da wie schwerelos im Fruchtwasser schwimmen (davon haben Sie jetzt übrigens etwa einen Liter). Auf seiner Haut erkennen Sie den Lanugo-Flaum, eine schützende Haarschicht gegen Vibrationen, Schall, Stöße und Druck, die gegen Ende der Schwangerschaft wieder abgestoßen wird. Die Lanugohaare haben übrigens Elefanten auch, oft sogar noch bei ihrer Geburt – vielleicht stammen

wir doch von denen und nicht vom Affen ab? Diese Untersuchung erfolgt über beziehungsweise durch die Bauchdecke.

Und wieder das Medizinische: Bei diesem zweiten Termin, zwischen der 19. und der 22. Schwangerschaftswoche, wird das Baby wie gesagt genauer untersucht, um festzustellen, ob sich alle seine Organe normal entwickeln. Zu diesem Zweck werden folgende Messungen durchgeführt:
– Kopf (BPD = Durchmesser von Schläfe zu Schläfe, FOD = Durchmesser von Stirn zu Hinterkopf, KU = Kopfumfang);
– Brustkorb und Bauch (ATD = Quer-Durchmesser am Übergang vom Brustkorb zum Bauch, APD = Durchmesser von vorn nach hinten, also am Übergang vom Brustkorb zum Bauch, AU = Bauchumfang, das »A« steht dabei für Abdomen oder abdominal, also Bauch);
– Gliedmaßen: FL = Länge des Oberschenkelknochens, HL = Länge des Oberarmknochens.

Manches Baby hat am Bauch schon ein kleines Fettpolster, andere sind klapperdürr. Alles ganz normal! Sie müssen jetzt nicht jeden einzelnen Wert auswendig lernen; Ihr Arzt, Ihre Hebamme erklären es Ihnen aber gerne. Auch der Mutterkuchen, der Ihr Baby versorgt, wird genau durchleuchtet.

### Schall Nummer 3 – Auftakt zur Endphase/letztes Drittel

Mensch, jetzt ist schon wieder so viel passiert in Ihrem Bauch. Zwischen der 29. und 32. Schwangerschaftswoche wird erneut das Wachstum Ihres Ungeborenen kontrolliert; es wiegt nun um die 1200 bis zu 1700 Gramm. Es macht jetzt immer öfter Atembewegungen, lutscht dabei am Daumen, trainiert eifrig Saugen und Schlucken für das Stillen. Manche haben noch die Lanugo-Behaarung am Körper, bei den meisten ist sie verschwunden, dafür wächst der Schopf auf dem Kopf umso mehr. Hoden wandern nun in den Hodensack, Mädchen haben eine Klitoris, aber noch bedecken die Schamlippen sie nicht. Lungen und Verdauungstrakt sind fast fertig. Das Baby kann seine Augen – die nun zarte Wimpern umgeben – öffnen! Vielleicht können Sie sich also anschauen beim Schallen, sozusagen.

Was Sie nicht sehen können, aber wissen sollten: Im Gehirn wird jetzt das Gedächtnis angelegt. Und Ihr Baby kann nun gut hören. Zudem kann es besser zwischen Ruhe und Aufregung unterscheiden, es scheint ab jetzt ruhebedürftiger zu sein und bewegt sich auch nicht mehr so oft – weil es schon so groß ist, hat es auch kaum noch Platz dazu. Außerdem muss es noch ordentlich Gewicht zulegen! Sein Knochengerüst wird immer härter – jetzt, im letzten Drittel, ist sein Nährstoffbedarf besonders hoch. Also checken Sie, ob Ihre Eisenwerte gut sind, essen Sie viele Sachen, die Vitamin C, Proteine, Folsäure, Kalzium und andere wichtige Nährstoffe enthalten. Wenn Sie öfters atemlos sind oder mal das Gefühl haben, nach Luft schnappen zu müssen, wenn Sie Sodbrennen nach dem Essen haben: ganz normal! Ihr Uterus ist schuld – er wächst und drückt gegen Ihr Zwerchfell. Bald geht es wieder besser, um die 36. Woche rutscht Ihr Baby sozusagen eine halbe Etage tiefer, dann senkt sich nämlich sein Kopf ins Becken. Atmen und Essen wird wieder normal, na ja, zumindest einfacher. Und, Achtung, keine Panik: Es kann schon jetzt, etwa ab der 34. Woche, die eine oder andere Wehe kommen. Woran erkennen Sie das? Nun, Ihr Bauch verhärtet sich kurz, ein heftigerer Menstruationsschmerz. Dauert nur ein, zwei Minuten maximal, ganz harmlos. Ihr Körper übt kurz mal, was er in ein paar Wochen können muss. Übungswehen heißen diese Wehen folgerichtig – zu ihnen und vor allem den »echten« später mehr. Haben Sie die länger? Oder bis zu vier Mal in der Stunde? Schmerzt es richtig heftig? Dann sollten Sie bitte Ihre Hebamme anrufen und auch gleich zum Arzt. Unter Umständen brauchen Sie dann Wehenhemmer, um eine Frühgeburt zu verhindern. Die werden Ihnen entweder als Infusion oder als Tablette verabreicht. Außerdem werden Sie und Ihr Kind engmaschiger überwacht: Bei vorzeitigen Wehen wird regelmäßig die Länge des Muttermundes überprüft und ein CTG geschrieben. Beruhigt sich alles wieder, dürfen Sie meist nach Hause, sollen sich dort aber schonen.

Medizinisch: Außerdem wird die Funktion der inneren Organe geprüft, die Lage des Kindes (die, siehe oben, langsam immer wichtiger wird) und die Fruchtwassermenge bestimmt und vor allem Ihre Plazenta gut durchgecheckt.

So, das alles sind Vorsorgeuntersuchungen, die Ihre Kasse zahlt. Und eigentlich braucht es auch keine weiteren, wenn bislang alle Werte im sogenannten Normbereich liegen.

Wenn aber irgendwelche Auffälligkeiten da sind, egal nach welcher Untersuchung, meist aber nach der ersten oder zweiten, ordnet der Arzt weitere Untersuchungen an – etwa die Dopplersonographie, eine Sonderform des Ultraschalls, kurz: Doppler. Oder andere Maßnahmen der Pränataldiagnostik. Diese Untersuchungen gelten nicht als klassische Vorsorge, sondern als gezielte Suche nach Hinweisen auf körperliche sowie geistige Behinderungen.

– Wenn der Arzt sie empfiehlt, weil ihm einige Ihrer Befunde Sorgen bereiten und die spezielle Diagnostik ihm genauere Diagnosen dazu liefern könnte, wird die Krankenkasse diese pränataldiagnostischen Untersuchungen zahlen.
– Wenn hingegen Sie selbst beschließen, solche Untersuchungen machen zu lassen, obwohl Ihre Werte dazu keinen Anlass geben, müssen Sie selbst dafür zahlen.

## Sollen wir, sollen wir nicht? – Pränatale Diagnostik

Zur pränatalen Diagnostik zählen verschiedene Untersuchungen. Einige bezeichnet man als non- oder nicht-invasiv, das bedeutet, dass das Ungeborene in seiner Fruchtblase durch sie nicht verletzt werden kann. Die heute gebräuchlichste von ihnen ist die NFM, die Nackenfaltenmessung. Andere sind invasiv, da sie in den Lebensraum Ihres Babys eingreifen. Zu ihnen gehören zum einen die Chorionzotten-Biopsie, bei der mit einer Hohlnadel durch die Bauchdecke eine Gewebeprobe, eine Biopsie, aus der Zottenhaut entnommen wird, das ist der sich bildende Mutterkuchen. Und die Amniozentese, zu Deutsch Fruchtwasseruntersuchung oder genauer Fruchtwasserpunktion: Auch hier wird eine Hohlnadel durch Ihre Bauchdecke geführt, um aus der Fruchtblase Flüssigkeit zu entnehmen.

Die Pränatal-Diagnostik sorgt nach wie vor für Diskussionen. Ich möchte Ihnen jetzt ganz kurz Pro und Kontra der wichtigsten Argumentationslinien aufzählen und bitte Sie herzlich, alles zu lesen und sich selbst intensiv zu befragen, zu welcher »Fraktion« Sie und Ihr Mann eher neigen: Die einen halten diese Errungenschaften der modernen Medizin für sinnvoll, die anderen für übertrieben bis vermessen, weil so über eine Art wissenschaftliche Hintertür wieder Entscheidungen darüber eingeführt werden, was lebensunwertes Leben sei. Die einen sagen, diese Methoden helfen, Ihnen als Eltern Gewissheit darüber zu verschaffen, dass Ihr Ungeborenes gesund ist – und wenn dem doch nicht so sein sollte, kann es ja vielleicht gerettet werden, können ihm Therapien oder Operationen nach der Entbindung helfen. Warum also sollten werdende Eltern diese Chance nicht nutzen? Andererseits wird angeführt, dass es ja ein Risiko gäbe, durch invasive Untersuchungen Ihr – gesundes! – Baby zu verlieren, dass zudem selbst ein unauffälliges Ergebnis keine 100 Prozent Sicherheit biete, dass keineswegs alle Krankheiten und Entwicklungsstörungen, wie etwa Autismus, vorgeburtlich diagnostiziert werden könnten. Dass werdende Eltern in Gewissenskonflikte gestürzt werden.

Sie merken schon: Man kann wochenlang über Für und Wider diskutieren. Denn die Pränataldiagnostik (und auch die Fortpflanzungsmedizin) werfen die ganz großen Fragen auf: nach Definitionen von Gesundheit, Krankheit und Behinderung, nach Qualität und Sinn von Leben. Ich fände es vermessen, Ihnen als werdenden Eltern meine persönliche Einstellung zur Pränatal-Diagnostik aufzudrängen. Ich möchte Ihnen nur zwei Dinge ans Herz legen: Denken Sie immer daran: Keine Untersuchung entscheidet für Sie. Nur Sie können das. Mein zweites Anliegen: Sie sollten sich schon vor den zusätzlichen Untersuchungen ziemlich sicher sein, wie Sie im Fall der Diagnose »Baby ist behindert« weitermachen. Ob Sie es also dennoch bekommen – oder aber einen Schwangerschaftsabbruch machen lassen wollen (dazu mehr im nächsten Kapitel).

Bei den Frauen, die ich betreue, entscheiden sich etwa gut zwei Drittel bis vier Drittel zur Nackenfaltenmessung. Etwa 25 Prozent lassen zusätzlich eine Amnio machen: Diejenigen, die sozusagen supersicher sein wollen, obwohl es oft keine Anzeichen bei ihren Voruntersuchungen gab, sowie diejenigen, bei denen es zuvor »Softmarker« gab, etwa weiße Flecken im Herzbereich und sehr tief angesetzte Öhrchen – zwei von vielen Indikatoren des Down-Syndroms. »Softmarker« heißen allerdings nicht ohne Grund »weiche Zeichen«, oft sind sie bei der nächsten Untersuchung einfach verschwunden, und alle Werte liegen plötzlich wieder absolut im Normalbereich.

Noch einige wichtige Informationen für Sie: Die meisten Verfahren der Pränataldiagnostik können allerfrühestens erst ab der 11. Schwangerschaftswoche durchgeführt werden. Zu diesem Zeitpunkt haben viele Schwangere und ihre Partner bereits eine engere Beziehung zum Kind aufgebaut, haben seine Herztöne gehört, es im Ultraschall gesehen. Die Frage »Schaffe ich es, mit einem geistig behinderten oder kranken Kind zu leben?« kann dann eine emotionale Krise auslösen. Deshalb – ich betone es noch mal – ist es wichtig, wenn Sie sich bereits vor einer Untersuchung fragen, welche Konsequenzen ein auffälliger Befund für Ihr Leben haben würde. Werdende Mütter und Väter sollten sich für diese Entscheidung genügend Zeit nehmen. Abbruch oder nicht, das beschließen Sie nicht an einem Abend. Gut wäre es sicher, wenn Sie sich Beistand und vielleicht auch Rat von außen holen, Ihre Freunde fragen – vielleicht war jemand in einer vergleichbaren Situation? Ihre Familie einbeziehen, Ihren Arzt (den das Gesetz verpflichtet, Sie »ergebnisoffen« zu beraten), natürlich auch Ihre Hebamme. Und, so Sie in einer Kirche sind, vielleicht auch geistlichen Beistand einholen.

Eine therapeutische Behandlung schon in der Schwangerschaft und vor der Geburt ist leider nur in wenigen Fällen und in wenigen sogenannten Perinatalzentren möglich, etwa wenn Flüssigkeitsstaus in den Nieren oder im Gehirn des Babys festgestellt werden oder aber bei bestimmten Fehlbildungen im Magen-Darm-Trakt. Allerdings können Sie sich, wenn etwa festgestellt wird, dass Ihr Kind ein Loch im Zwerchfell hat, mit Ihrem Arzt darum kümmern, dass es sofort nach der Entbindung operiert wird und sich dementsprechend eine Spezialklinik aussuchen. Früher ist so ein Kind oft gestorben – heute zum Glück nicht mehr, wie die kleine Tochter bei einem meiner Paare! Von der Feinscreening-Diagnose – dazu später – waren sie zunächst geschockt (sie ist Apothekerin und erinnerte sich dunkel, im Studium gelesen zu haben, dass so ein Baby nicht überlebt, weil es mit jedem Atemzug seine Lunge teilweise in das Zwerchfell zieht). Hier eröffnet Ihnen die moderne Medizin sehr viel bessere Chancen für Ihr Kind.

Das gilt zum Beispiel auch für Klumpfüße: Diese Diagnose traf eine meiner Mütter, die einen Sohn erwartete; bei Jungs kommen angeborene Klumpfüße aus unerfindlichen Gründen rund doppelt so oft vor wie bei Mädchen. Ebenso wenig ist der Wissenschaft klar, warum genau es überhaupt zu dem (oder den) einwärts gedrehten Gliedmaß(en) kommt. Jedenfalls: Da meine Eltern von der Fehlstellung des Füßchens wussten, stand quasi direkt nach der Abnabelung ein Arzt bereit, der diese Deformation sozusagen »gerade gipste« (das ist die konservative Behandlung, der Gips beginnt am Oberschenkel, dann wurde nach der Ponseti-Methode mit Schienen gearbeitet. Es gibt auch die OP-Methode). Heute ist der Junge fünf, der linke Fuß sieht ein bisschen knubbeliger aus als der rechte – »Aber ich schieße ja auch alle Tore mit rechts!«, sagt er heute. »Die Spezialschuhe und die Einlagen, das ist zwar manchmal aufwendig. Und auch die vielen Arztbesuche, das war alles nicht ohne für uns beide. Ich hatte Glück und konnte mich sogar unproblematisch auf Teilzeit setzen lassen«, sagt seine Mutter, eine Justizbeamtin. »Wir sind froh, die Diagnose schon bekommen zu haben, als mein Sohn noch in mir drin war. Ich hatte ja null Ahnung und nur so ein diffuses Gefühl; das ist was Gruseliges, unheilbar! So konnte ich mich, nach dem ersten großen Entsetzen, informieren und mit Orthopäden sprechen. Das hat mir wieder Sicherheit und neue Kraft gegeben.«

Ähnlich ist es bei der Lippen-Kiefer-Gaumenspalte, diese Fehlbildung kann sehr unterschiedlich ausgeprägt sein: Auch hier sind Jungs häufiger betroffen als Mädchen. Und auch hier ist nicht ganz klar, warum sie sich bildet, klar ist aber, es sind erbliche Anlagen plus äußere Gründe, Folsäuremangel etwa und auch Rötelninfektion! Ich fahre (egal wie die Dokumentation im Mutterpass ist) immer jedem Neugeborenen kurz mit dem kleinen Finger in den Mund und über den Gaumen, um zu kontrollieren, ob alles geschlossen ist.

In meiner Zeit als Beleghebamme hatte ich bislang in all den Jahren mehrere Fälle von »Spaltformen«, eine Lippenkieferngaumenspalte (LKG); die aber den Elternpaaren und mir vorher bekannt waren. Die Kinder bekamen nur zwei Stunden nach der Geburt eine (herausnehmbare) Gaumenplatte, so dass sie bestens trinken konnten. Die Kinder wurden mit drei Monaten operiert, ein Junge kurz vor seinem ersten Geburtstag. Alle brauchten sprachtherapeutische Behandlung, aber sprechen heute ganz normal dank engagierter Logopäden. Es gibt bundesweit sogenannte Spaltzentren, hier wird fachübergreifend gearbeitet mit Kinderärzten, Chirurgen, Kieferorthopäden und Logopäden.

Alle diese oben geschilderten Fälle wurden übrigens bereits beim Feinultraschall vom Spezialisten entdeckt – also nicht erst bei der Pränataldiagnostik!

Herzfehler bei Kindern sind leider nicht selten. Im Gegenteil: Es ist, deswegen gehe ich auf sie genauer ein, eine der häufigsten aller angeborenen »Behinderungen«, bis zu fünf von 1 000 Kindern werden heute mit einem Herzfehler geboren. Die Diagnose »Herzfehler« beim Kind zählt sicherlich zu den erschreckendsten Erlebnissen, mit denen man als Eltern konfrontiert werden kann. Denn kein anderes Organ ist so sehr wie das Herz mit der Vorstellung von Leben verknüpft. Eine solche Diagnose ist ein Wissen, das belastet. Sie kann zugleich aber Leben retten – das ist die gute Nachricht in der schlechten. Denn auch sehr viele Herzfehler sind schon bei Kleinstkindern operativ behandel- und heilbar. Fragen Sie Ihren Arzt, ob er Sie bei Auffälligkeiten bei Ihrem Ungeborenen zu einem Spezialisten, etwa für Echokardiographie, überweist.

Die Deutsche Gesellschaft für Ultraschall in der Medizin (DEGUM) kritisiert, dass in Deutschland, anders als zum Beispiel in Frankreich, beim Vorsorge-Schall Nummer zwei das Herz des Babys eben zu wenig untersucht werde. Doch bislang haben weder deutsche Kassen noch Politiker auf sie gehört.

Die genannten körperlichen Behinderungen und Fehlbildungen treten vergleichsweise am häufigsten auf – bitte beachten Sie aber: In der Gesamtschau reden wir etwa bei angeborenen Herzfehlern von maximal nur zwei Prozent aller geborenen Babys pro Jahr.

Nun geht es um die geistigen Behinderungen, bei denen operativ nichts geheilt werden kann. Die häufigste genetische Ursache ist das Down-Syndrom, das im Rahmen einer Amniozentese zweifelsfrei nachgewiesen werden kann (sein Vorhandensein jedenfalls – nicht aber, wie stark sich diese Verdreifachung des Erbguts auswirkt, wenn das Kind heranwächst). Laut Statistik liegt der Anteil zu erwartender Kinder mit Down bei 0,2 Prozent – also wirklich nicht hoch. Allerdings: Sind Sie als Mutter 35, 40 Jahre oder älter, steigt der Wert leicht an auf bis zu ein Prozent. Das ist aber immer noch nicht hoch!

Ich habe in der DDR einige Trisomie-21-Kinder auf die Welt geholt, manche hatten auch körperliche Missbildungen. Aufgrund der für DDR-Verhältnisse modernen Ausstattung war unsere kleine Einrichtung auf dem Dorf wirklich beliebt: Wir hatten 900 bis 1000 Entbindungen pro Jahr, die Frauen kamen von weither. Ich habe manchmal 5, 6 Kinder in einer 12-Stunden-Schicht entbunden –

allein! Denn immer nur eine Hebamme und eine Schwester machten zusammen Dienst. Können Sie sich vorstellen, wie wenig Zeit ich für jede einzelne Frau hatte?

Als Beleghebamme im Westen habe ich auch Down-Babys entbunden; ich weiß, dass die sehr wenigen unter meinen Müttern, die eines erwartet hatten, eine Abtreibung gemacht haben. Jede von ihnen hat darüber lange gehadert und geweint.

Die anrührendsten und weisesten Sätze – aber auch die härtesten und ehrlichsten, die ich je über das Leben mit einem behinderten Kind gelesen habe, stammen von Emily Perl Kingsley. Sie arbeitet seit 1970 für das US-Team der *Sesamstraße*, schrieb rund zwanzig Kinderbücher und drehte einige Filme. Ihr Sohn Jason wurde 1974, also bevor die Pränataldiagnostik aufkam, mit dem Down-Syndrom geboren. Der entbindende Arzt sagte: »Dieses Kind wird nie laufen und sprechen können.« Er riet ihr und ihrem Mann, Jason in ein Heim zu geben und allen Freunden und Verwandten zu sagen, das Kind sei bei der Geburt gestorben. Die Eltern entschieden sich dagegen. Als Jason ein Teenie war, drehte seine Mutter *Kids Like These* über das Leben mit ihm, darüber, wie es sich anfühlt, ein Kind mit Behinderung zu haben. Hier können Sie einen Ausschnitt daraus, nämlich »Welcome to Holland«, lesen:

*Wenn Sie ein Baby erwarten, dann ist das so ähnlich, als planten Sie eine Traumreise nach Italien. Sie kaufen Reiseführer und machen wundervolle Pläne. Das Kolosseum. Michelangelos David. Die Gondeln in Venedig! Alles sehr aufregend. Nach Monaten sehnsüchtiger Erwartung ist der Tag endlich da: Sie packen Ihre Koffer, und es geht los. Einige Stunden später landet das Flugzeug. Die Stewardess sagt: »Herzlich willkommen in Holland!« – »Holland?!?«, sagen Sie. »Was meinen Sie mit Holland? Ich habe Italien gebucht. Mein ganzes Leben habe ich davon geträumt, nach Italien zu reisen!«*

*Doch es gab eine Änderung im Flugplan. Sie sind in Holland gelandet, und dort müssen Sie nun bleiben. Sie müssen neue Reiseführer kaufen. Und Sie müssen eine ganz neue Sprache lernen. Sie werden eine ganz neue Gruppe Menschen kennenlernen, die Sie in Italien nie getroffen hätten. Es ist alles langsamer als in Italien, weniger leuchtend als in Italien. Doch nachdem Sie etwas länger dort sind, wieder zu Atem gekommen sind, schauen Sie sich um und bemerken, dass Holland Windmühlen hat. Holland hat Tulpen. Holland hat sogar Rembrandts.*

*Aber jedermann, den Sie kennen, kommt gerade aus Italien zurück oder bereitet sich auf eine Reise dorthin vor. Und sie alle prahlen mit der wunderschönen Zeit, die sie dort hatten. Ihr Leben lang werden Sie sagen: »Ja – dorthin hätte ich reisen sollen.« Und der Schmerz darüber wird nie, nie, niemals vergehen, weil der Verlust dieses Traumes ein sehr bedeutsamer Verlust ist.*

*Aber wenn Sie den Rest Ihres Lebens damit verbringen, über die Tatsache zu trauern, dass Sie nicht nach Italien kamen, werden Sie niemals fähig sein, die ganz besonderen, sehr lieblichen Dinge in Holland zu genießen.*

Ich weiß nicht, wie es Ihnen geht. Aber mir kommen jedes Mal die Tränen, wenn ich das lese, vor allem bei den zwei letzten Absätzen. Weil sie so geradeheraus, so unverkitscht, aber eben auch so zerrissen sind.

Jason Kingsley lernte übrigens gehen und sprechen, er spielte unzählige Male in der *Sesamstraße* mit. Und er schrieb, mit Co-Autor Mitchell Levitz, der ebenfalls Trisomie 21 hat, ein Buch: *Count Us In: Growing Up With Down Syndrome*. Er lebt selbständig und nicht bei seinen Eltern.

Nach diesem wichtigen Exkurs aber zurück zu den Diagnostik-Untersuchungen, die Sie wahrnehmen könnten (bitte beim Spezialisten mit viel Erfahrung). Was genau passiert da?

*Die Nackenfaltenmessung, auch: Nackenfaltentransparenzmessung, Nackendichtemessung oder NT-Screening*

Sie erfolgt als vaginale Untersuchung oder aber durch die Bauchdecke. Sie kann zwischen der 11. und 13. Woche durchgeführt werden: Während des Wachstums sammelt sich Flüssigkeit im Nackenbereich Ihres Kindes. Eine gewisse Ansammlung davon ist also völlig normal, erst eine übergroße Menge weist auf genetische Schäden hin. Diese Flüssigkeit ist im Ultraschall zu sehen, sie erscheint dort durchsichtig (daher auch die Bezeichnung Nackentransparenz, NT).

Und so wird gemessen: Als gesund gelten erstens NT-Werte von 1 bis 2,5 Millimeter, ab 3 mm gilt der Wert als erhöht, ab 6 mm als stark erhöht. Wenn die ganze Hautfalte im Nacken dicker als fünf Millimeter ist, weist das auf ein erhöhtes Risiko hin, dass der Fötus Chromosomenschäden wie zum Beispiel Down-Syndrom oder einen Herzfehler haben könnte.

Bitte beachten Sie: Eine Messung ist lediglich eine Messung – keine Diagnose! Wenn Ihre Werte außerhalb der Normbereiche liegen, können Sie darüber nachdenken, ob Sie eine Fruchtwasseruntersuchung machen lassen. Allerdings ist bei etwa 30 Prozent der Föten mit Down-Syndrom ein solches Nackenödem gar nicht erkennbar gewesen – und anders herum werden viele Kinder mit »auffälligen« NT-Werten völlig gesund geboren!

Eine verdickte Nackenfalte bedeutet also keineswegs immer, dass das Kind behindert sein wird. Denn sie kann im Laufe der Entwicklung auch wieder verschwinden. Der NT-Test stiftet daher manchmal mehr Verwirrung als die angestrebte Sicherheit, zumal wenn ihn ein Arzt mit wenig Erfahrung durchführt – auch deswegen sollten Sie sich in eine Spezialpraxis begeben. Ist die Messung sinnvoll? Als Entscheidungshilfe vor einer invasiven Diagnostik sicher, diese wiederum erst kann dann absolut sicher eine fetale Chromosomenerkrankung ausschließen.

Den zusätzlichen Ultraschall für den Blick auf die Nackenfalte berechnen Fachärzte mit etwa 30 Euro. Oft wurde früher diese Messung mit einer Blutuntersuchung angeboten, dem Triple-Test; dieser Blut-Test gilt aber inzwischen als ziemlich veraltet. Auch Frauen ab 35 (also mit grundsätzlich erhöhtem Risiko für ein Down-Syndrom-Baby) müssen die Kosten stets selber tragen.

Heute wird Ihnen zumeist gleich mit der NT-Messung ein sogenanntes Ersttrimester-Screening plus Beratung als »Gesamtpaket« offeriert. Das kostet zwar zwischen 100 und 200 Euro, ich finde es dennoch sinnvoller als »NT pur«: Denn die ermittelten NT-Grenzwerte werden bei diesem teureren Verfahren nun in Beziehung gesetzt zu anderen, weiteren Messungen, der Scheitel-Steiß-Länge sowie der Konzentration von zwei Schwangerschaftshormonen im mütterlichen Blut. Alle Ergebnisse, also die vom Ultraschall wie die biochemischen, werden mithilfe einer sehr komplizierten Berechnung, deren exakte Formel uns Hebammen nicht bekannt ist, ausgewertet. Heraus kommt schließlich eine Risikoabschätzung von Chromosomenanomalien. In die Analyse fließt außerdem das Alter der Schwangeren ein. Bis zu 90 Prozent aller Trisomie-21-Erkrankungen können mit dieser Methode erkannt werden, so die Fachvereinigung Fetal Medicine Foundation Deutschland. Unter www.fmf-deutschland.info können Sie nach Ärzten in Ihrer Nähe suchen, die aufgrund von Fortbildungen sowie praktischen und theoretischen Prüfungen entsprechend zertifiziert sind. Bei manchen erfahren Sie sogar am gleichen Tag das Ergebnis der Untersuchung, also Ihren statistischen Risikofaktor. Auf der anderen Seite bedeutet ein unauffälliges Ergebnis aber keine absolute Garantie für die Geburt eines Kindes ohne Chromosomenveränderung, denn ein sicherer Ausschluss ist nur durch eine direkte Chromosomenuntersuchung, also die Amniozentese, möglich.

Nun haben Sie also vielleicht diese nichtinvasiven Untersuchungen gemacht. Alle Werte sind in Ordnung? Ganz herzlichen Glückwunsch!

Was aber, wenn Sie zu den 5–10 Prozent gehören, wo es Auffälligkeiten gibt? Dann müssen wir jetzt über ein ganz besonderes, ein unheimliches Geschwisterpaar sprechen: die Angst und ihren Bruder, den Druck. Die Angst bei Ihnen, ein behindertes, ein krankes Kind zu bekommen. Eines, das 30, 40, 60 Jahre Kind bleibt; eines, das so krank ist, dass Sie von ihm vielleicht nach nur kurzer Zeit in dieser Welt wieder Abschied nehmen müssen. Angst vor Operationen, Angst, Ihr Leben komplett anders zu leben als geplant. Angst, eine Entscheidung zu treffen, für die Sie sich nicht kompetent fühlen. Und dann der Druck, der selbstgesetzte wie der aus Familie, Freundeskreis und, ja, Ärzteschaft: Macht doch sofort eine Fruchtwasseruntersuchung! Abtreibung, ist doch klar! Oder auf der anderen Seite: Das schafft ihr, Kind ist doch Kind!

Auch hier gilt erst recht: Bitte lassen Sie sich Zeit. Sprechen Sie. Miteinander, mit Vertrauten. Lassen Sie sich nicht drängen.

Wenn heute eine meiner Frauen so eine Diagnose erhält, also die einer körperlichen Auffälligkeit, was wirklich selten ist, versuche ich, ihr mit praktischen Tipps zu helfen, wenn sie sich für das Kind entscheidet: etwa Kontakt zu Spezialärzten, die dem Kind, vielleicht schon dem Neugeborenen, operativ helfen können. Natürlich ist das Mitfühlen sehr wichtig. Aber ich sehe meine spezielle Aufgabe eher darin, meine Frau zu bestärken, dass sie viel schon jetzt unternehmen kann, damit es ihrem Kind später besser geht. Meiner Erfahrung nach muss man dem Unglück ins Auge sehen und aktiv werden, dann lässt es sich oft etwas leichter schultern. Und es gibt ja heute zum Glück sehr viel mehr Möglichkeiten, körperliche Behinderungen, die früher als inoperabel galten, zu korrigieren.

*Amniozentese*

Nun zu der – zeitlich späteren – Amniozentese: Diese Untersuchung gibt es seit etwa vierzig bis fünfzig Jahren. Sie kann ab der 14. bis spätestens zur 20. Schwangerschaftswoche gemacht werden. Eine sehr frühe gilt als schwieriger, weil die Hülle der Fruchtblase noch recht fest ist und wenig Fruchtwasser vorhanden, zudem ist hier laut Experten das Risiko, durch die Untersuchung eine Fehlgeburt zu erleiden, leicht erhöht. Vor allem schwangeren Frauen über 35 Jahre, vom Arzt als Risikoschwangere eingestuften und solchen, in deren Familien Erbkrankheiten und Behinderungen bekannt sind, wird zu dieser Untersuchung geraten. Und solchen Frauen, bei denen die NFM mit Ersttrimesterscreening deutlich erhöhte Werte ergeben hat. Dann zahlt auch die Krankenkasse die Amnio – sonst Sie selbst, die Kosten liegen irgendwo zwischen 15 und 40 Euro.

Die Amnio ist ein operativer Eingriff und damit grundsätzlich mit Risiko behaftet – nämlich dem einer Fehlgeburt, Blutungen, Fruchtwasserabgang oder Infektionen (aber nur in 0,5 Prozent aller Untersuchungen). Fast immer reagiert auch Ihre Gebärmutter: Sie zieht sich zusammen, jedoch hören diese Kontraktionen schnell wieder auf. In jedem Fall: Bitte schonen Sie sich unbedingt ein paar Tage; Angestellte werden krankgeschrieben.

Was passiert nun bei der Amnio genau? Eine dünne Kanüle wird, natürlich unter Ultraschallkontrolle, um das Baby nicht zu verletzen, durch Ihre Bauchdecke in die Fruchthöhle geführt. Dies geschieht zumeist ohne Betäubung der Einstichstelle. Der Schmerz entspricht, sagen mir meine Frauen, in etwa dem einer Blutabnahme oder Spritze in einen Muskel – also grundsätzlich nicht schlimm. Mittels der Hohlnadel werden Ihnen einige Milliliter Fruchtwasser aus der Gebärmutter entnommen, das dauert zwischen fünf und fünfzehn Minuten. Aber den meisten meiner Frauen kam es irgendwie viel länger vor. Die im Fruchtwasser enthaltenen kindlichen Zellen, etwa Hautzellen, werden im Labor vermehrt und zwar mehrfach als parallele Zellkulturen. Dann werden diese Zellen auf Chromosomenveränderungen und Erbkrankheiten analysiert sowie auf Fehlbildungen untersucht.

Eine biochemische Untersuchung des Fruchtwassers auf bestimmte Proteine liefert erstens Aufschlüsse, ob das Ungeborene einen sogenannten Neuralrohrdefekt hat, etwa an Anenzephalie leidet: Das aus dem Griechischen stammende Wort bedeutet, dass dem Kind wesentliche Teile des Gehirns und der Schädeldecke fehlen; es lebt nach der Geburt nur wenige Tage. Oder ob es einen offenen Rücken haben sollte – bitte beachten Sie, dass die im Internet viel besprochene Möglichkeit, diese Spina Bifida operativ noch im Mutterleib zu korrigieren, noch in der Pilotphase steckt und bislang nur wenige dieser Eingriffe gelangen.

Die Chromosomen werden zweitens auf Struktur und Anzahl begutachtet, ob alle richtig ausgebildet und vorhanden sind. Drittens wird geschaut, ob vererbbare Stoffwechsel- und Muskelerkrankungen des Kindes vorliegen. Die Ergebnisse der Chromosomenuntersuchung sind zu 99 Prozent korrekt, bei der Diagnose im Neuralrohrbereich wird eine Genauigkeit von 90 Prozent erreicht. Eine absolut uneingeschränkte Garantie für ein Kind ohne eine genetische Erkrankung kann jedoch auch diese Methode der Pränataldiagnostik nicht geben.

Zwischen 14 und 21 Tage dauert es, bis das Gesamtergebnis vorliegt. Diese Wartezeit kann werdende Eltern sehr belasten, denn in dieser Zeit wächst ja auch das Baby weiter und weiter. Oft, so habe ich es erlebt, machen sie sich in dieser Zeit große Sorgen. Sie empfinden sich plötzlich als »schwanger auf Probe«, sie freuen sich gar nicht mehr so auf das Kind.

Es ist übrigens auch ein sogenannter Schnelltest möglich, mit dem zumindest die Anzahl der Chromosomen 13, 18 und 21 und der Geschlechtschromosomen des Kindes ermittelt wird. Dessen auf drei Auffälligkeiten beschränkte Ergebnisse liegen zwar nach nur einem Tag vor und ersparen Ihnen so die sich scheinbar endlos ziehende Wartezeit. Die Ergebnisse sollten jedoch immer genauer überprüft werden – Sie werden also dennoch auf die umfassende Analyse nach der Amnio warten müssen. Und diesen sogenannten FISH-Schnelltest müssen Sie in jedem Fall selbst zahlen, er kostet um die 140 Euro.

Wie bekommen Sie nun eigentlich das Ergebnis? Und von wem überhaupt? Das scheint, je nach Bundesland und Klinik/Spezialpraxis, ein wenig unterschiedlich zu sein. Bei meinen Berliner Frauen ist die Erfahrung: Ist das Ergebnis unauffällig, kommt ein Brief. Ist es auffällig, klingelt das Telefon. Die Anrufer kommen vom »Institut für Humangenetik«, von einer »Humangenetischen Beratungsstelle« oder einem »Institut für Medizinische Genetik« (selbst für mich als jemand »vom Fach« im weitesten Sinne klingen diese Bezeichnungen beunruhigend). Sie können aber auch darum bitten, dass im Falle schlechter Befunde zuerst der Arzt Ihres Vertrauens informiert wird, der Sie dann kontaktiert. Einen einzigen Fall hatte ich vor zehn Jahren, wo die Amnio wiederholt werden musste, weil die Ergebnisse je nach Zellkultur unterschiedlich ausgefallen waren. Bei der zweiten Fruchtwasseruntersuchung wurde dann eine extrem seltene Chromosomenveränderung festgestellt, über deren Auswirkungen allerdings fast nichts bekannt war – manchmal kann viel Information auch furchtbar sein. Meine 41-jährige Frau, die bereits ein 10-jähriges Kind hatte, entschied sich zum Abbruch.

Spezielle weitere Untersuchungen, also solche nach der Amniozentese, gibt es auch. Dazu gehören etwa eine Nabelschnurvenenpunktion ab der 20. Schwangerschaftswoche oder eine Plazentabiopsie. Und auch, ich selbst habe dies allerdings bei meinen Frauen noch nie erlebt, eine Amniozentese um die 30. Woche, wenn eine Frühgeburt als sicher gilt, um die Entwicklung der Lunge des Babys zu überprüfen. Aber alle diese Eingriffe sind nicht mehr Hebammensache, sondern diese müssen Sie mit einem Facharzt besprechen. Und: Alle diese Eingriffe sind extrem selten nötig.

Als letzten Teil dieses Vorsorge-Kapitels möchte ich folgende Geschichte erzählen: Eine meiner Frauen hat zwei gehörlose Kinder bekommen. Beim ersten war sie noch vollkommen von der Diagnose überrascht. Es wurde beim Hörtest festgestellt nach vier Wochen. Das Kind wurde mit fünf Monaten operiert. Beim Kinderarzt war der Hörschaden vorher nicht aufgefallen. Beim zweiten Baby war diese, ich nenne sie jetzt mal so: Löwenmutter, dann unglaublich gut vorbereitet, sie hatte sich umfassend informiert und mit Fachärzten telefoniert – sogar in England und den USA. Weitergehende Untersuchungen hatten ergeben, dass sie selbst die Gehörlosigkeit vererben würde, also alle ihre Babys taub geboren werden würden. Daher bekam schon das Kleinkind in einer Spezialklinik ein winziges Cochlea-Implantat eingesetzt. Auch diese Tochter wurde übrigens (gegen die Vorgaben der Schulbehörde und des Jugendamtes, auch hier machte die Mutter richtig Wirbel) später auf eine stinknormale Regelschule geschickt, nicht auf eine spezielle für Gehörlose – und alles läuft okay.

Und ihr drittes Kind, bei dem war dann – gar nichts! Die Kleine hörte bestens. Konnten wir alle zuerst nicht recht glauben, denn die Ärzte hatten es ja ganz anders vorhergesagt. Und zudem abgeraten, überhaupt noch ein weiteres, behindertes Kind zu bekommen – selbst nach dem Einsetzen eines Implantats gelten Gehörlose nach dem Gesetz als behindert. Darüber habe ich mich wirklich gefreut, denn für die Familie war die Zeit vorher sehr anstrengend gewesen, mit vielen Arztbesuchen mit zwei Kleinstkindern und viel Bangen, ob und was klappt. Auch jetzt läuft nicht immer alles superperfekt – aber mal ehrlich, bei welcher »normalen« Familie tut es das schon? Ich finde, diese Geschichte macht Mut, dass man es schaffen kann, auch mit erst nachgeburtlich erkannten Auffälligkeiten zu leben. Vielleicht nicht wie alle anderen, aber: gut zu leben, glücklich zu sein. Meine Erfahrung ist übrigens: In *jeder* Mutter steckt eine Löwin, auch in Ihnen!

### Ein unfreiwilliger Abschied – ein gewolltes Ende

Ich möchte gerne ganz kurz in die Geschichte zurückblicken: Ich habe in Sachen Schwangerschaftsabbruch wirklich sehr verschiedene Zeiten erlebt. In der DDR war die Abtreibung nämlich anfangs, ebenso wie in der alten Bundesrepublik, verboten. Auch bei uns gab es die »Engelmacherinnen«, die Frauen, die illegal Abtreibungen zu Hause vornahmen, an deren Folgen der Fötus wie auch die Schwangere starben. Statistiken darüber gibt es natürlich keine – aber wir im Krankenhaus haben diese blutenden, innerlich zerfetzten Frauen ja oft genug gesehen. Als dann im März 1972 der

Abbruch legalisiert wurde (übrigens das einzige in der DDR verabschiedete Gesetz, bei dem es jemals Gegenstimmen gab), verwandelte sich – quasi über Nacht – unsere Bautzener Entbindungs- in eine Abtreibungsstation. Das ist wirklich keine Übertreibung: Die Geburtenraten sanken insgesamt radikal, auch, weil viele Frauen den Abbruch zunächst als ein Art Verhütungsmittel nutzten, obwohl es ja auch die Pille kostenlos gab.

Bei meinem ersten Sohn, Jahrgang 1969, gab es 1976 noch vier erste Klassen. Bei meinem zweiten, 1976 geboren, gab es dagegen später in seiner Grundschule noch ganze zwei bei seiner Einschulung – das »Kinderaufkommen« hatte sich quasi halbiert. Die Geburtenrate stieg erst wieder leicht an, als in der DDR das Elterngeld eingeführt wurde und Mütter das erste Jahr zu Hause bleiben konnten. Das habe ich auch angenommen, beim ersten Sohn dagegen musste ich nach wenigen Wochen wieder in den Schichtdienst im Krankenhaus, um Geld zu verdienen (siehe auch Kapitel »Stillen«).

Weil es in der DDR nur in Berlin und Leipzig überhaupt die Möglichkeit gab, eine Amniozentese zu machen, wurden viele behinderte Kinder geboren. Und es starben auch deutlich mehr: Noch Mitte der Sechziger lag in der DDR der Anteil von Totgeburten und kurz nach der Geburt verstorbenen Säuglingen bei knapp 28 (!) Prozent, und auch 1976 betrug er noch über 15 Prozent. Das sind die Fünf-Jahres-Mittelwerte aus den offiziellen Statistischen Jahrbüchern.

Besonders angerührt hat mich damals ein Baby, das aussah, als sei es in einer zu kleinen Haut geboren, eine sehr seltene Krankheit. Dessen Mutter war völlig geschockt, als sie es zum ersten Mal sah. Und wir Hebammen waren auch sehr betroffen und zudem ratlos, weil uns so ein Kind noch nicht einmal in einem Lehrbuch begegnet war. Rein zufällig habe ich diese Frau ein paar Jahre später ein weiteres Mal entbunden. Da hat sie mir erzählt, mit einer Art Feuchtekammer-Therapie sei dann doch noch alles gut geworden bei ihrem Jungen!

Ich habe oft gedacht, »was wäre gewesen, wenn«: Was, wenn diese Frau über eine Amniozentese oder eine andere Untersuchung in ihrer ersten Schwangerschaft von dieser Krankheit erfahren hätte (wobei ich gar nicht weiß, ob diese seltene Krankheit feststellbar ist – aber das ist jetzt auch nicht der Punkt)? Hätte sie dann abgetrieben? So hatte sie keine Wahl – und der Sohn kam zwar krank zur Welt, wurde aber geheilt.

Ich habe lange in einem katholischen Krankenhaus in der DDR gearbeitet und weiß noch gut, wie verzweifelt manche Frauen waren, die zu uns kamen, weil sie das vierte Kind in vier Jahren bekamen. Oder bluteten von einer »privaten Abtreibung« mit Stricknadeln, so schwer verletzt der Uterus, dass er komplett entfernt werden musste. Oder wie geschockt, wenn wir ihnen ihr Baby ohne Schädeldecke zum Sterben in die Arme legten.

1978 erhielt unser Krankenhaus in Räckelwitz dann aus dem Westen über die Caritas das erste, dort ausgemusterte Ultraschallgerät (auch Medikamente und andere Technik bekamen wir so). Nun konnten auch wir vor der Geburt sehen, ob es zumindest physische Auffälligkeiten gab wie Klumpfüße, Steißgeschwulst, Herzfehler, Kiefer-Gaumenspalte – auch in der DDR haben wir, wenn so etwas vorher erkannt wurde, natürlich gute Ärzte gehabt, die helfen konnten.

Aber wieder in die Jetzt-Zeit: Es gehörte und gehört zu meinem Beruf, dass es natürlich auch tragische Seiten gibt. Wie die Diagnose, die Schwangerschaft werde vorzeitig zu Ende gehen. Wenn sich eine Fehlgeburt ankündigt (meist tut sie das nicht, es geht ganz schnell), kann ich diese, wenn die Frau es möchte, auch begleiten. Gerade bei IVF-Schwangerschaften kommt das leider nicht selten vor, für die werdenden Eltern besonders tragisch. Aber ein solcher Spontanabort, so die medizinische Bezeichnung, lässt natürlich alle, die sich ein Baby wünschen, leiden. Die Gründe für eine Fehlgeburt lassen sich nur selten aufdecken. Nach Studien wird vermutet, dass zum einen fetale Ursachen wie Chromosomenmutation oder Infektionen die Gründe sind, zum anderen Ursachen, die sich bei der Mutter finden, wie Plazenta-Insuffizienz, Fehlbildungen der Gebärmutter.

Oder Sie haben einen auffälligen Befund bekommen, etwa nach einer Fruchtwasseruntersuchung, das Baby im Bauch sei nicht gesund, sei vielleicht gar nicht lebensfähig. Sie sind traurig, enttäuscht, möglicherweise auch schockiert oder wütend und fragen sich »Warum muss das gerade uns passieren?« Zweifel, Ängste und Fragen bewegen Sie: Soll ich mich für eine Fortsetzung oder den Abbruch der Schwangerschaft entscheiden? Wird mein Kind überhaupt ein gutes Leben führen können, auch: eines ohne Schmerzen und ständige Besuche im Krankenhaus? Werden mein Partner und ich diese Situation verkraften? Wie verhalte ich mich jetzt verantwortungsvoll?

Etwa ein, zwei Mal im Jahr – manche Jahre aber auch kein einziges Mal! – erhält eine meiner Frauen die Diagnose behindertes Kind. Die häufigsten Gründe waren Trisomie 21 sowie Trisomie 13 und 18 (Pätau- und Edwards-Syndrom; sehr selten, damit geborene Kinder leben zu 99 Prozent nur sehr kurz). Alle von ihnen haben einen Abbruch gemacht. Aktuell betreue ich aber auch eine Schwangere, deren drittes Ungeborenes einen offenen Rücken hat und noch weitere körperliche Fehlbildungen. Sie hat sich, gemeinsam mit ihrem Mann, entschlossen, dieses Baby zu bekommen.

Ich sage das jetzt ausnahmsweise mal ganz dogmatisch: Nahezu jede Frau, die heutzutage ihre Schwangerschaft abbricht, hat darüber lange nachgedacht. Hat Trauer, Enttäuschung, Wut durchlebt. Hat gehadert, hat überlegt und gerungen. Keine, die ich kenne, hat es sich leicht gemacht. Alle hatten ihre Gründe, und ich habe Respekt vor ihnen und der Entscheidung, die daraus erwächst.

*Beistand durch Ihre Hebamme*

Ich bin dabei, wenn die Frau es möchte. Etwa, wenn ihr Baby im Mutterleib stirbt und sie es auf die Welt bringen muss. Ärzte machen hier keinen Kaiserschnitt, weil die natürliche Entbindung besser für die Trauerarbeit und das Abschiednehmen sei – und die Frau zudem schneller wieder schwanger werden kann, denn nach einem Kaiserschnitt sollte man damit mindestens ein Jahr warten. Ich stehe den Frauen auch bei, wenn sich mit Blutungen ein sogenannter Spätabort ankündigt, eine Fehlgeburt nach der 16. Woche.

Und ich biete auch das an, was im Krankenkassendeutsch nüchtern Abbruchbegleitung heißt – wiederum, wenn die Frau so etwas möchte, viele machen es mit sich selbst aus. Ich bin dabei, wenn meine Frau in der Klinik entbindet. Ja, entbindet. Ich glaube, es nützt niemandem, den Schwangerschaftsabbruch schönzureden: Die Frau wird sediert, die Geburt wird eingeleitet, hinterher wird eine Kürettage gemacht, eine Ausschabung. Manchmal dauert ein eingeleiteter Abort, eine sogenannte Abruptio, nur ein, zwei Stunden, manchmal bis zu drei Tage. Dann kommt ein winziges Vögelchen, um die 200 bis 500 Gramm schwer, tot zur Welt.

Im Virchow-Klinikum wird es dann in ein weißes Tuch gewickelt, wenn die Frau, wenn das Paar es möchte, werden Fotos gemacht, Hand- und Fußabdrücke. Es gibt auch einen Extra-Raum zum Abschiednehmen. Und seit August 2010 einen weiteren für die wenigen Babys und Kinder, die auf der Station sterben, viele Frühchen sind darunter. Deren Eltern sind oft so mit Trauer, Angst, auch Schuldgefühlen, Zweifel, Scham, Fluchtgedanken und Einsamkeit befasst, dass es manchmal zwei, drei Tage dauert, bis sie sich entscheiden, ihr totes Kind noch einmal sehen zu wollen. Nun können sie es in diesem kleinen Raum der Stille.

Die Klinik vermittelt zudem Kontakt zu einem Verein, der sich seit knapp 20 Jahren mit Trauerbegleitung für verwaiste Eltern befasst. Und Hebammen informieren Sie, wenn Sie das wünschen, wo Sie nach Schwangerschaftsabbruch oder einer Fehlgeburt Ihr Baby beerdigen, was inzwischen auf rund zehn Berliner Friedhöfen möglich ist.

## Was ist normal, was nicht?!

In Deutschland gilt man als Risikoschwangere, wenn man beim ersten Kind älter ist als 35 Jahre. Oder zwar jünger ist, aber Heuschnupfen, eine Weizenallergie, eine krumme Wirbelsäule oder ordentlich Kilo zu viel hat. Von 17 auf 52 Faktoren ist in den letzten Jahrzehnten die Risikochecklist erweitert worden. Ich finde: zu sehr. Und mich beschleicht schon manchmal der Verdacht, dies alles könnte etwas mit Krankenkassenabrechnungen und Geld verdienen zu tun haben, weniger mit Sorge um ungeborene Babys und ihre Mütter.

In Holland oder Schweden wird das nicht so gehandhabt, dort sind weiterhin nur etwa fünf Prozent aller Schwangerschaften risikobehaftet. So war es auch einmal in unserem Land. So ist es leider nicht mehr.

Was normal ist, wird daher also offiziell immer weniger. Was auffällig ist, immer mehr. Lassen Sie sich davon bloß nicht verrückt machen!

Normal ist, wenn man ein Baby erwartet, ein wichtiges Wort. Ein beruhigendes. Aber dieses Wort umfasst, je nachdem, welchen Aspekt man betrachtet, eine ziemliche Bandbreite an Phänomenen. Ich zähle einmal die wichtigsten Ängste auf, die mir begegnen. Jede Frau macht sich Sorgen um den einen oder anderen der folgenden Punkte -Sie sind also nicht allein damit, nicht zickig und keineswegs überängstlich – sondern, jawohl, normal, wenn es Ihnen auch so geht!

### *Die ständige Übelkeit*

Unangenehm, aber kein Grund, sich riesige Sorgen zu machen. Und: Es geht vorbei!

Mindestens ein Fünftel meiner Frauen haben sich im ersten Trimester übergeben, morgens vor allem – aber auch mal mittags, abends und zwischendurch. Klar, es nervt, es macht schlapp, es kann manchmal furchtbar peinlich sein auf der Arbeit (vor allem, wenn man noch niemandem etwas gesagt hat). Ich kenne ein paar Frauen, die, was ihr gutes Recht ist, ihrem Chef oder ihrer Chefin von der Schwangerschaft nicht gleich in der siebten Woche unterrichten wollten, aber leider durch spektakuläres Spucken aufflogen.

Jammern darüber ist erlaubt! Sie sind, im Gegensatz zu dem, was manch andere Hebamme sagt, kein Fall für den Psychiater! Nach meiner Erfahrung ist gerade bei Erstgebärenden und bei Mehrlingsschwangeren das morgendliche Erbrechen häufig.

Der Körper stellt sich im ersten Stadium der Schwangerschaft hormonell um, und es gibt leider wenig, was Sie gegen die Auswirkungen dieser hCG-Ausschüttungen tun können. Ich rate zu den Klassikern: Schon morgens im Bett (serviert vom Partner) vor dem Aufstehen Tee trinken und Zwieback essen, möglichst viele winzige Mahlzeiten über den Tag verteilen, immer ein wenig Knäckebrot oder ein Brötchen in der Handtasche haben. Und eine dieser Reisezahnbürsten mit einer Minitube Zahnpasta. Viel dünnen, schwarzen Tee trinken, Milch bitte eher weglassen, ebenso ölige Dressings bei Salaten und Nüsse.

Unbedingt aber sollten Sie essen und nicht aus Angst, es gleich wieder von sich zu geben, gar nix zu sich nehmen. Eine meiner Kolleginnen, die wirklich heftig und sehr lange gelitten hat (und dann ein Vier-Kilo-Kind entband!), meinte ganz trocken: »Es spuckt sich doch gleich viel besser, wenn etwas im Magen drin ist.« Und das stimmt.

Vielleicht können Sie auch eine nette Arbeitskollegin einweihen, die in der harten ersten Phase zeitweise ein paar Ihrer Aufgaben übernehmen könnte? Wenn Sie dann voller Energie (und brechreizfrei) im zweiten Schwangerschaftsdrittel sind, revanchieren Sie sich.

Wichtig finde ich, zu überlegen, ob es auch emotionale Gründe geben kann für die Übelkeit, nicht »nur« rein hormonelle: Kam die Schwangerschaft für Sie unpassend, fühlen Sie sich zu jung/zu alt/

dazu gedrängt? Haben Sie den Kindsvater gerade erst kennengelernt; oder kennen Sie sich schon lange, aber er freut sich gar nicht? Haben Sie Angst um Ihren Job; haben Sie Angst, später in Ihrer Firma kein Bein mehr auf den Boden zu bekommen, weil es bereits anderen Müttern dort so erging? Manchen Frauen hilft schon das Nachdenken darüber, das Klarwerden, dass es ihnen etwas besser geht. Oder reden Sie ruhig mit Ihrer Hebamme, auch dafür ist sie da! Das ist ein wenig wie eine Beichte, und es erleichtert Sie vielleicht.

Nur in sehr seltenen Fällen hat das Übergeben eine organische Ursache (Hyperemesis gravidarium). Beim sogenannten unstillbaren Erbrechen, also zehn Mal täglich oder mehr, muss die Frau wegen des Flüssigkeits- und Salzverlustes ins Krankenhaus an einen Tropf. Das habe ich aber bislang erst wenige Male seit 1989 erlebt. Vorher, als angestellte Hebamme, habe ich die Frauen ja stets erst im Kreißsaal kennengelernt und kann es nicht beurteilen. Allerdings lagen auch auf den Stationen nur sehr sehr selten Frauen, bei denen das Erbrechen monatelang unkontrolliert weiterging.

Und falls Sie unter der Geburt brechen sollten, hat das sogar etwas Gutes – eine alte Hebammenregel lautet nämlich: Wenn die Frau spuckt, ist der Muttermund schon etwa sechs Zentimeter geöffnet ... Dann dauert es nicht mehr lange, und Ihr Baby ist da.

### *Rund und runder – das Zunehmen*

Noch so ein Klassiker, um den sich eigentlich alle Frauen irgendwann Gedanken und Sorgen machen: Zu viel? Zu wenig? Zu früh, zu spät?

Auch hier gilt: Alles zwischen zehn bis 18 Kilo Gewichtszunahme bis zum Entbindungstag nach 40 Wochen ist normal. Aber: Auch darunter- oder darüberliegende Werte sind – je nach Frau – normal! Also eine wirklich große Spannbreite.

Ich selbst war sozusagen Mittelfeld, habe beide Male ziemlich exakt 15 Kilo zugenommen. Anfangs kiloweise, dann stagnierte es eine Zeit, dann ging es in 100-Gramm-Schritten weiter. Wie aus dem Lehrbuch, sozusagen. Aber es geht eben keineswegs alles nach Lehrbuch. Um ausnahmsweise philosophisch statt preußisch zu werden: Jede Regel existiert nur um ihrer Ausnahmen willen.

Meine Erfahrung ist, dass gerade Frauen, die vorher sehr auf ihr Äußeres geachtet haben, immer sehr gepflegt waren, total schlank und tip-top-angezogen, vielleicht dazu viel beruflichen Stress hatten, dass also gerade diese Frauen besonders viel zunehmen, weil ihr Körper nun mal zur Ruhe kommt und sie sich selbst nicht mehr so die Zügel anlegen. Zwei bekannte – und vorher gertenschlanke zierliche – Schauspielerinnen, die ich entbunden habe, legten knapp 28 und fast 30 Kilo zu! Letztere bekam dann allerdings auch einen 4700 Gramm schweren Jungen, also ein wirklich sehr großes Baby.

Jedenfalls: Viele Kilo mehr auf der Waage können auch durch ein besonders großes Baby verursacht sein. Oder durch viel Fruchtwasser – dessen Menge ist messbar – da ist alles zwischen zwei bis fünf Litern normal! Also wieder: große Spannbreite, aber alles normal. Die Fruchtwassermenge ist übrigens ganz unabhängig von der Statur der Frau, auch sehr zierliche Frauen können sozusagen fast den Inhalt einer kleinen Kiste Mineralwasser in sich tragen. Eine meiner Frauen, bei der das so war und die mit der Gewichtszunahme haderte, hat sich mal fünf Literflaschen Volvic hingestellt, ein Foto gemacht und es dann immer angesehen mit dem dazugedachten Satz »Na ja, ich bin dick – aber meine Tochter hat wenigstens ordentlich viel Badewasser«.

Entwarnung daher: Es muss sich keineswegs um Schwangerschaftsdiabetes handeln, nur weil Sie insgesamt sehr viel zunehmen. Der Glukosetest auf Zucker ist heute ja zum Glück Standard in der Vorsorge. Fragen Sie den Arzt, rufen Sie Ihre Hebamme an, wenn Sie unsicher sind, was Ihre Werte bedeuten. Und im Ultraschall ist Fruchtwasser für den Arzt gut als dunkle Färbung zu erkennen – auch dies ein Indiz für Diabetes. Ich weiß von meinen Frauen (die, obwohl ich ihnen davon abrate, gerne nachts Weisheiten ergoogeln), dass in Internetforen zu lesen sei, Diabetes in der Schwangerschaft nehme rasant zu – das können ich und meine alten Kolleginnen aus der Klinik aber gar nicht bestätigen. Diabetes wird heute bloß früher erkannt – und ist vor allem viel besser behandelbar.

Und selbst wenn Ihre Blutzuckerwerte leicht erhöht sein sollten, was ich bei vier oder fünf betreuten Frauen pro Jahr erlebe – dann ist auch das ganz normal. Sie werden jetzt keine manifeste Diabetikerin. Die hormonelle Umstellung haut den Zuckerhaushalt nun mal (zunächst) durcheinander. Da reicht oft schon eine Diät, also bitte null Schokolade (ja, ich weiß – manchmal braucht man sie einfach, aber bitte nicht jetzt), keine Säfte, und auch wenig Obst, wegen des Fruchtzuckers. Bei ein bis zwei dieser Frauen reicht auch die Essensumstellung nicht aus, dann empfehle ich ihnen, in der Klinik ein Blutzuckertagesprofil zu machen.

*Die hässlichen Besenreiser und Krampfadern*

Die gute Nachricht zuerst: Rund die Hälfte aller Frauen bekommen sie nicht, und vielleicht gehören Sie dazu. Die andere Hälfte bekommt sie aber leider schon, ich zum Beispiel, wie auch schon meine Mutter. Schön sehen sie nicht aus, diese roten oder bläulichen Aderästchen, die sich zumeist an den Beinen ausbreiten. Oft bilden sie sich nach der Schwangerschaft zurück (bei mir nicht). Gefährlich können sie durchaus werden, nämlich später einmal – diese Stellen heilen bei Verletzungen nicht und es besteht die Gefahr, ein offenes Bein zu bekommen.

Einige Ärzte und Apotheker verschreiben Tropfen oder Salben. Aus meiner Erfahrung kann ich sagen: Die helfen allesamt nicht wirklich, sparen Sie sich dieses Geld für die Zeit nach dem Abstillen auf, wenn Sie sich die Varikose aus kosmetischen Gründen (was die gesetzliche Krankenkasse nicht zahlt) veröden lassen möchten. Viele meiner Frauen haben das machen lassen, sie wollten nämlich wieder ihre schicken Kleider und Sommerröcke anziehen, ohne dass alle auf ihre rot-mäanderten Beine starren. Einige haben, auch das funktioniert, nicht veröden lassen, sondern Make-up darüber getupft.

Mein Rat, wenn die Biester sich bilden: Füße oft hochlagern (wenn es die Arbeit erlaubt, auch dort), viel spazieren gehen, ein wenig kneippen, also Güsse mit kaltem Wasser machen, nicht saunieren, all das kann helfen – muss es aber leider nicht.

Daher rate ich zu medizinischen Kompressionsstrümpfen, und zwar: Reichen die Besenreiser bis zu den Knien, genügt jeweils die kniehohe Version. Verlaufen sie bis zur Leiste, dann muss leider der lange Kompressionsstrumpf herhalten. Es gibt aber noch eine halbwegs gute Nachricht: Früher gab es solche Stützmodelle nur in einem besonders ekligen Fleischton oder in einem Braun, was ich gar nicht näher beschreiben mag. Heute sind sie in allen möglichen Farben erhältlich, zum Beispiel die von den Firmen Bauernfeind oder Juzo, und sogar als sexy »Halterlose« mit Spitzenrand. Zwar müssen Sie sich in die engen Dinger hineinquälen – aber zumindest sieht es nicht so »krank« aus, sondern sogar recht schick. Oder Sie nehmen ein dezent hautfarbenes Modell und ziehen einfach Nylons Ihrer Wahl darüber – zumindest in der kühlen Jahreszeit eine Lösung, die medizinisch wie optisch gut ist.

Lediglich im Hochsommer kann man diese Kompressionshilfen auch mal weglassen, wenn Sie es darin wegen der Hitze gar nicht aushalten. Die Strümpfe lassen Sie sich bitte in jedem Fall in der Apotheke oder im Sanitätsfachhaus anpassen und stellen Sie sich auf eine (derzeit noch geringe) Zuzahlung ein.

Ein unbedingtes Muss sind diese Stützstrümpfe jedoch, wenn Sie konstant niedrigen Blutdruck haben oder aber Thrombosefälle in Ihrer Familie vorgekommen sind. Diese medizinische Indikation, bis hin zur Notwendigkeit, zur Verdünnung des Blutes, um einer Thrombose vorzubeugen, Heparin in Bauch oder Oberschenkel spritzen zu müssen, erlebe ich bei etwa vier, fünf Frauen pro Jahr.

*Die Augen werden plötzlich schlechter*

Die Hormonturbulenzen in der Schwangerschaft bewirken auch hier, zumeist ab dem zweiten Trimester, öfter Veränderungen in den Augen, was leider nur in wenigen Büchern erwähnt wird. Ich hatte schon heulende Frauen am Telefon, vor allem solche, die eh schon reichlich Minus-Dioptrien hatten und sich selbst als Maulwürfe bezeichneten. Weil sie nun plötzlich noch schlechter als zuvor sahen und gar meinten, nun würden sie blind werden – eine durchaus verständliche Angst. Also: Mehrere Dioptrie Unterschied zum Vorher-Zustand sind möglich, eine ist häufig. Das betrifft in den allermeisten Fällen Kurzsichtige, Weitsichtige nur selten.

Die Stillzeit bringt dann noch einmal alles durcheinander (und die Wechseljahre übrigens auch). Netz- und Bindehaut können betroffen sein, gelegentlich kann es auch zu einer Hornhautverkrümmung kommen. Die damit einhergehende Sehschwäche und die Probleme, dass die Kontaktlinsen nicht mehr optimal sitzen oder die Brillenstärke nun nicht mehr ausreicht, sind jedoch meist vorübergehend, und Ihre Augen erholen sich nach der Stillzeit wieder.

Wenn im Laufe der Schwangerschaft Ihre Linsen scheuern, Sie schlechter sehen können, gerötete Augen oder Trockenheitsgefühl bemerken, sollten Sie Nachbenetzungstropfen benutzen, vorübergehend die Tragezeit reduzieren und die Augen sowie den Sitz der Linsen von einem Fachmann kontrollieren lassen.

Brillenträgerinnen können darüber nachdenken, sich für diese Zeit eine weitere Brille zuzulegen, es gibt ja auch günstige schicke Modelle, vielleicht mal ohne die teuren entspiegelten Gläser.

Und Sie sollten bei Ihrem Augenarzt unbedingt nachfragen, ob er Erfahrung mit diesem Problem hat ... Augenärztinnen sind hier vielleicht eher kompetent – aus eigener Erfahrung.

Für Ihre Entbindung kann die Sehschwäche oder Sehveränderung auch Auswirkungen haben. Als Hebammenschülerin habe ich noch gelernt, dass Frauen ab minus fünf Dioptrien nicht (stark) pressen sollen. Bei ihnen wurde früher quasi sofort die Saugglocke angesetzt, wenn der Muttermund gerade weit genug geöffnet war, auch ein Kaiserschnitt erschien oft als Lösung. Man ging davon aus, dass die Netzhaut sich durch starkes Pressen ablösen könne.

Heute liegt diese von Medizinern gezogene Grenze schon bei doppelt so vielen Dioptrien, also bei minus zehn. Laut verschiedenen seriösen Statistiken sind etwa knapp 20 Prozent der Kurzsichtigen »stark myop«, das heißt, sie haben ab minus sechs Dioptrien. Ich sage ganz klar: Betreue ich eine stark kurzsichtige Frau, deren Werte sich in ihrer Schwangerschaft womöglich noch verschlechtert haben, rate ich ihr, wenn sie unsicher ist, wie sie entbinden möchte, durchaus zum geplanten Kaiserschnitt. Ich versetze mich in ihre Lage – sie sieht eh schon furchtbar schlecht – also möchte ich ihr das Risiko einer weiteren Sehverschlechterung nicht zumuten, auch wenn es sehr klein ist. Im vergangenen Jahr habe ich eine Stylistin betreut: minus neun Dioptrien plus Hornhautverkrümmung (Astigmatismus), Mitte dreißig, erstes Kind. Klassisch wurden während der Schwangerschaft ihre Augen noch schlechter. Sie sagte mir: »Ich habe unglaubliche Angst, gar nichts mehr zu sehen – und das Sehen ist ja mein Kapital, Grundlage meines Berufs!« Ich habe ihr zum Kaiserschnitt geraten, was dann auch gemacht wurde. Seit die Tochter da ist, haben sich ihre Augenwerte wieder auf die vorherigen eingependelt. Und die junge Mutter baut und stylt gerade ihr ererbtes Elternhaus zur Pension um. Also alles gut!

Wenn solche Frauen dennoch vaginal entbinden möchten, müssen sie unbedingt das Kinn Richtung Brust legen und die Augen schließen (die meisten Frauen pressen nämlich mit weit offenen Augen, weit offenem Mund und Kopf im Nacken!) – und erst wenn das Baby da ist, dürfen sie die Augen wieder öffnen. Eine Peridualanästhesie (PDA) ist diesem Fall besonders hilfreich, weil sie die Gebärende entspannt.

*Sodbrennen und Schlafstörungen*

Unter Sodbrennen leidet fast jede zweite Frau in der Schwangerschaft. Auslöser sind hier wiederum die Hormone, die sämtliche Muskeln lockern, auch den Schließmuskel am Mageneingang. Magensäure kann daher in die sensible Speiseröhre gelangen und das unangenehme Brennen verursachen. Auch drückt bei fortgeschrittener Schwangerschaft die Gebärmutter auf den Magen.

Das, was im ersten Trimester bei eventueller Übelkeit vermieden werden sollte, ist im letzten Drittel der Schwangerschaft bei Sodbrennen gerade gut: Nüsse kauen, Milch trinken! Noch mehr und noch kleinere Mahlzeiten über den Tag verteilen. Es gibt ein paar Medikamente, die auch Schwangere einnehmen dürfen, wenn es mal gar nicht auszuhalten ist oder Sie zu einem Essen eingeladen sind, wo Sie einfach mal ein bisschen schlemmen möchten. Lassen Sie sich von Ihrem Arzt beraten, die meisten empfehlen Maaloxan oder flüssiges Riopan-Magengel bei Sodbrennen.

Wenn Sie nicht schlafen können, weil Ihr Baby ab Mitte der Schwangerschaft jede Nacht, Punkt drei Uhr, heftig anfängt Seilspringen zu üben mit der Nabelschnur, dann nutzen Sie die Gelegenheit, endlich die Bücher zu lesen, die gestapelt herumliegen. Oder leihen Sie sich bei Ihren Freundinnen deren DVDs aus – und legen sich mal mittags oder nachmittags hin. Wenn Sie noch arbeiten und dringend schlafen müssen, um morgens fit zu sein, hier ein Tipp: Nehmen Sie das Stillkissen (eine wirklich sinnvolle Anschaffung schon vorher) und klemmen es unter Ihren nun schon dicken Bauch und zwischen Ihre Knie. Mein bester Tipp, sehr bewährt: Wenn die Frau auf jener Seite liegt, auf der das Kind seinen Rücken hat (wo, das sagt Ihnen der Arzt oder Ihre Hebamme), schläft sie besser – ansonsten macht der junge Herr oder die junge Dame eben gerne nachts Rabatz.

*Sex – ja, nein, wie?*

Ja, sicher, und wie Sie möchten, so meine Antworten.

Ich habe alles erlebt, von 40 Wochen Maria und Josef bis hin zu Jetzt-erst-recht-und-jeden-Tag. Alles ist normal! Erlaubt ist, was gefällt! Wenn Sie sich dabei wohl fühlen, in diesem Fall: beide wohl fühlen. Nur das entscheidet.

Vor allem ab dem vierten Monat haben viele Frauen richtig Lust dazu. Sie sagen mir, sie fühlen sich sexy, größere Brüste, Bauch noch nicht so riesig – also bestens. Häufig wird jetzt die körperliche Nähe zum Partner viel intensiver erlebt. Das Baby ist durchs Fruchtwasser gut gepolstert, da kann nichts passieren.

Doch gibt es auch den umgekehrten Fall. Viele Paare leben ziemlich abstinent: Denn ab der 20. Schwangerschaftswoche, also sozusagen auf halber Strecke zur Geburt, wird der Muttermund empfindlicher. Ab jetzt kann es daher beim Sex oder danach durchaus mal zu Blutungen kommen. Meist sind die zwar schnell vorbei; dennoch ist der Schreck am Anfang natürlich groß. Wenn Sie dann kein Risiko (es ist sehr sehr, wiederhole: sehr gering!) mehr eingehen wollen, sprich: keinen Sex haben wollen, ist das völlig okay. Aber auch Ihr Partner muss verstehen, woran es liegt – was er nicht kann, wenn Sie ihm nur schlicht sagen: »Nö, ich will heute nicht« (und morgen auch nicht und übermorgen dito).

Eine meiner Frauen hat ihrem Mann das sehr schön erklärt, fand ich: »Meine Liebe zu dir und meine Libido gehen jetzt gerade mal getrennte Wege, aber sie kommen auch wieder zusammen!« Und so war es auch – übrigens fünf Monate, nachdem sie Eltern geworden waren. Manchmal ist es auch der Mann, der plötzlich Angst hat, dass er beim Sex seinem Baby oder seiner Frau wehtun könnte, der nicht recht weiß, was ihr nun besonders gefällt und was gar nicht geht. »War's das jetzt etwa mit dem Sex?«, fragte mich erst neulich wieder leicht säuerlich eine Schwangere, deren Freund nur noch kuscheln wollte. Sie fühlte sich deswegen, als sei sie nun, als werdende Mutter mit eindrucksvollem Bauch und Busen, nicht mehr anziehend für ihn. Auch ihr konnte ich nur raten, darüber zu reden. Und ihn – der sie total erotisch fand! – rief ich direkt im Anschluss an, um ihm das Gleiche zu raten. Er verriet mir allerdings hinterher, dass die zwei sich dann abends nicht lange mit Reden aufgehalten hätten, weil sie eh das Gleiche wollten …

Nur wenn Sie Blutungen haben oder Ihr Gebärmutterhals nicht fest verschlossen sein sollte (sehr selten!), müssen Sie enthaltsam sein, weil dann Infektionsgefahr besteht. Auch bei einer Placenta previa, einem falsch sitzenden Mutterkuchen, müssen Sie sich mit Hebamme und Arzt beraten.

Ab der 30. Woche ist es, rein technisch gesehen wegen des größer werdenden Bauches, nicht mehr so einfach beziehungsweise nicht alles, was Ihnen vielleicht davor Spaß gemacht hat, geht mehr. Aber ganz sicher bleiben genug Möglichkeiten, miteinander Lust zu genießen. Experimentieren Sie einfach. Sie finden bestimmt eine Stellung, in der das Liebesspiel trotz Riesenbauch für Sie beide angenehm ist. Natürlich kann es Phasen geben mit null Lust auf Sex – dann ist halt Kuscheln angesagt. Auch schön.

Sex kurz vor dem errechneten Entbindungstermin ist übrigens ein natürlicher Wehenauslöser. Und ein prima »Priming«, ein Weichmacher für den Muttermund. Also auch medizinisch gesehen geradezu ideal und komplett ökologisch einwandfrei. Und es macht Sie entspannt und locker. Das ist sowieso das Wichtigste.

Nur von zwei Dingen rate ich ab. Sie verzeihen meine Offenheit, aber ich werde es ja durchaus auch gefragt: Auf Analverkehr und auf irgendwelche Sexspielzeuge sollten Sie während der Schwangerschaft verzichten, denn dabei können Sie sich mit Kolibakterien infizieren. Und das kann für das Baby gefährlich werden.

Nach der Entbindung, sobald der Wochenfluss (dazu später) vorbei ist, können Sie ja wieder machen, was Sie möchten. Und sooo lange hin ist das ja auch nicht!

## »Darf ich das denn?« – Mythen und Schauermärchen rund ums Essen

Sie möchten mal was anderes von mir hören als »Alles ganz normal«, als »Machen Sie einfach so weiter« und »Alles wird gut«? Sie lieben Mythen ebenso wie Schauermärchen und möchten sich mal so richtig gruseln? Dann habe ich die folgende Ekel-Chronik für Sie: Frostschutzmittel im Wein (1985, aus Österreich/Italien), Fadenwürmer im Fisch (1987, 1994, 1997), Hormone im Kalbfleisch (80er Jahre, 1992, 2002) Gammelfleisch (seit 1993 immer wieder), Rinderwahnsinn (1997), Antibiotika-Garnelen (2001, aus China), Unkrautvernichtungsmittel in Bio-Fleisch und Bio-Eiern (2002), Dioxin-Schweinefleisch (2003), Geflügelabfälle als Frischhuhn (2005), Gammel-Ei in Nudeln und Kuchen (2006), Mäusekot in Mozzarella (2008), Dioxin im »Bio«-Tierfutter (2009/10), Ehec-Erreger (2011) … Igitt, schauderhaft – und dabei habe ich sicher noch einiges Unappetitliches vergessen. Sie merken: Essen kann verdammt gefährlich sein! Zumindest in der Industriegesellschaft, wo der moderne Mensch in den Supermarkt geht und durchaus mal mit kriminell miesen, ungesunden Produkten abgespeist werden kann. Tja, sehr traurig, da sind üble Abzocker am Werk. Und mir wird gerade selbst ein bisschen übel.

Aber was hat dies jetzt mit IHNEN zu tun? Und vor allem mit Ihrer Schwangerschaft? Nun, ich gehe jetzt mal davon aus, dass Sie nicht biobauernmäßig alles, was bei Ihnen auf den Tisch und in den Magen kommt, selbst anbauen, ernten, einkochen, züchten und schlachten. Und also ebenfalls im Supermarkt Ihre Zutaten kaufen. Mal abgesehen von der fiesen Auflistung oben, sollen ja – so will es das Internet, so steht in zahllosen Ratgebern für werdende Mütter – in vielen vielen Lebensmitteln Gefahren lauern, weswegen Sie als Schwangere sich diese Esswaren nun 40 Wochen lang verkneifen sollen. Ganz oben auf der Verbotsliste stehen Rohmilchkäse, Sushi und Carpaccio (Listeriose, Toxoplasmose), bestimmte Fische wie Aal, Thunfisch, Hecht oder Heilbutt (Quecksilber), Zabaione und andere Nachspeisen mit rohem Ei sowie Hackepeter (Salmonellen) oder Kaffee (Koffein = schlecht fürs Ungeborene). Und so ähnlich wie bei der uralten Story von der angeblichen Vogelspinne in der Yuccapalme kennt online ständig eine Posterin mit Pseudonym eine andere Schwangere (nämlich die Ex-Freundin des ehemaligen Chefs der früheren Kollegin ihrer Cousine siebten Grades), die nach Lachs-Sashimi mit Listerien auf die Intensivstation eingeliefert wurde und starb/eine Fehlgeburt hatte/eine Totgeburt hatte/nie wieder Kinder kriegen konnte und so weiter. Leute! Halt! Stopp! Das ist alles nicht wahr, das ist eine Großstadtlegende mit verschiedenen Versionen, ein sogenannter urbaner Mythos (schon allein, weil die Inkubationszeit dieser Bakterien zwischen drei Tagen und acht Wochen betragen kann – aber auch sonst).

Außerdem: Wollen Sie sich denn nun wirklich neun Monate lang nur von abgekochtem Wasser, industriell hergestelltem geschmacksneutralen Gouda, Kartoffelbrei sowie schuhsohlenhart durchgebratenem Fleisch und Fisch ernähren? Bitte nicht! Das wäre total ungesund – und viel ungesünder als die genannten Produkte, was ich Ihnen gleich beweisen werde! »Bitte hören Sie mal auf eine alte Frau wie mich«, sage ich immer meinen Schwangeren, wenn die mir die R-Frage stellen, die nach dem Rohmilchkäse. In all meinen Jahren als Hebamme hatte ich keine einzige Frau mit Listerien – aber massenweise kerngesunde, Camenbert- und Sushi-Essende in guter Hoffnung. Keine Kaffeetrinkerin, deren Baby mit Espressotasse in der Hand, Herzrhythmusstörungen und niedrigerem Geburtsgewicht zur Welt kam.

Toxoplasmose, also die Infektion mit dem parasitären Erreger Toxoplasma gondii? Ja, zwei Fälle in all den Jahren, beide vermutlich vom Haustier, die eine war laut Befund allerdings schon ewig infiziert und ihre Katze lange verstorben; aber eben nicht durchs falsche Essen.

Und Salmonellen, diese fiesen Bakterien, die zu einer Magen-Darm-Entzündung führen können? Einen einzigen Fall hatte ich, die arme Frau hatte bei einem neueröffneten (Fehler!) Italiener in ihrem Viertel eine – alkoholfreie – Zucker-Eigelb-Schaumcreme gegessen und danach zwei Tage über der Kloschüssel gehangen – wie ich einst noch in der DDR nach einem verdorbenen Tatar vom Faschingsbuffet.

Sie sehen, nach meinen Erfahrungen können Sie all das, was oft in Bausch und Bogen verteufelt wird, ruhig zu sich nehmen. Sie dürfen alles essen. In Maßen, nicht in Massen. Ich bitte Sie auch herzlich, mal zu überlegen, wie Japanerinnen sich wohl ernähren, wenn sie ein Kind erwarten? Von – genau: Fisch roh und gekocht nämlich, wie eine meiner Frauen mir erzählte, die aus Tokio stammte. Auch die Deutsche Gesellschaft für Ernährung, also eine echte und offizielle Autorität, empfiehlt lediglich vorsorglich, auf all die leckeren Sachen zu verzichten – von einem hammerharten Generalverbot kann aber nicht die Rede sein! Wenn Sie also bei den Händlern Ihres Vertrauens Lebensmittel kaufen und nur in den Restaurants bestellen, in die Sie schon ewig begeistert gehen, ist die Infektionsgefahr wirklich minimalst und quasi im unsichtbaren Promillebereich. In vielen Städten gibt es ja inzwischen auch Hygiene-Smileys für Gaststätten – dann gehen Sie eben nur in diejenigen mit den meisten. Mein Tipp: Machen Sie doch Ihre Sushis selbst, wenn Sie dennoch ängstlich sind – dafür müssen Sie bloß vorher den Frischfisch mindestens 12 Stunden eingefroren haben (und, beides eh klar, dann im Kühlschrank schonend auftauen lassen und mit pieksauberen Händen anfassen). Von Tatar sowie Paté, Carpaccio und Co. (auch Streichwurst wie Leberwurst oder Teewurst zählt hier dazu) würde ich abraten, aber eigentlich nur aufgrund meiner persönlichen Leidensgeschichte.

Große Gesundheitsorganisationen von Amerika bis Australien empfehlen (nicht: gebieten!), nicht mehr als 200 Milligramm Koffein täglich zu sich zu nehmen. Das entspricht ein bis zwei Tassen starken Kaffees oder Espressos beziehungsweise drei Tassen Instant, vier Tassen mittelstarken Tees oder Kakao (ja, auch Kakao enthält Koffein) sowie vier Dosen Cola. Und erst wenn Sie diese doch recht großzügige Grenze erreicht haben, sollten Sie auf Koffeinfreies umsteigen. Sollten, nicht müssen.

Zum Rohmilchkäse: Hier gibt es ja die meisten Fallen, denn praktisch alle französischen und italienischen Sorten gehören in diese Kategorie. Daher möchte ich Ihnen raten: Fragen Sie an der Käsetheke nach, wenn Sie es genau wissen möchten. Jede gute Käsefachverkäuferin sollte wissen, welche Käsesorten unbedenklich für Sie sind. Aber denken Sie daran: Parmesan etwa, übrigens wie alle hartleibigen Rohmilchkäse, gilt durch die lange Lagerung als unbedenklich – sprich, diverse Ausnahmen gibt es dann auch hier. Ist also extrem verwirrend, sich zu merken, was geht und was angeblich nicht.

Natürlich ist es selbstverständlich besser, Promillehaltiges komplett zu meiden: Ein, zwei Schlucke (nicht: Gläser!) Wein im Monat führen nicht dazu, dass Ihr Baby mit Organschäden verkümmert oder gar mit dem fetalen Alkoholsyndrom geboren wird – sonst hätten Länder wie Frankreich, Spanien oder Italien, in denen auch viele Schwangere das übliche Glas Wein zum Abendessen genießen, eine extrem viel höhere Kindsschädigungsquote als Deutschland. Ich habe mal eine irische Frau entbunden, die mir sagte: »Meine Uroma, meine Großmutter und meine Mutter haben, als sie schwanger waren, jeden Tag ein kleines Guinness getrunken. Keines der vielen vielen Kinder wurde biergeschädigt. Und auch ich werde ein Guinness am Tag trinken, egal, was Sie als Deutsche mir erzählen!«

Wenn eine Schwangere mal drei Züge abends auf einer Party raucht, ist das nicht toll, aber ihr Kind wird nicht automatisch total mickrig, viel zu früh und mit ADHS (Aufmerksamkeitsdefizit-/Hyperaktivitätssyndrom – ein schreckliches Wort) auf die Welt kommen, anders sieht es natürlich aus, wenn sie weiterhin eine halbe Schachtel täglich oder mehr qualmt!

Bei dem Beispiel Listeriose, die übrigens mittels Antibiotika bekämpft werden kann, möchte ich Ihnen jetzt zum Abschluss schnell – wie angekündigt – beweisen, wie rar die reale Gefahr ist.

Davon steht in 99 von 100 Büchern nämlich leider kein Wort. Sollte es aber. Los geht's, natürlich mal wieder mit meinen geliebten Statistiken: Listerieninfektionen sind seit gut einem Jahrzehnt in Deutschland meldepflichtige Krankheiten. In Amerika ebenso: Dort, so das Center for Disease Control (CDC), würden sich pro Jahr im Schnitt rund 1600 Menschen infizieren, darunter etwa 270 Schwangere – und das bei 311 484 627 Einwohnern! Mal flugs den Prozentwert durch den Grundwert geteilt, und – Tusch – haben wir eine Minimal-Kranken-Quote von 0,000005 Prozent. In Deutschland gab es, so das renommierte Robert-Koch-Institut, zum Beispiel im Jahr 2005, dem bislang »schlimmsten« Jahr in Bezug auf Listerieninfektionen, gerade mal 33 Listeriosefälle bei Schwangeren und 34 bei Neugeborenen. Das entspricht bei damals 685 795 Geburten mickerigen 0,0001 Prozent. Im Jahr zuvor kam gar noch eine Null dazu: bei 0,00005 Prozent aller Entbindungen hatten Mutter oder Kind Listeriose – wir reden von lediglich 35 Fällen insgesamt. Für die Betroffenen ist das natürlich eine doofe und auch potentiell gefährliche Sache, die etwa beim Baby zu Gehirnhautentzündung führen kann. Doch wenn Sie in Maßen und unter Beachtung normaler Hygieneregeln Rohmilchkäse, Sushi und anderes konsumieren, ist das Risiko, finde ich, wirklich zu vernachlässigen.

Mein Fazit daher: Nehmen Sie ruhig den köstlichen Brie de meaux mit, kaufen Sie den milden Camembert oder kosten Sie vom kräftigen Appenzeller. Guten Appetit!

# Es ist noch eine Menge zu regeln – die Geburtsvorbereitung

*Klinik, Geburtshaus oder Hausgeburt?*

Jetzt haben Sie Ihren ersten großen Arztbesuch erfolgreich hinter sich gebracht. Und obwohl es bis zur Geburt ja noch richtig viel Zeit ist, denken Sie sicher dennoch – neben der Vornamenfrage! – schon darüber nach, wie Sie entbinden möchten. Erinnern sich, was Freundinnen oder Kolleginnen Schönes und Schauriges erzählt haben, was Cousinen erlebt haben. Wägen Pro und Kontra ab – und reden sicher auch mal mit dem Kindsvater, was der denn so meint. Aber unter uns: SIE bekommen das Kind – also fällen auch SIE die endgültige Entscheidung, wo Sie das Baby bekommen, mit wem (mit Mann oder nicht) und mit was, also mit oder ohne Schmerzmittel wie der Periduralanästhesie (PDA) – wenn mit, geht es sowieso nur im Krankenhaus. Da bin ich ganz parteiisch. Wahrscheinlich findet Ihre Mutter, finden Ihre Tanten das viiiel zu früh und sagen so wirklich hilfreiche, weiterführende Sätze wie »Also, ich habe mir da nicht so einen Kopf gemacht, ich bin einfach ins nächstgelegene Krankenhaus gegangen.«

Wollen Sie aber vielleicht nicht? Oder Sie wollen schon ins Krankenhaus, aber eines vier Stadtteile weiter, weil das einen besseren Ruf haben soll? Meine Haltung zu Hausgeburten oder zur Entbindung in Geburtshäusern kennen Sie ja schon aus der Einleitung. Aber auch Krankenhaus ist natürlich nicht gleich Krankenhaus, das stimmt selbstverständlich, erst recht heute, wo immer mehr am Personal gespart wird.

Also schauen und hören Sie sich in Ruhe um. Hier finde ich das Internet einmal wirklich sinnvoll und hilfreich, mit ein paar Klicks spuckt es Ihnen alles in Ihrer Umgebung aus. Wichtiger ist aber, dass Sie sich vor Ort umsehen – Werbetexte und Weitwinkelfotos vermitteln oft einen Eindruck, dem die Realität nicht standhält: Alle Geburtshäuser und Entbindungsstationen bieten heutzutage meist einmal pro Monat eine Führung an, so dass Sie sich umsehen und vergleichen können. Spätestens einen Monat vor Ihrem errechneten Entbindungstermin sollten Sie sich entschieden haben, in welches Krankenhaus Sie möchten.

Oft ist eine vorherige Anmeldung erwünscht. Natürlich wird niemand Sie abweisen, wenn Sie mit Wehen ankommen, sich aber nicht angemeldet haben. Aber es wird Sie einfach höllisch nerven, wenn Sie unter Schmerzen, aufgeregt und auf ganz anderes konzentriert, viele viele Routinefragen beantworten müssen! Und, ehrlich gesagt, die dort arbeitenden Menschen nervt es auch, denn die wollen und müssen sich vielleicht gerade um drei, vier oder fünf Frauen in verschiedenen Wehenphasen kümmern, wovon sie durch solchen Verwaltungskram abgehalten werden. Also ist so eine Anmeldung sinnvoll. Bei dieser Gelegenheit ist es auch möglich, noch einige Fragen loszuwerden, die Ihnen vielleicht erst nach Ihrer Kreißsaalbesichtigung eingefallen sind. (Beim Lokalaugenschein können Sie sich am besten erkundigen, wie man es in Ihren »Wunschkrankenhäusern« hält mit dem Anmelden.) Bei immerhin sieben Prozent aller Entbindungen kommt das Baby zu früh, also vor Vollendung der 37. Schwangerschaftswoche – auch deswegen ist es sinnvoll, wenn Sie sich bereits ein wenig früher fest für ein Krankenhaus entscheiden. Was alles in Ihr Köfferchen gehört, dazu später. Wichtig ist, dass auch Ihr Mann weiß, wo Mutterpass, Ausweis und Versichertenkarte liegen!

Auch die Strecke ins Krankenhaus sollten Sie sich gut einprägen – besser noch: Ihr Mann! Denn Sie werden mit beginnenden Wehen oder geplatzter Fruchtblase ganz sicher nicht hinterm Steuer sitzen wollen und können. Auch sich ab und zu über aktuelle Straßenbauarbeiten auf ebendiesem Weg zu informieren, kann durchaus sinnvoll sein: Einer meiner Väter ist in seiner Verzweiflung darüber, dass wegen Absperrungen und Umleitungen gar nichts vorwärts ging und er dachte »Oh nein, oh Gott, jetzt kommt mein Kind im Baustellenstau auf dem Beifahrersitz zur Welt!«, gnadenlos über den (berlintypisch sehr breiten) Bürgersteig gefahren – 400 Meter lang und hupend wie ein römischer Busfahrer bis zur nächsten freien Seitenstraße. Das war riskant, klar, ging aber zum Glück ohne Unfall ab. Seiner Frau war eh alles egal in dem Moment, sie rief immer nur »Fahr, fahr, fahr doch!«. Was er dann ja tat. Und der Herr Sohn, übrigens der erste der Familie, war dann nach nur 22 Minuten im Kreißsaal da! Die Papi-brettert-auf-dem-Gehweg-Geschichte gehört zu den heute gerne erzählten Anekdoten – doch in der Situation war es damals alles andere als lustig.

Noch ein paar praktische Tipps für den Weg zum großen Ereignis: Ein Krankenwagen fährt Sie stets nur in das am nächsten gelegene Krankenhaus, nicht in dasjenige, was Sie sich wünschen oder wo Sie sich angemeldet haben, denn er ist ja kein privat gebuchtes Taxi, sondern eine von der Kasse gezahlte Leistung. Das gilt sowohl für die Verlegung aus dem Geburtshaus als auch für die von zu Hause aus. In einigen Städten und Landkreisen gibt es allerdings noch »Storchenwagen«, diese Geburtshilfewagen sind stets mit einem Rettungsassistenten der Berufsfeuerwehr und einer Hebamme besetzt. Der Storchenwagen dient hauptsächlich dazu, Schwangere zu transportieren, die unmittelbar vor der Geburt stehen. Er wird über die Nummer 112 gerufen. Das Fahrzeug ist unter anderem mit einem Herztonwehenschreiber, dem CTG, und einem Wärmebettchen für Kinder ausgestattet, so dass auch jederzeit direkt im Fahrzeug die Geburt abgewickelt werden kann (und als Geburtsort dann der Name der gerade durchfahrenen Gemeinde steht …). In Berlin gab es sogar zwei Storchenwagen, sie wurden allerdings schon vor Jahren abgeschafft – zu teuer, hieß es. Googeln Sie doch mal, wie es bei Ihnen in der Stadt aussieht.

Außerdem existieren in vielen Städten die Baby- oder Kinder-NEF, die Noteinsatzfahrzeuge, besetzt mit Notarzt und speziell geschulten Rettungssanitätern. Gerade Frauen, die zu Hause oder im Geburtshaus entbinden möchten, sollten sich informieren, wie es in ihrer Region aussieht. Bei einer Frühgeburt, bei Geburtsproblemen oder Infektionen wie Neugeborenengelbsucht könnte das nämlich für Sie wichtig sein: Die Behandlung erfolgt schneller, die Überlebenschancen steigen, wenn Ihre ganz Kleinen und Kranken dann sofort in speziellen Kliniken, sogenannten Perinatalzentren, betreut werden. Da es nicht in jeder Klinik ums Eck so eine Abteilung gibt, müssen die Babys in die nächstgelegene Spezialeinrichtung gefahren werden. Um einen sicheren und medizinisch einwandfreien Transport zu gewährleisten, ist hierfür ein Baby-Notarztwagen ideal. Aber: Mutter und Kind werden dann quasi gleich nach der Geburt getrennt, was natürlich schrecklich für alle beide ist. Das alles entfällt als potentielles Problem, wenn Sie in einem Krankenhaus Ihr Baby bekommen, zu dem eine Kinderintensivstation gehört. In »meinem« Krankenhaus etwa, der Uni-Klinik im Wedding, liegt die Neonatologie gleich gegenüber der Entbindungsstation.

Übrigens sind laut einer Studie, die 2005 an der Universität Osnabrück von der Hebamme und promovierten Gesundheitswissenschaftlerin Christine Loytved durchgeführt wurde, immerhin über 12,5 Prozent der Frauen, die sich bundesweit für eine Geburt außerhalb eines Krankenhauses entschieden hatten, in eben ein solches verlegt worden – und zwar während ihrer Wehen. Eine ganz unschöne Erfahrung!

*Ihr ideales Krankenhaus – darauf sollten Sie achten*

Ich vertiefe jetzt, worauf Sie bei der Wahl Ihres Krankenhauses noch achten sollten. Im Internet sieht es topmodern aus, hell und freundlich? Prima. Und auch bei der Führung haben Sie einen positiven Eindruck, Babys dürfen später mit Mamis ins Zimmer (Rooming-in auf Neudeutsch), Duschen picobello, Essen sah recht lecker aus – und auch die Stereoanlage funktioniert in den frisch renovierten Kreißsälen? Doppelt prima. Auf ein paar Dinge, die meist nicht extra erwähnt werden, sollten Sie allerdings besonders achten: In einem Krankenhaus kümmern sich Ärzte und Hebammen gemeinsam um Sie. Zuerst die Hebamme, sie begleitet die Wehen – und Sie! Wenn zum Schluss die Presswehen einsetzen, kommt der Arzt hinzu. Da kann es manchmal »knirschen« zwischen den beiden Fachleuten, denn die Hebamme, von Anfang an dabei, muss sich dem Urteil des frisch hinzugekommenen Arztes beugen, etwa nun doch einen Dammschnitt zu machen, denn er ist weisungsbefugt. Das ist für viele Fast-Gleich-Mütter nur wenig verständlich und schwer zu ertragen, wenn sie so etwas miterleben. Wenn auf einmal ein unbekannter (Mann) das Kommando übernimmt oder sie das subjektive Gefühl bekommen, »ihre« Hebamme würde sie quasi im Stich lassen. Oft ist den Frauen auch gar nicht klar, dass kurz vor Schluss der Arzt kommt – sie sehen den weißen Kittel und denken, oh Gott, läuft etwa etwas schief?! Ich habe als angestellte Hebamme in Berlin durchaus Fälle gehabt, wo die Frauen als Reaktion plötzlich null Wehen mehr hatten, eine ganz unselige Sache, und der Arzt Zange oder Saugglocke holen musste.

Inzwischen gibt es auch zehn Krankenhäuser bundesweit mit hebammengeleiteten Kreißsälen, etwa in Bremerhaven, Bad Cannstatt, Frankfurt/Main, Bonn oder Berlin, in Hamburg sogar zwei. Das heißt: Nur wenn es zu Komplikationen kommt, holt die für Sie zuständige Hebamme einen Arzt dazu. Ansonsten leitet nur sie die Geburt, die studierten Mediziner sind zur Sicherheit in Rufbereitschaft im Hintergrund – aber während Sie entbinden, nicht im Vordergrund. Reden Sie mit Ihren Freundinnen, wie die das Dasein des Arztes empfunden haben. Und fragen Sie nach, wie es in Ihrem Wunschkrankenhaus geregelt ist.

Erkundigen Sie sich (wenn das für Sie in Frage kommt), ob Sie schon wenige Stunden nach der Geburt wieder nach Haus gehen können, also ambulant entbinden, was immer mehr Frauen tun. Es ist aber leider so, dass viele Krankenhäuser dies inzwischen nicht mehr so gerne sehen, weil es immer weniger Entbindungen gibt. Schließlich muss trotz rückläufiger Zahlen der Kostenschlüssel in Sachen Bettbelegung erfüllt werden, denn sonst wird von den Sparfüchsen in der Verwaltung Personal gestrichen. Meine Erfahrung mit ambulanten Entbindungen bei meinen Frauen ist ein bisschen paradox: Diejenigen, die vorher sagen »Ich lasse mich danach mindestens fünf Tage im Krankenhaus verwöhnen und betutteln!«, gehen am frühesten wieder nach Hause. Und umgekehrt! Zur Verweildauer mehr im Kapitel zur Geburt.

Außerdem sollten Sie beim Lokaltermin noch nach der Dammschnitt-Rate fragen (zum Dammschnitt sowie dem Dammriss ausführlich im Kapitel »Auf dem Damm«): Windet man sich um eine prozentuale Angabe, ist diese mutmaßlich hoch, in manchen Kliniken liegt sie gar bei 60, 70 Prozent. Das kann ein Zeichen sein, dass hier eventuell Ärzte arbeiten, denen noch die Erfahrung fehlt, weswegen sie schneller zur Schere greifen, um dem Baby vermeintlich leichter auf die Welt zu helfen – auch wenn eine erfahrene Hebamme das vielleicht nicht tun würde. Denn die beherrscht eben ein paar Tricks, Ihr Kind auf die Welt zu holen, ohne dass es sich für Sie anfühlt, als versuche man, einen dicken Halloweenkürbis durch einen eingelaufenen Rollkragenpulli zu pressen.

Wichtig wäre auch noch die Beantwortung der Fragen: Wie viele Hebammen arbeiten insgesamt (in unserem Virchow-Klinikum gibt es 60) beziehungsweise pro Schicht? Und wie viele Gebärräume sind da?

Im schönen Hamburg an der Eppendorfer Uniklinik gibt es vier nach Feng-Shui gestaltete, in Größe und Farbgebung unterschiedliche Entbindungsräume. In einem steht eine knallrote riesige Gebärwanne, wie aus einem poppigen Luxushotel. Dann gibt es ein Ultraschall- und Untersuchungszimmer, vier Vorwehen- und ein Überwachungszimmer sowie einen Operationssaal für Kaiserschnitte. Immer drei Hebammen, von insgesamt 24 Vollzeitmitarbeiterinnen, arbeiten pro Schicht in den Kreißsälen; 2369 Geburten mit 2515 Babys wurden dort 2010 betreut, also im Durchschnitt 6,9 Neu-Mütter und Neugeborene pro Tag. Auf der Wochenstation gibt es Familienzimmer, in denen Sie als Trio ungestört sein können. Weitere Angebote sind: Yoga, Akupunktur, ambulante Geburt, Stillberatung und Babymassage. Vorbildlich übrigens auch bei den Hanseaten: Auf der Website werden die aktuelle Kaiserschnitt- und Dammschnittraten angegeben; sogar, wie viele vaginale Geburten es gab, obwohl das Baby mit dem Popo statt mit dem Köpfchen nach unten lag, die eher seltene sogenannte Steiß- oder Beckenendlage.

Je weniger Entbindungszimmer es gibt, umso schneller werden vermutlich Sie, Ihr Baby und Ihr Mann nach der Geburt aus dem Kreißsaal komplimentiert – in manchen Häusern schon nach 30 Minuten, da hat das Kleine nicht einmal getrunken oder die Hebamme den dritten APGAR-Test eingetragen! Klar, wenn sonst draußen auf dem Gang eine weitere Hochschwangere in den Presswehen liegt, muss das natürlich sein – theoretisch haben Sie sicher dafür Verständnis, klar, logisch, selbstredend, jaja. Aber praktisch nervt so ein »Umzug unter Druck« schon ziemlich, wenn Sie erstmal mit dem süßen Zuwachs kuscheln wollen, ihn bewundern wollen von seinem leicht verklebten Haarflaum über seine entzückenden Fäustchen bis zu seinen winzigen rosigen Füßen (und wieder zurück!). Gar ein Umzug ins Mehrbettzimmer, wo zwei andere Mamis, die am Tag zuvor entbunden haben, nun wieder fit wie ein Turnschuh und stolz wie Bolle sind, gerade fröhlich mit viel Besuch plauschen, aber Sie nur diese Intimität der ersten Stunden genießen und dafür Ihre Ruhe wollen ... Faustregel also: Je mehr Kreißsäle, umso länger werden Sie dort nach der Geburt wahrscheinlich verweilen können. Die raren Einzelzimmer für hinterher (so Sie nicht gleich wieder gehen wollen) sind, so ist das nun mal im deutschen Kassensystem, für Privatpatientinnen. Oder für die sehr wenigen Frauen mit schweren Geburtskomplikationen, die absolute Ruhe brauchen.

Aber manchmal hat man auch Glück und ergattert das begehrte »Hotel-Feeling«, selbst wenn auch Sie zu den 95 Prozent der Frauen gehören, bei denen alles bei der Geburt wunderbar geht – fragen Sie daher vorher, wie viele dieser Einzelzimmer es gibt! (Bei uns im Virchow-Klinikum sind es mehrere.) Ach so, und bitte wiederholen Sie dreimal, am besten täglich, mit Betonung auf den Worten in Großbuchstaben diesen Satz: Bei 95 Prozent der Frauen verläuft ihre Geburt VÖLLIG OHNE Komplikationen. Auch bei Ihnen, bleiben Sie also ganz locker!

Was kann noch misslich sein bei einer Entbindung im Krankenhaus? Viele Frauen, deren zweites Kind ich entbunden habe, hatten erzählt, dass sie gar nicht angetan waren, als mitten in der Geburt ihres ersten Kindes – sie waren also quasi halb fertig – plötzlich die Hebamme wechselte. Mit so einem Wechsel müssen, heißt es zumindest im Internet, etwa zwei Drittel bis sogar drei Viertel der Frauen fertig werden, die im Krankenhaus entbinden. Vor allem bei Erstgebärenden, bei denen die Geburt meist länger als eine Arbeitsschicht dauert. Und auch in vielen Geburtshäusern gibt es Wechsel, weil nun einmal auch Hebammen selbst Kinder haben, die abgeholt und zu Bett gebracht werden müssen. Natürlich weiß ich aus langer eigener Erfahrung: Hebamme ist ein anstrengender verantwortungsvoller Job, das gilt selbstverständlich auch für alle angestellten Hebammen! Und nach acht Stunden Tag- oder Nachtschicht braucht man auch meistens wirklich seinen Feierabend für Herz, Kopf und Körper.

Aber: Für Sie ist das Kind-auf-die-Welt-Bringen ja kein Beruf! Sondern ein ganz ganz besonderes und einmaliges Ereignis (ganz egal, ob Sie eines oder insgesamt sieben Babys bekommen werden – jede Geburt wird immer eine einmalige, oft auch sehr unterschiedliche Erfahrung sein). Da wünschen sich eben viele Frauen, dass von Anfang bis Ende nur eine Hebamme bei ihnen ist.

Manche meiner Frauen waren auch nicht so glücklich mit der Hebamme, die ihnen zugeteilt wurde: Die einen hätten sich eine jüngere gewünscht, die anderen dagegen lieber eine ältere erfahrene, weitere eine, die nicht dauernd ihnen die Entscheidung überlässt. Ich zitiere jetzt mal eine ganz temperamentvolle Lady, die inzwischen drei Kinder hat, über ihre erste Entbindung in einem Münchener Krankenhaus: »Ich wurde echt stocksauer, als die Hebamme mich dauernd fragte, ob ich nun einen Einlauf möchte oder eine Rasur des Schambereichs. Wie – möchte?! Das Einzige, was ich ›gemocht‹ hätte, wären klare Ansagen gewesen, mit pro und kontra, vor allem beim Einlauf – wo ich doch eh schon Durchfall hatte, wieso dann jetzt noch einen Einlauf bitte schön!? Die Hebamme hat doch die Erfahrung, ich war ja damals sozusagen blutige Anfängerin. Und Schamrasur? Ich war bis drei, vier Tage vor der Geburt noch Schwimmen und hatte mich 10 Tage vorher waxen lassen, da war gar nix zum Rasieren. Als ob sie eine Art Fragenkatalog runterspult, anstatt mal hinzusehen!«

Junge Kolleginnen fragen wohl häufiger: »Möchten Sie jetzt schon pressen?«, was viele meiner Frauen bei der Erstentbindung ziemlich erbost hat: Weil sie fanden, sie selbst sähen doch wirklich nicht, wie weit ihr eigener Muttermund nun geöffnet ist und ob das Baby schon mit seinem Köpfchen hindurchkann. Und also gar nicht entscheiden können, ob sie nun pressen »möchten«, zumal sie ja dafür auf exakt null Erfahrungswerte zurückgreifen können.

Jedenfalls: Sehr viele Entbindende empfanden den Schichtwechsel als nicht schön. Vor allem, wenn er so abläuft wie leider immer noch in einigen Krankenhäusern – da wird sich nicht von der in den Wehen liegenden Frau verabschiedet, da kommt auf einmal eine ganz neue Hebamme herein. »Das war schlimm. Gerade hatte ich mich auf die sehr nette eine Hebamme eingestellt, und dann kam plötzlich eine andere«, erzählte mir eine meiner Mütter. »Das hat mich sehr verunsichert, und die Geburt ging dann auch erstmal nicht voran.« Eine andere fand, »Krankenhaushebammen lernen uns kennen, wenn wir am unsichersten und verletzlichsten sind. Sie kommen uns in einem besonders schönen und auch besonders schweren Moment unseres Lebens sehr nahe. Und dann soll ich mich auf einmal umstellen, auf eine weitere Hebamme einstellen? Das fand ich nicht gut.« So gern die Hebammen sicher auf die Wünsche jeder einzelnen Frau eingehen und ihr Angst und Anspannung nehmen würden – eine wirklich individuelle Betreuung lassen die Arbeitsabläufe leider oft nicht zu.

Die Entscheidung, in welches Krankenhaus Sie möchten, sollten Sie also ganz in Ruhe fällen, dafür ist ordentlich lange Zeit – es kommen, statistisch gesehen, ja auch fast alle Kinder heutzutage im Krankenhaus zur Welt, nur weniger als zwei Prozent der Babys nicht.

*Die Hebamme – Ihre vertraute Bezugsperson*

Anders ist es, wenn Sie sich für eine Hebamme entscheiden, die Sie vor, während und nach der Entbindung begleitet – diese müssen Sie deutlich früher engagieren. In Deutschland gibt es derzeit knapp 19 000 Hebammen, das klingt erst einmal viel. Doch sehr viele arbeiten in Teilzeit. Fest angestellt sind nur gut 8200 Hebammen. Der Rest teilt sich grob so auf: Entweder sind sie ganz freiberuflich, etwa diejenigen, die Hausgeburten anbieten, was laut Auskunft des recht neu gegründeten Fachverbands für Hausgeburtshilfe nur noch rund 500 Frauen sind. Sie sind vor allem in größeren Städten tätig, nicht aber auf dem Land. Hausgeburten sind (im Gegensatz zum Medienecho, das sie erzeugen) rückläufig: Im größten Bundesland Nordrhein-Westfalen kamen zum Beispiel im Jahr 2009 von 145 029 Babys nur 552 in den heimischen vier Wänden auf die Welt, in Geburtshäusern unter der Leitung von Hebammen weitere 1014 (0,75 Prozent). Das zeigt die Statistik der – durchaus die Hausgeburt propagierende und insofern sicher korrekt mit gerade diesen Zahlen arbeitende – Gesellschaft für Qualität in der außerklinischen Geburtshilfe e.V.

Ein kleiner Schlenker: Ein Trend, den ich mit Sorge sehe, heißt Doula. Das Wort kommt aus dem Altgriechischen und bedeutet »die Frau, die dient« – nämlich der Schwangeren. Gemeint damit ist eine Geburtsvorbereiterin und -begleiterin, die selbst Kinder hat, aber keine Ausbildung als Hebamme (oder Gynäkologin, Krankenschwester, Ärztin ...). Diese Frauen kümmern sich, einmal ganz neutral formuliert, um das Wohlergehen der angehenden Mutter, sie massieren, trösten, reden und sind auch während der Geburt dabei, wo sie die vorher genannten Dinge machen sowie mit-atmen. Das Honorar dafür wird frei vereinbart. Doulas haben auch keine Haftpflichtversicherung, die für Hebammen natürlich Pflicht ist. Es ist eher eine Art Berufung als ein Beruf, für den es Ausbildungsregeln gibt. Ich bin überzeugt, dass eine gute Hebamme völlig zur liebevollen Betreuung der Schwangeren ausreicht. Einer unserer lang gedienten Ärzte, der schon viele Trends hat kommen und gehen sehen, meinte: »Wir müssen die Kreißsäle möglicherweise drastisch vergrößern, damit all die Personen, deren Anwesenheit heute für eine Geburt überlebenswichtig scheint, auch hineinpassen.« Das ist vielleicht ein bisschen flapsig, aber im Kern stimmt es schon. Ich habe zum Beispiel dreimal eine Frau entbunden, die ihren Mann dabei hatte – sowie ihre Homöopathin. Das war ganz schön eng bei diesen Geburten – zu viert im Kreißsaal!

Nun zurück zu den richtig ausgebildeten Geburtshelferinnen, den Hebammen. Viele arbeiten mit Geburtshäusern zusammen (es soll rund 120 in ganz Deutschland geben, 59 davon sind im bundesweiten Netzwerk zusammengeschlossen, wo Sie über Postleitzahlen ein örtliches Geburtshaus suchen können). Wenn eine Schwangere gegenüber ihrem Frauenarzt den Wunsch äußert, zu Hause oder in einem Geburtshaus zu entbinden, ist sie nach den Leitlinien mit dem umständlichen Titel »Empfehlungen zu den ärztlichen Beratungspflichten in der Schwangerschaft und bei der Geburt« zu informieren, dass sich auch bei einer unkomplizierten Schwangerschaft unter der Geburt jederzeit Komplikationen einstellen können, die ein sofortiges ärztliches Eingreifen oder operatives Handeln unumgänglich machen. Dazu zählen etwa ein Nabelschnurvorfall, Wehenschwäche und Geburtsstillstand, gefährliche Herzfrequenzmuster sowie Blutungen unter der Geburt und in der Nachgeburtsphase. Das Arzt-Patientinnen-Gespräch ist in den Behandlungsunterlagen schriftlich zu dokumentieren und sollte möglichst von der Schwangeren unterschrieben werden (verpflichtend ist dies nicht für Sie). Jede erfahrene Hebamme wird heute eine Hausgeburt nur dann übernehmen, wenn in der ganzen Schwangerschaft keine erkennbaren Risiken bei Ihnen wie bei dem Baby vorliegen (und Sie sich gleichzeitig für den Notfall sicherheitshalber in einer Klinik anmelden, in die Sie umgehend verlegt werden können.

*Beleghebamme – ein teurer Luxus?*

Die dritte große Gruppe der Geburtsbegleiterinnen, zu der auch ich gehöre, heißt Beleghebammen. Fast zweitausend von uns gibt es bundesweit, Tendenz steigend. Leider auch, weil es für die Krankenhäuser kostensparender ist, wenn sie die festangestellten Mitarbeiterinnen kündigen, denn so sparen sie deren Versicherungsprämien (dazu später) und Sozialabgaben. Und die neuen selbständigen Hebammen entbinden wie vorher in den ihnen gut bekannten Räumen mit den alten Kollegen, natürlich auch den Ärzten. Im Virchow-Klinikum, wo auch ich arbeite, gibt es aktuell insgesamt sieben Beleghebammen. Wir sind alle Freiberufler, aber ein bestimmtes Krankenhaus (hier haben Sie also keine Wahl!) stellt uns den Kreißsaal zur Verfügung, in dem wir Sie entbinden können, natürlich danach ein Bett auf der Wochen- oder Wöchnerinnenstation.

Für mich war es anders, ich wollte einfach, nach Jahrzehnten im Schichtdienstplan, meinen eigenen Rhythmus entwickeln und mich den einzelnen Schwangeren schon eher vor und länger nach der Geburt widmen können. Nicht immer eingeteilt werden, nicht immer nur – ich wage jetzt mal eine sexuelle Anspielung! – beim Höhepunkt, also der Geburt, sondern auch beim Vorspiel und hinterher dabei zu sein. Für mich ist es einfach immer wieder großartig zu erleben, wie ich meinen Frauen dabei helfen kann, Vertrauen in ihre eigene Kraft zu gewinnen (denn davon haben Sie unglaublich viel!) und so ihren Kindern einen schönen Start ins Leben zu gestalten. Mich macht es glücklich, eine Eins-zu-eins-Betreuung anzubieten, schon früh eine Vertrauensperson zu werden, auch danach zu erleben, wie sich so ein Winzling entwickelt, der vielleicht beim APGAR-Test nicht so die »Bestnoten« hatte – aber sich dafür bereits mit drei Monaten alleine auf den Bauch drehen kann.

Der Vorteil an einer Beleggeburt ist, dass Sie und Ihr Partner nicht mit einem fremden Menschen in den Kreißsaal gehen, sondern durch die vorangegangenen Besuche bereits ein vertrauensvolles Verhältnis zu Ihrer persönlichen Hebamme haben. Das ermöglicht für beide Seiten eine entspanntere gemeinsame Arbeit im Kreißsaal (ja, das *ist* Arbeit!). Idealerweise hat die Beleghebamme keine in Beton gegossenen Vorstellungen davon, wie eine Geburt unbedingt zu sein hat – sondern ihr ist vor allem wichtig, dass die Entbindung gut für Sie, Ihren Mann und Ihr Kind ist und Ihnen positiv in Erinnerung bleibt. (Schließlich sollen Sie uns ja irgendwann wieder anrufen, und zwar mit der schönen Nachricht, dass Ihr Kleines nun ein Geschwisterchen bekommt.)

Ist das Luxus? Ich finde nein – und selbst wenn: Wann, wenn nicht jetzt, sollten Sie sich etwas Luxus gönnen? Gegen das Luxusargument spricht auch: Hebammenleistungen sind Leistungen der Krankenkassen, die ja nun nicht dafür berühmt sind, mehr als unbedingt nötig auszugeben für ihre Mitglieder. Folgende Summe müssen Sie selbst zahlen, wenn Sie eine Beleghebamme buchen: Für die Dauerrufbereitschaft, die meist ab der 15. bis 20. Schwangerschaftswoche beginnt und etwa zehn Wochen nach der Entbindung endet, fällt eine sogenannte Rufbereitschaftspauschale an. Diese ist unterschiedlich hoch, nicht zuletzt, weil sie unterschiedlich lange dauern kann und weniger oder mehr individuelle Leistungen enthält.

Meine Pauschale beträgt 300 Euro. Sie ist höher als bei vielen Kolleginnen, niedriger als bei einigen. Allerdings: Viele nehmen nur Frauen aus bestimmten Bezirken, ich bin da nicht zu regional begrenzt – und Berlin ist groß. Und vor allem: Meine Bereitschaft startet bereits in der 20. Woche, also Monate vor der Geburt, nicht erst in der 30. Woche wie bei den meisten der Kolleginnen. Und ich komme notfalls bis kurz vor der Einschulung ... Viele der älteren Geschwister habe ich ja ebenfalls in die Welt geholt. Und oft kümmere ich mich zuerst um das Neugeborene und die Mutter, dann werde ich gebeten, mal der dreijährigen Schwester ins Ohr zu sehen, das seit ein paar Tagen immer mal stark gerötet war (mir gestand die Kleine, was sie ihrer Mutter nicht gesagt hatte: dass sie immer mit ihrem Buntstift drin kratzen würde, »denn das gibt so ein lustiges Geräusch, wie Meeresrauschen, Luise!«). Oder den vorgewölbten, schmerzenden Bauchnabel einer Fünfjährigen zu untersuchen (sie hatte tatsächlich eine Hernie, einen Nabelbruch, und musste operiert werden). Oder auch die Hoden eines knapp Zweijährigen zu begutachten, vorweggeschickt kam die deutlich formulierte Frage: »Also, ist das jetzt ein einseitiger Hodenhochstand, Frau Kaller – oder hat er bloß so kleine Eier wie sein Vater?« Letzteres konnte ich zwar nicht beurteilen – Ersteres traf aber tatsächlich zu und wurde dann erfolgreich hormonell behandelt.

Für die Kinder ist es auch toll zu wissen, wer sie auf die Welt geholt hat: Sie lieben es, wenn man ihnen von ihren ersten Atemzügen erzählt, von ihrem ersten Monat in der Welt. Und jegliche Version von Pups- und Pipi-Pannen-Geschichten sowieso: »Luiiise, sag noch mal, wie ich den Papi von oben bis unten angepinkelt hab, als er seinen neuen Anzug anhatte!« Manchmal erfahre ich von den älteren Geschwistern sogar das, was deren Eltern vielleicht noch geheim halten wollten: Neulich traf ich samstags auf dem Ku'damm ein Paar mit der von mir entbundenen Tochter. Die Vierjährige trompetete sofort: »Luiiise, Mama hat morgens immer Durchfall ausm Mund!« Tja, wir Erwachsenen haben nur schallend gelacht, dann habe ich mein Buch gezückt und mir gleich den neuen Entbindungstermin für 30 Wochen später eingetragen.

Ein guter Übergang zur Frage: Wann sollten Sie Ihre Beleghebamme buchen? Früh. Wirklich früh. Manche Frauen, die ich schon ein paar Mal entbunden habe, rufen oft direkt nach dem ersten Test an, um mich zu informieren – erst dann ihren Mann (»Der ist ja nicht sooo wichtig für die Entbindung«). Ganz so müssen Sie es natürlich nicht halten. Aber bis zur 16., 18. Woche sollten Sie Ihre Entscheidung getroffen haben.

Entweder hören Sie sich bei Freunden und Kollegen um, die möglichst ähnlich wie Sie ticken, ob die einen Tipp haben, wen Sie sich als »Personal Trainer« für die Geburt aussuchen. Oder Sie schauen sich die Beleghebammen-Liste Ihres Wunschkrankenhauses an. Abraten würde ich Ihnen vom leider immer beliebter werdenden »Hebammen-Shopping«: Das machen Frauen, die sich – weiß der Himmel, woher sie die Zeit nehmen – mit fünf, sechs, acht Geburtsbegleiterinnen zum Gespräch treffen. Was durchaus ein, zwei Stunden dauern kann. So etwas spricht sich aber schnell herum.

Eine sehr bekannte Schauspielerin hielt es so. Später, als wir uns unter den Virchow-Kolleginnen darüber austauschten, kam heraus, dass sie uns allen gleich gesagt hatte, wir müssten gegebenenfalls (also wenn wir den Job von ihr bekämen) vor jedem Termin mit ihr ein »Loch« von zwei Stunden lassen – damit wir immer absolut pünktlich ankämen. Der Einwand, der von uns allen kam: Selbst wenn wir so etwas machen würden, könnte uns immer eine zu frühe Geburt dazwischenkommen oder eine plötzliche Blutung bei einer anderen Schwangeren. Beides hätte Vorrang, dafür hätte sie sicher doch Verständnis. Nein – das wurde mit dem Satz beiseitegewischt: »Dann können Sie eben nur mich entbinden und niemand sonst.« Puh! Wir haben ihr dann übrigens alle abgesagt.

Die allerallermeisten meiner Mütter (und Väter) sind aber reizende Menschen, umgekehrt scheine ich ihnen auch zu gefallen, denn sonst würden sie mich weder beim nächsten Mal buchen noch mich ihren Freundinnen weiterempfehlen.

»Alle wirklich wichtigen Entscheidungen in meinem Leben plane ich durch, aber in so einer zentralen Lebenssituation wie einer Geburt soll ich mich in die Hände einer Fremden begeben? Das macht für mich keinen Sinn.« Das höre ich von meinen Müttern am häufigsten als Grund, warum sie sich für eine Beleghebamme entschieden haben. Ein Vorteil ist auch immer wieder das Alter, genauer: die damit einhergehende Erfahrung. Eine Frau fasste es in meinem Fall so zusammen: »Man fühlt sich unter der Geburt besser behütet, weil man weiß, da passt jemand auf, den man kennt und vertraut – und der sich seit ewig mit dem Kinderkriegen auskennt. Ich glaube, es gibt nichts, was Luise noch nicht erlebt hat.« Das stimmt sicher nicht, aber sehr viel habe ich tatsächlich schon erlebt. Das gibt natürlich eine gewisse Sicherheit auf beiden Seiten, wenn etwas Unvorhergesehenes passieren sollte. Und zudem habe ich ja jahrelang in der DDR gearbeitet, also ohne teure technische Geräte, die alles Mögliche durchleuchten und messen können. Auch der diensthabende Arzt war zehn Kilometer entfernt, nämlich zu Hause. Da gab es nur die Schwangere, mich und mein Hörrohr. Wenn du da nicht gelassen bleibst, überträgt sich das sofort auf die Frau. Ich glaube, diese Gelassenheit habe ich dann sozusagen mitgenommen, in den vergleichsweise hochtechnisierten Westen.

»Du hast es irgendwie geschafft, alle Angst von mir fernzuhalten.« Das war ein besonders tolles Kompliment einer meiner Mütter. Bevor das jetzt womöglich in Eigen-Lobhudelei ausartet, sage ich lieber einmal, dass es vieles gibt, was ich nicht kann: Bach-Blütentherapie, Klangbehandlung, Stimmarbeit, Fußreflexzonenmassage, Akupunktur, Schwangeren-Yoga (ich kann nicht mal normales), Atempädagogik – mit all diesen Dingen werben ja viele andere Hebammen. Nicht, dass Sie jetzt denken, ich würde all diese Sachen in Bausch und Bogen ablehnen! Ich finde zum Beispiel aus Erfahrung bestimmte homöopathische Mittel ausgesprochen gut, etwa Arnika zur besseren Wundheilung oder beim Abstillen Phytolacca (zu beidem später). Ich merke auch, dass zum Beispiel Yoga vielen meiner Frauen richtig guttut – und das ist ja die Hauptsache. Aber mein Ansatz ist eben eher »bodenständig« als spirituell-esoterisch. Preußische Hebamme halt. Ich rate Ihnen mehr zum klassischen Pflege- und Verwöhnprogramm (mehr dazu später).

Egal aber, ob Sie nun eine wie mich aussuchen oder eine, die ganz anders drauf ist: Ihre Beleghebamme wird Ihnen sehr nahekommen. Wir werden Sie bis zur Kante des Ehebettes begleiten, um Ihren Muttermund zu untersuchen, Sie in der Klinik aufs Klo bringen, weil Sie unter den Wehen nicht mehr richtig laufen können und Kreislaufprobleme haben, später Ihren nackten Busen abtasten, wenn die Milchdrüsen verrücktspielen, oder Ihre Dammnaht begucken. »Luise, sieh mal nach, was meine Kreuzstickerei macht, die juckt total ätzend«, nannte es eine meiner Mütter.

Innerhalb kürzester Zeit kommen wir Ihnen vermutlich sogar

näher als Ihre engsten Freundinnen, denn wir lernen Sie und Ihren Körper kennen, wie Sie sich und den noch nie zuvor erlebt haben. Wem dies zu intim ist, der ist dann sicher besser aufgehoben mit einer bis dato und hinterher unbekannten Klinikhebamme, also einer, die eben »nur« zum Höhepunkt da ist.

*Was wir verdienen*

Fast hätte ich es vergessen, ein Wort noch zu unserer Versicherung (auch wegen der sind die Rufpauschalen nämlich höher geworden). Zum 1. Juli 2010 sind unsere Haftpflichtprämien von bisher 2370 auf 3690 Euro pro Jahr gestiegen. Im Verlauf der vergangenen 18 Jahre haben sie sich damit verzwanzigfacht. Und von über 100 Versicherern in Deutschland bieten ganze vier uns eine Versicherung an. Unter Auswahl verstehe ich etwas anderes.

Immer mehr freiberufliche Hebammen, die Teilzeit gearbeitet haben und nur 20, 30 Entbindungen pro Jahr betreut hatten, bieten nun nur noch Geburtsvorbereitungskurse und Wochenbettbetreuung an, aber die Entbindung »dazwischen«, also unsere eigentliche Hauptaufgabe! nicht mehr. Die Versicherung, über deren grundsätzlichen Sinn man ja gar nicht streiten kann, ist ihnen einfach zu teuer, vor allem im Vergleich zu dem, was sie einnehmen. Wir Vollzeithebammen müssen sie leider teilweise an unsere Frauen weitergeben – denn wir zahlen für den Versicherungsschutz, wenn ausnahmsweise etwas passiert und sich die Krankenkasse die Behandlungskosten zurückzuholen versucht. Hauptursache der gestiegenen Prämie ist aber zum einen die Tatsache, dass durch die Intensivmedizin immer mehr Frühchen überleben können, deren Versorgung immense Beträge kostet und die oft bleibende Entwicklungsstörungen haben, die behandelt werden müssen. Außerdem ist die Versorgung von Kindern, die nach einem Geburtsschaden schwer behindert überleben, besser geworden – und viel teurer, die Krankenversicherungen müssen mehr zahlen. »So zynisch das klingt: Früher sind viele Kinder, die bei der Geburt einen Schaden erlitten, gestorben. Heute kann man medizinisch mehr machen und das kostet«, sagte dazu Martina Klenk, die Präsidentin des Deutschen Hebammenverbandes in einem Zeitungsinterview. Nun könnte man meinen, dass sich Fehler bei der Geburt häufen und die Versicherungen sich deshalb derart absichern müssen. Dem ist wahrlich nicht so! Im Gegenteil, statistisch ist die Fehlerquote (ebenso wie die der Todgeburten) dramatisch gesunken. Wird allerdings ein Kind durch Fehler während der Geburt geschädigt, sprechen die Gerichte heute inzwischen Schadensersatz und Schmerzensgelder zu, die bis zu 1,5 Millionen Euro betragen können. Und das deckt dann die Haftpflicht der Hebamme – bis zu einer Million – ab. So, jetzt wissen Sie auch das und können es gleich wieder abhaken, denn bei Ihnen geht ja alles wunderbar!

Was freie Hebammen durch ihre Arbeit so verdienen, lässt sich eh mit drei Klicks im Internet erforschen, nämlich in unserer Gebührenordnung. Ich liste ein paar Beispiele auf: So zahlen die Kassen für die Betreuung einer Geburt im Krankenhaus 237 Euro, inklusive die acht Stunden vor der Geburt und die drei Stunden danach. Für ihren Einsatz im Geburtshaus bekommen die Hebammen 445 Euro, für eine Hausgeburt werden immerhin 537 Euro fällig. Ganz egal, wie lange es dauert, bis das Kind zur Welt kommt. Nacht- oder Wochenendzuschläge gibt es nicht (aber 70 Euro mehr, wenn es sich um Zwillinge handelt). Babys kennen keinen Tag und keine Nacht, keine Tageszeiten und keinen Termindruck. Ich finde, das ist ihr gutes Recht.

Okay, und Vergütungen ab 5,71 Euro gibt es, wenn beispielsweise ein Dammriss versorgt werden muss. Das steht alles bis zum letzten Cent in der Verordnung. Oder 7,65 Euro für die Erstuntersuchung des Neugeborenen, die sogenannte U1 oder auch den APGAR, der nach den Anfangsbuchstaben der verschiedenen Untersuchungen heißt: Zu diesem gehören Aussehen, Puls, Gesichtbewegung/Reflexe, Aktivität/Muskelspannung und Respiration/Atmung des Säuglings. Dieser APGAR wird eine Minute nach der Geburt gemacht und nach fünf sowie nach zehn Minuten wiederholt. Außerdem saugt die Hebamme noch verschlucktes Fruchtwasser ab, checkt, ob das Baby Verletzungen durch die Geburt hat, notiert sein Gewicht, Körperlänge und Kopfumfang, bestimmt den pH-Wert aus dem Nabelschnurblut, um zu sehen, wie gut die Sauerstoffversorgung während der Entbindung war … und so fort. Alles für 7,65 Euro. Vor Steuern. Ich weiß nicht, wie Sie das finden – ich finde das eigentlich ziemlich wenig. Aber so ist es nun einmal im Gebührengesetz festgelegt.

Hebamme ist einer der elementarsten Berufe, die es gibt. Vielleicht ist die Geburt unser gefährlichster Lebensabschnitt überhaupt – aber sie bedeutet in aller Regel Leben. Ich hatte als Mädchen auch überlegt, Kinderkrankenschwester zu werden. Aber da wäre ich oft dem Tod begegnet. Heute denke ich zwar manchmal: Warum bin ich bloß Hebamme geworden? Warum dieses Leben auf Abruf? Wieso stehe ich schon wieder um zwei Uhr nachts auf? Aber wenn ich dann ins Krankenhaus rase, manchmal über eine rote Ampel, öfter mit Strafmandat, ist das vergessen. Wenn ich einer Mutter ihr gesundes Kind in den Arm lege, dann ist dieses kleine Wunderwesen auch für mich ein Symbol für Glück, Stolz und Erleichterung. Auch weil ich mich darüber freue, was für Unglücke mal wieder nicht eingetreten sind. Diese Dankbarkeit sollte man sich bewahren.

## Auf dem Damm und drum herum

Selbst wenn Sie sich mit dem menschlichen Körper, also Ihrem, so gut auskennen, dass Sie locker bei Günther Jauch schwierige Fragen beantworten könnten, selbst dann ist Ihnen Ihr Damm meist eher unbekannt – und Ihrem Mann auch. Aber in der Schwangerschaft werden Sie das sogenannte Perineum, diese kleine Zone zwischen After und der hinteren Schamspalte, doch mal besser kennenlernen müssen. Sollten Sie Ihrem Partner aus diesem Buch vorlesen oder sollte er darin lesen, wäre mein Rat aus Erfahrung: Lesen Sie das Folgende alleine. Nur Sie.

Warum? Das Internet hat ja viele Abkürzungen hervorgebracht – und ich habe gelernt, dass dabei »TMI« für *too much information* steht, übersetzt und zugespitzt: Ich habe mehr erfahren, als ich je zu erfahren wünschte. So etwa ist es auch mit dem Damm. Er ist erstens eine erogene Zone, denn er enthält fünf Nervenzentren; zweitens ist er Teil Ihrer Beckenbodenmuskulatur, und die kann sich anspannen, entspannen sowie reflektorisch gegenhalten (was beim Aufs-Klo-Gehen oder beim Niesen etwa alles ganz automatisch passiert). Das alles gilt natürlich auch für den Damm Ihres Mannes.

Drittens, und das gilt nur für Ihren Damm: Wenn der Kopf, seltener die Schultern Ihres Babys, Ihren Damm extrem ausdehnen, kann dieses Gewebe reißen oder muss während der Geburt aufgeschnitten und danach genäht werden. Der Riss beginnt meist an der schwächsten Stelle des Gewebes, nämlich mittig am Scheideneingang Richtung After.

Kann! Muss nicht! Um dieses Thema geht es jetzt, und es betrifft nur Sie. Das Folgende muss Ihr Mann daher nicht lesen: TMI. Finde ich jedenfalls.

Die Ursache für die Hälfte aller Dammrisse ist das schwache Bindegewebe der Frau, für die andere Hälfte ist die nicht so gute Technik der Hebamme verantwortlich. Ganz selten liegt es auch daran, dass aus dem Bauch einer sehr zierlichen Frau ein Riesenbaby mit passend gewaltigem Kopfumfang herauskommt (aber die bereits erwähnte gertenschlanke Schauspielerin mit dem 4,7 Kilo schweren Jungen hatte zum Beispiel nicht einmal einen winzigen Kratzer an ihrem Damm!).

Die Dammrisse werden in drei Kategorien unterteilt. Beim ersten Grad sind nur Haut und Unterhaut des Dammes verletzt, hier wird zumeist nicht genäht. Beim zweiten Grad reißen auch Teile der Muskulatur darunter; beim dritten dazu auch die des Schließmuskels teilweise oder ganz. Hier näht der Arzt dann, mit lokaler Betäubung natürlich, jede Schicht wieder zusammen. Unter der

Geburt merkt die Frau es übrigens nicht, dass ihr Damm reißt, etwaige Schmerzen kommen erst später, wegen der Nähte und wenn der Heilungsprozess beginnt.

Ich habe mal eine unglaublich durchtrainierte, hochgewachsene Primaballerina entbunden. Sie bekam ein zartes Mädchen von nur knapp 2800 Gramm. Bei der hätte – nach Lehrbuch – gar nichts passieren dürfen. Und trotzdem hatte sie einen Dammriss dritten Grades.

Aber ich habe noch viel mehr Frauen mit erblich schwachem Bindegewebe entbunden – und sportlich waren sie auch überhaupt nicht. Bei denen hätte – zumindest nach Lehrbuch – ihr Damm reißen müssen. Ist er aber nicht.

Also, auf das Lehrbuch verlasse ich mich daher nicht. Und deswegen auch nicht auf all die Mittelchen und Tricks und Tipps, von denen in Büchern und inzwischen auch online so viel die Rede ist.

Vor allem geht es da um die tägliche Massage des Damms. Empfohlen wird sie zumeist ab der 36. Woche, um das Gewebe weicher, elastischer und flexibler zu machen und so die Gefahr zu vermeiden, dass es einreißt.

Zumeist wird zu Weizenkeimöl geraten oder zu einem teuren Fertigprodukt aus der Apotheke (ein winziges 50 ml Fläschchen kostet schon knapp 10 Euro – und Sie brauchen davon einige!). Oder zu einem selbst angerührten Mix aus Weizenkeim- und Johanniskrautöl, dazu ätherische Öle wie Rose und Muskatellersalbei. Damit sollen Sie sich drei Finger einölen sowie den Daumen, diesen dann nach und nach in die Scheide einführen und mit den Fingern U-förmig drum herum massieren, mit leichtem, sich steigerndem Druck. Dabei die Scheide mit dem ganzen Daumen ausdehnen. Insgesamt fünf bis zehn Minuten lang, bis es ein wenig kribbelt.

Inzwischen gibt es sogar ein teures Gerät, das sich die Frau in die Scheide schieben soll. Dieses wird dann aufgepumpt und zeigt die Dehnungszentimeter an. Zwei von meinen Frauen haben sich das Gerät gekauft, ohne mich vorher zu fragen, und nach einigen Versuchen wütend in den Müll geschmissen. Die eine Frau meinte, von dem Geld hätte sie lieber ins Kino gehen sollen. Die andere kam sich vor wie mit einem Vibrator aus einem Pornofilm.

Viele Frauen sind in den letzten vier Wochen vor der Entbindung am Damm sehr berührungsempfindlich – klar, es drückt ja auch der Kopf (oder Becken) des Babys darauf, was jetzt schon ein ganz schöner Speckmops ist. Dann tut so eine Massage ziemlich weh.

Und ich habe noch weitere gute Argumente, die die Dammmassage überflüssig machen:

Erstens: Es liegen insgesamt vier große Studien zum Nutzen der Dammmassage vor. Sehr kurz zusammengefasst deren Ergebnis: Alle weisen nur einen kleinen positiven Einfluss der Massage nach, zwischen fünf bis maximal neun (bei über 30-Jährigen zumindest) Prozent weniger Dammrisse, wenn die Frau vorher sehr regelmäßig und richtig (!) massiert hatte. Zudem wurde nachgewiesen, dass diese Frauen später, also im Wochenbett, nicht weniger Beschwerden hatten als die, die nichts gemacht hatten.

Zweitens: Das Keimöl riecht ziemlich unangenehm (Mandelöl deutlich besser, auch Olivenöl wird übrigens empfohlen).

Drittens: Es besteht immer die Gefahr, dass versehentlich Keime in die Scheide massiert werden, wodurch es zu Infektionen kommen kann, was nun wirklich vermieden werden sollte, denn sie gefährden Ihr Baby.

Viertens: Meiner Meinung nach der wichtigste Punkt! Sie selbst können an Ihrem wirklich schon ziemlich dicken Babybauch kaum noch vorbeigreifen, Sie müssen dann entweder die Finger von hinten einführen, also über den Rücken greifen – oder aber Ihr Mann müsste diese tägliche Massage übernehmen.

Nun erzählen mir nicht nur meine Frauen sehr viel, sondern auch oft deren Männer. Und gerade bei diesem Thema bekomme ich oft Anrufe. Deren häufigster Tenor: »Frau Kaller, ich finde das Ölzeugs eklig, ich möchte das nicht machen, das ist mir zu intim einerseits und zu klinisch andererseits. Und ich weiß nicht, ob ich je wieder Sex haben möchte, weil mich diese Massage total abtörnt – muss ich wirklich massieren?«

Ich finde zwar grundsätzlich, als preußische Hebamme einiges gewohnt, dass Frauen in der Zeit der Schwangerschaft viel aushalten müssen – und die Männer nicht. Also sollten sie mal bitte nicht jammern. Aber warum ihn zu etwas zwingen, wozu er so gar keine Lust hat? Und was, apropos, sich womöglich gar sofort wie später nach der Entbindung als Lustkiller erweist? Außerdem möchten auch sehr viele meiner Frauen nicht, dass ihr Mann etwas macht, was früher vielleicht zum Sex gehörte und nun so ein technischer Vergrößerungsprozess sein soll.

Klar, Sie – und zwar zuerst Sie alleine – müssen das entscheiden. Aber wenn Ihr Mann die Massage nicht machen möchte, sollten Sie das respektieren. Auch, weil deren Erfolgsquote doch eher gering ist und dazu noch das erwähnte Infektionsrisiko birgt.

Außerdem: Wenn Sie ein Gummiband jeden Tag dehnen und dehnen und dehnen, ist es irgendwann nur noch ausgeleiert. Dann lieber den Damm nur einmal dehnen – nämlich bei der Geburt.

### *Handarbeit – gut und bewährt*

Ich verlasse mich unter der Geburt auf den sogenannten Dammraffer. Den Griff habe ich in der Ausbildung gelernt, eigentlich habe ich ihn mir von alten erfahrenen Hebammen abgeschaut. Diese durften in der ehemaligen DDR nach drei, vier Jahrzehnten, in denen sie ausschließlich Hausgeburten betreut hatten, nur noch in Krankenhäusern arbeiten. Angeblich, um den Frauen und Neugeborenen eine bessere medizinische Betreuung zu sichern. (Insofern ist es doch schön, dass Frauen heute in Deutschland zumindest theoretisch die freie Wahl haben, sich zu entscheiden zwischen Hausgeburt, Geburtshaus und Klinikum.) Die Frauen, die von den erfahrenen Hebammen entbunden wurden, hatten wirklich weniger Risse bei ihren Entbindungen; wir Schülerinnen haben von ihnen gelernt und uns, halb im Witz, halb im Ernst, dann das »Dammrafferinstitut« genannt.

Der Dammraffergriff wird angewandt, wenn das Köpfchen Ihres

Babys geboren wird. Also wirklich erst ganz zum Schluss. Er funktioniert, solange das Kind beste Werte hat und es kein »Sterngucker« ist, also mit dem Gesicht nach oben Richtung zu Ihrem Nabel liegt, eigentlich immer recht gut: Meine linke Hand liegt auf dem Kindskopf, die rechte mit drei Fingern hinter dem After der Mutter, die linke dirigiert, sie schiebt das Köpfchen des Babys hervor – das hieß »das Hinterhaupt herausarbeiten«. Die andere Hand presst fest, sehr, sehr fest, zur Entlastung der Frau gegen ihren Damm.

»Luise, du knüpfst die Kinder ja heraus!«, sagte unser Oberarzt dann immer. Und das trifft es ziemlich genau, das Knüpfen ist ja auch eine vorsichtige filigrane Angelegenheit, wo nichts reißen soll. Wobei es das eben doch mal tut.

Heute lernen die Hebammen den Hinterdammgriff, der, finde ich, aber nicht ganz so gut funktioniert: Dabei versucht die Hebamme, um die Geburt des Köpfchens zu beschleunigen, mit den Fingerspitzen der rechten Hand durch das gespannte Gewebe zwischen Anus und Steißbein (das heißt Hinterdamm) das Kinn des Babys zu fassen, um es über den Damm herüber und der anderen Hand entgegenzudrücken. So soll das Köpfchen nicht in einer Wehenpause wieder zurückrutschen in den Geburtskanal.

In 40 Berufsjahren habe ich natürlich auch viele »Moden« bei Entbindungen miterlebt. Zum Beispiel, dass eine lange Zeit Hebammen wie auch Ärzte lieber gleich einen Dammschnitt gemacht haben, anstatt zu warten, bis das Gewebe von selbst reißt. Es gab, das haben mir Kolleginnen aus anderen Bundesländern erzählt, bis vor nicht allzu langer Zeit Dammschnittraten von über 50 Prozent! Sozusagen eine Routinemaßnahme, weil der schräg verlaufende Schnitt den After nicht gefährdet. Er wird auch bei Frühgeburten vorgenommen, um die Druckbelastung auf den Babykopf zu mindern. Andererseits machte man vor 30, 40 Jahren bei Erstgebärenden quasi automatisch einen Schnitt, ohne jegliche Ansehung der Person und des Geburtsverlaufs. Heute heißt es dagegen, möglichst wenig schneiden, denn ein natürlicher Riss heile besser.

Von all dem Hin und Her, pro und kontra Schnitt habe ich nie sehr viel gehalten. Bei Frühchen ist er zudem sowieso notwendig. »Immer Schnitt« ist für mich ein ebensolches Dogma wie die komplette Ablehnung von Dammschnitten, die dann mit einem auf gaaanz »natürlichem Wege« eingerissenen Schließmuskel endet, was für die betroffene Frau später sehr unangenehme Nachwirkungen haben kann.

Aus meiner Erfahrung würde ich sagen, dass ich bei maximal 15 Prozent meiner Frauen einen Schnitt setze (früher machten dies übrigens nur die Ärzte – und die schneiden meistens die ganze Scherenlänge, Hebammen nur die halbe!). Weil es erforderlich ist, vor allem für das Baby, das gerade zur Welt kommen will: Die Herztöne verschwinden, es muss nun sofort raus raus raus!

Und bei weiteren 15 Prozent reißt das Gewebe leider einfach so, oft nur ein wenig, manchmal stärker.

Eine meiner Frauen, deren Bindegewebe erblich bedingt wirklich katastrophal schlecht war – Stützstrümpfe bis zur Leiste wegen schwerer Krampfadern –, hat zwei Töchter und einen Sohn entbunden. Über ihre Dammrisse konnte sie immer noch Witze machen: »Sieht es diesmal mehr wie das Nildelta aus – oder ist es wieder wie die Mündung vom Orinoco geworden?« Inkontinent wurde sie dennoch nicht, alle Nähte sind jedes Mal wunderbar und schnell verheilt!

Einer anderen Frau, die beim ersten Kind einen Riss dritten Grades hatte, wollten Ärzte bei ihrem vierten (und letzten) Kind jetzt einreden, dass sie nur mit Kaiserschnitt entbinden dürfe. Sie wollte es aber nicht, zumindest wollte sie es erstmal auf klassisch-gewohntem Weg versuchen. Wir beide haben dann besprochen: Erstmal normal, notfalls – »wenn es knirscht«, kommentierte sie! – einen sogenannten sekundären Kaiserschnitt durchführen. Es klappte dann alles, sie bekam nur einen kleinen Riss ersten Grades – obwohl ihre Tochter einen Kopfumfang von immerhin 37 Zentimetern aufwies (statistisches geschlechtsunabhängiges Mittelmaß ist 35).

Übrigens: Im Geburtshaus oder bei Entbindungen zu Hause wird nur ein Riss ersten Grades versorgt, da Hebammen nicht nähen. Für alles andere werden die Frauen, die stärker gerissen sind, dann aus dem Geburtshaus in die Klinik eingeliefert. Auch aus diesen Gründen, so meine ich, kann die Frau ja auch gleich in der Klinik entbinden, anstatt mit ihrem gerade Neugeborenen dahin geschüttelt zu werden.

*Gerissen oder geschnitten – alles heilt wieder*

Nun ist also, warum auch immer, bei Ihnen der Kratzer da, oder ein Riss oder Schnitt. Genäht wird natürlich nicht gleich, jetzt kommt ja noch die Nachgeburt. Aber, vor allem – Sie haben Ihr Baby auf der Brust, abgenabelt und in warme Tücher gehüllt. Dann versorge ich das Baby, messen, wiegen, waschen. Danach bekommt es der Vater (oder wen auch immer Sie dabeihaben). Und dann erst wird genäht, mit lokaler Betäubung. Früher haben die Ärzte nur bis Mitternacht genäht, kam das Baby später, musste die Mutter bis zum Schichtbeginn am Morgen warten – es sei denn, sie hat irrsinnig geblutet – was schon wirklich fies war. Je nachdem, wie erfahren der Arzt ist, näht er in nur zehn Minuten alles wieder zu. Ist der Riss wirklich tief und lang, müssen also drei Schichten genäht werden, kann es leider bis zu einer Stunde dauern. Das wird vielen Frauen vorher nie gesagt, die sind dann immer ganz entsetzt, weil sie sich natürlich lieber um ihr Kind kümmern möchten oder einfach ausruhen wollen.

Für die Zeit danach gibt es Kühlpacks aus Gel. Ich finde, sie sind allerdings sehr dick, breit und steif. Meine Frauen haben geklagt, mit denen könne man maximal mit gespreizten Beinen sitzen, aber nicht gehen, insgesamt sei es ein unangenehmes Tragegefühl. Und dabei sollen sie Ihnen das Leben beziehungsweise die Heilung ja gerade angenehm machen!

Ich habe da eine kleine Erfindung anzubieten, sozusagen meine Geheimwaffe: das gefrorene Vaginalkondom! Bitten Sie Ihren Frauenarzt um einige der Gummiteile, die er über den Untersuchungsstab für den Ultraschall zieht, füllen Sie diese mit ein wenig Wasser, dann zusammenknoten, flachdrücken und einfrieren. Geht ziemlich schnell. Und dieses Teil hat etwa das Format einer schmalen kleinen Binde, passt also genau, ist ein wenig elastischer, da dünner – und Sie können sich viel besser damit bewegen.

Arnika-Globuli gebe ich auch gerne und meist mit Erfolg als Entzündungshemmer beziehungsweise Heilungsbeschleuniger.

Je nachdem, wie gut auch sonst bei Ihnen Wunden heilen, ist der Dammriss oder -schnitt in der Regel nach einer Woche geheilt und die Wunde vernarbt. Ich kontrolliere bei meinen Frauen sehr genau – denn der Wochenfluss setzt ja nun ein! Wichtig ist jetzt: Binden (ich habe meine Spezialmarken – die, die keine Klebstreifen haben) sehr häufig zu wechseln und diese hässlichen, aber nützlichen Einweghöschen aus Netz oder Fleece zu tragen. Und öfter zu duschen und nach dem Aufs-Klo-Gehen mit einem Glas Wasser zu spülen und danach stets auf niedrigster Stufe alles trocken zu föhnen. Früher hat man Traubenzucker auf die wunde Stelle gestreut, jetzt setze ich auf Luft und »unten ohne« und rolle alte Handtücher als Sitzring zusammen, auf den sich die Frau dann seitlich setzt. Diese Möglichkeit besteht im Winter natürlich eher nicht, denn weder Sie noch das Baby sollen in einem völlig überheizten Zimmer sein! Die Tücher müssen, wie am besten auch Laken und Bettbezug, täglich gewechselt und ausgekocht werden.

Ab dem fünften Tag sind täglich ein bis zwei kurze Sitzbäder mit einem Zusatz angesagt. Ich finde, Tannolact wirkt am besten, aber auch Mittel, die Konifere enthalten – Gerbstoffe sind jetzt wichtig für die Haut, auch wenn es schrecklich klingt. Manche meiner Mütter stillen sogar ihr Baby, während sie im Bad sitzen.

In all den Jahren hatte ich sehr selten eine Frau, deren Naht nicht richtig heilte. Oder die sich gar so entzündete, dass ein Arzt eine Spezialspülung machen musste. Bei den meisten war nach ein bis spätestens zwei Wochen alles wieder in Ordnung. Also machen Sie sich keine zu großen Sorgen!

## Das ganz Praktische – Papierkram und Organisation

Gehören auch Sie, wie die große Mehrheit meiner Mütter sowie ich, zu der Gruppe Menschen, die sich einmal in der Woche eine gute Fee herbeiwünscht, die für Sie den Papierkram für Bank, Steuer und Versicherungen erledigt (und danach bitte noch zwei Stapel Blusen wegbügelt)? Und sind Sie vor allem derzeit so gar nicht in Stimmung, das alles selbst zu machen, weil Sie lieber zum dritten Mal in dem Kinderklamottengeschäft stöbern möchten, wo Sie neulich diese witzigen Babybodys gesehen haben mit dem dicken Aufdruck »Still living with my parents«? (Genau: die, die Ihre Hebamme völlig überflüssig findet.) Wenn Sie also keine Fee zur Hand haben, werden Sie diese leidigen Dinge doch erledigen müssen. Hier kann auch gut Ihr Mann einspringen, beim Zusammensuchen der Unterlagen etwa – oder er führt die lange Liste, was Sie wann wo wieso weshalb warum abgeben müssen.

### VOR der Geburt
- Als werdender angestellter Papi: Urlaub beantragen, am besten sollte er 3–5 Tage vor dem errechneten ET beginnen; als Freiberufler: keine oder nur sehr wenige Termine um den ET herum legen
- Einen Kinderarzt auswählen für die Babyvorsorge-Untersuchungen U2 (am dritten Tag nach der Geburt, kann also durchaus auch noch im Krankenhaus erledigt werden) sowie die U3 (in der dritten Lebenswoche). Fragen Sie Ihre Hebamme oder Freunde nach einer Empfehlung. Ideal, wenn der Arzt bei Ihnen ums Eck ist
- Geburtsanzeige planen (Zeitung; Entwurf, Kosten und Druckdauer checken, falls Sie eine für Freunde und Familie anfertigen lassen und verschicken wollen)
- Krankenkasse: Im siebten Monat sollten Sie eine Bescheinigung Ihres Arztes über den voraussichtlichen Entbindungstermin schicken und das Mutterschutzgeld beantragen (Achtung, gibt

es nicht für Beamte); gegebenenfalls dazu Familienversicherung anfragen
- Pimpen Sie Ihr Telefon auf: Sie sollten alle Nummern einspeichern sowie als Ausdruck parat haben (Hebamme, Krankenhaus/Geburtshaus, Arzt, eventuell Notfallbabysitter für ein älteres Geschwisterkind oder »Dogsitter« für Ihren Hund; auch nicht schlecht, falls Sie kein Auto haben oder Ihr »Fahrer« glaubt, zu nervös für den Shuttleservice ins Krankenhaus zu sein: zwei Taxizentralen)
- In den letzten Wochen vor dem ET: Essensvorräte bunkern; auch ist es ärgerlich, kein stilles Wasser, kein Klopapier, keine Babywindeln und vor allem keine Binden im Haus zu haben, wenn Ihr Baby erst da ist. Und organisieren Sie, dass Ihnen Freunde in den ersten Tagen, wenn Sie wieder zu Hause sind, im Haushalt, beim Einkauf von Frischware oder mit den größeren Kindern helfen.
- Und, da angestellte Schwangere ja nun im Mutterschutz sind und nicht zur Arbeit müssen; freiberufliche nun kürzer treten sollten: Sie können sich jetzt auch um die Babysachen kümmern beziehungsweise die letzten Sachen von Ihrer Liste abhaken. Und, wenn Sie eines haben, Ihr Babyzimmer ausstatten (siehe Kapitel Shopping).
- Wenn Sie angestellt sind: mit dem Arbeitgeber die Elternzeit regeln! Das muss spätestens bis sieben Wochen vor der Geburt geklärt sein, wer von Ihnen wann und wie lange pausiert – also sollten Sie untereinander um den sechsten Monat herum alles in Ruhe planen und festlegen.

Zu diesem letzten Punkt gehört, neben dem offiziös-formalen Kram, den Sie beachten müssen, etwas fast noch Wichtigeres: Wie und ob Sie als Paar eine neue Aufgabenverteilung zu Hause regeln wollen, jetzt, wo Sie bald Eltern sind und sich um Ihren Nachwuchs kümmern müssen. Mindestens für die ersten vier bis sechs Monate nach der Entbindung kenne ich fast kein Paar, bei dem dies nicht hauptsächlich die Mutter übernommen hat – allein wegen des Stillens. Was aber nicht heißen muss, dass nicht der weiterarbeitende Vater ab jetzt die Wäsche macht und Samstag früh den Großeinkauf.

Liebe werdende Väter, das Folgende ist jetzt nur für Sie: Sie sollten jetzt ganz subtil versuchen herauszufinden, ob die Bald-Mutter an Ihrer Seite ein Geschenk erwartet – was mir etwa die Hälfte meiner Frauen sagen – und womit Sie ihr eine besondere Freude machen. Besonders geeignet sind Immobilien, Juwelen und renditestarke Aktien – das war jetzt ein Witz! Na ja, teilweise: Viele meiner Mütter haben sich sehr über einen Ring oder einen Armreif gefreut, in den zum Beispiel das Geburtsdatum und der Name des Kindes graviert waren. Aber auch die riesige, wirklich superbequeme Gartenhängematte, die ein Vater ausgeguckt hatte, kam toll an (allerdings liegen heute in ihr meist die inzwischen zwei Kinder und ihre kleinen Kumpels – oder der großzügige Spender selbst). Und natürlich sind ein Strauß aus Lieblingsblumen, eine Schachtel mit den köstlichsten Pralinen der westlichen Hemisphäre oder ein besonderes Parfum auch prima geeignet! Es geht ja nicht darum, etwas besonders Kostspieliges zu kaufen, sondern um eine Aufmerksamkeit, wenn so was denn unter Ihnen als Paar üblich ist (manche schenken sich ja auch nix zu Weihnachten oder zum Geburtstag, also warum dann zur Geburt?). Und dafür reicht auch die schönste rote Rose, die Sie auftreiben können. Wenn Sie glauben, Ihre Frau würde sich über ein Präsent freuen, dann erkundigen Sie sich bei den besten Freundinnen, oft kennen die die geheimen Wünsche Ihrer Frau vielleicht noch besser. Oder Sie fragen Ihre Freunde und Kollegen, die schon Familie haben, was die sich ausgedacht hatten.

Mich persönlich hatte die Fünf-Tage-und-Nächte-Aktion eines Vaters sehr beeindruckt: Das Baby musste per Notkaiserschnitt geholt werden, drei Wochen zu früh, weil meine Schwangere Fruchtwasser verlor. Er besuchte beide natürlich täglich im Krankenhaus – und zu Hause bohrte und schraubte er mit allen Freunden, die er dazu überreden konnte, die neue Küche zusammen, legte Böden, strich, lackierte und machte das neue Bad fertig. Das Paar war nämlich, dank Bauverzögerung und gekündigter Mietwohnung, statt ins fertige Haus auf eine Baustelle gezogen. Als Mutter und Kind nach einer Woche entlassen wurden, war quasi alles fertig. Große Freude! Denn sie hatte sich schon ziemliche Sorgen gemacht, wie man auf einer Baustelle mit einem Neugeborenen lebt.

### NACH der Geburt
Das Wichtigste ist die Geburtsurkunde. Ohne sie existiert Ihr Nachwuchs sozusagen gar nicht. Ohne sie gibt es kein Kindergeld, kein Elterngeld, keinen Eintrag bei der Steuer, keinen Kinderausweis (wenn Sie zum Beispiel die Großeltern besuchen möchten, die aber in einem anderen Land leben).

Zum Standesamt, was diese Urkunde in mehrfacher Ausfertigung ausstellt, müssen Sie in der ersten Woche nach der Geburt. In der Urkunde wird auch der beziehungsweise die Vornamen und der Familienname festgelegt – auch hierüber sollten Sie sich, wenn das Entbindungsdatum näherrückt, Gedanken machen …

Für das Standesamt brauchen Sie als Mutter:
- eine ärztliche Bescheinigung der Klinik, dass Ihr Baby geboren wurde; waren Sie bei der Entbindung im Geburtshaus oder zu Hause, eine von der Hebamme
- Ihren gültigen (was Sie am besten JETZT nachsehen!) Personalausweis/Reisepass
- Heiratsurkunde/Abschrift aus dem Familienbuch
- Geld (unterschiedlich hohe Kosten – in Berlin sind es 7 Euro für die erste, dann 3,50 Euro für jede weitere Geburtsurkunde).

Sie sind nicht verheiratet, wie immer mehr meiner Eltern? Dann brauchen Sie:
- auch Ihre eigene Geburtsurkunde (nach der Sie JETZT fahnden!)

- Vaterschaftsanerkennung, falls bereits vorhanden (wozu ich Ihnen rate, denn möchten Sie in zugigen Gängen voller niesender Menschen mit einem Neugeborenen auf den Termin dafür warten? Dafür müssen Sie einen Termin beim zuständigen Jugendamt vereinbaren, Ihre beiden Ausweise und Ihre beiden Geburtsurkunden mitbringen. Ist kostenlos!)

So schnell wie möglich müssen Sie nach der Geburt folgende Institutionen informieren:
- Krankenversicherung: wenn Sie anrufen, die schicken Ihnen dann ein Formular. Ausgefüllt und mit Geburtsurkunde retour schicken, dann erhalten Sie eine Versichertenkarte für Ihr Baby
- Arbeitgeber: Kopie Geburtsurkunde. Termin für Elternzeitgespräch festmachen
- Finanzamt: Perso, Lohnsteuerkarte (Sie möchten doch den Kinderfreibetrag von fast 6000 Euro nicht verschenken!)
- Einwohnermeldeamt (Perso, Geburtsurkunde, eventuell Vaterschaftsanerkennung)
- Familienkasse beim zuständigen Arbeitsamt für das Kindergeld: Antragsformular aus dem Internet runterladen, ausfüllen und mit einer originalen Geburtsurkunde retour schicken
- Elterngeld: Hier müssen Sie so viele Dinge abgeben und beachten, dass es fast ein eigenes Buch wäre; in jedem Bundesland sind zudem unterschiedliche Ämter zuständig. Auf der Website des Bundesfamilienministeriums sind Sie stets aktuell informiert, wer Ansprechpartner ist und was dann an Ihrem Wohnort nötig ist: www.bmfsfj.de

## Was brauche ich, was brauchen wir und was davon wirklich?!

Ihrer kleinen Tochter ist es ganz egal, ob sie einen nagelneuen Strampler von Baby Dior trägt (und den dazu passenden Dior

Schnuller, schon ab 29 Euro) oder ein Outfit aus dem Second-Hand-Shop ohne Pariser Label. Ihrem neugeborenen Sohn ist es schnurzpiepe, ob er in einem Bugaboo Cameleon ausgefahren wird, dem neuesten Modell der seit einigen Jahren besonders angesagten Kinderwagenmarke aus Holland, oder in einer geerbten Karre, in der bereits alle seine Geschwister, Cousins und Cousinen gelegen haben, was man ihrem verblichenen Polster und dem zerschrammten Gestell auch deutlich ansieht. Diese Aufzählung lässt sich fortsetzen mit dem antiken restaurierten Bettchen, der maßgefertigten Wickel-Einbaukommode oder der todschicken Wickeltasche für unterwegs: Die aktuell teuerste ist aus trüffelfarbenem Leder, stammt von einer Londoner Firma namens Storksak und wurde durch die Babys von Sarah Jessica Parker, der Hauptdarstellerin aus *Sex and the City*, berühmt – Angelina Jolie hat sie übrigens auch, in schwarz.

Lauter Dinge, die schön sind, aber eben ganz schön teuer – und auch in der günstigeren Variante keineswegs schlechter.

Dennoch: Wenn Sie in der Buchhandlung stehen, vor den Büchern mit den niedlichen, coolen, kitschigen oder schicken Kinderzimmerfotos darauf, wenn Sie im Babyfachmarkt an den endlosen vollgestopften Regalen vorbeischlendern oder durch die zahllosen Blogs und Websites surfen, auf denen Babyklamotten, -möbel und -accessoires angeboten werden, beschleicht Sie vielleicht manchmal das Gefühl, Sie müssten viele der präsentierten Dinge kaufen. Neu kaufen. Sofort kaufen. Vielleicht tun Sie das auch. Vielleicht erwerben Sie sogar nahezu alle. Wenn Sie das glücklich macht (und Ihr Dispo nicht ausgereizt ist): Warum nicht?! Dann überspringen Sie dieses Kapitel einfach.

Aber lesen Sie vielleicht doch noch diese zwei kleinen Geschichten: Eine meiner Frauen, eine Designjournalistin, lebt mit ihrem Mann in einer schönen Altbauwohnung Nähe Landwehrkanal, eine quirlige Ecke. Für ihre Tochter richtete sie das Babyzimmer bereits Monate vor der Geburt mit Möbeln ein, die sie beim Antiquitätenhändler ums Eck kaufte sowie in Amerika und in England bestellte. Die Wände ließ sie in zwei zarten Grüntönen von Farrow Ball streichen (ich habe mir erklären lassen, das sei *die* britische Edel-Marke für Farben und Lacke). Sogar die beiden Matratzen für Stubenwagen und das Babybett aus Mahagoni, ein uraltes geschnitztes Familienerbstück, wurden mit einem Streifenstoff auf Maß bezogen, weil sie auch unter Spannlaken hübsch aussehen sollten. Und weil die werdende Mutter im Überschwang zu viel Stoff gekauft hatte, gab es ebenfalls ein neues Polster für den ererbten Still-Ohrensessel. Aus einem hippen Laden in Berlin-Mitte stammten die Lämpchen mit handgestrickten Schirmen, deren Farbton genau auf die Gardinen abgestimmt war. Übertrieben? Vielleicht. Aber: Das Ergebnis ist ein so wunderschönes Zimmer, dass ich am liebsten selbst eingezogen wäre! Sehr persönlich, sehr liebevoll bis ins kleinste Detail – und so schick, das es jederzeit in einem Stil-Buch gezeigt werden könnte.

Eine andere meiner Frauen, handwerklich sehr begabt, aber mit ziemlich leerem Portmonee, ging ganz anders vor: Sie fragte Freunde und Verwandte nach ausrangiertem Kindermobiliar und ließ sich Fotos mailen, holte dann mit einem geliehenen Kombi diejenigen Sachen ab, die in die Sechs-Quadratmeter-Kinderkammer passten, die bis dato ihr Abstellraum war. Nun strich und lackierte sie alles Mobiliar in diversen Blautönen von Tinte bis Himmel (sie wusste bereits, es würde ein Sohn). Ich weiß noch genau, wie lustig sie aussah, als ich sie im Spätsommer vor der Entbindung besuchte: Siebenmonatsbauch, vollgekleckste Latzhose und T-Shirt, Farbspritzer überall auf Nase und Haar – und strahlende Vorfreude in den Augen. Die alten kaputten Dielen hatte sie abgeschliffen und hell lasiert, eine Wand war halbhoch mit knallblauer Tafelfarbe getüncht. Über das Glas des schmalen Fensters tanzten blaue Vögel, die sie aus selbstklebender Folie geschnitten hatte, eingerahmt von duftig weißen Vorhängen mit aufgemalten, türkisen Tupfen. Auch dies ein wunderschönes Babyzimmer, sehr persönlich, sehr liebevoll, sehr schick. Seine Kosten: knapp 50 Euro fürs Material – und viel Zeit. Inspiration hatte diese Mutter im Internet gefunden, auf einer amerikanischen Website namens ohdeedoh.com. Ich selbst bin keine große Surferin (und mein Englisch ist leider nicht besonders), aber dort habe selbst ich mich dann begeistert durch viele tolle Foto-Beispiele vom »baby room« bis zu Geschwisterzimmern geklickt, mit Ideen von sehr günstig bis sehr teuer.

Sie merken, ich habe volles Verständnis für den Nestbautrieb, und sei er auch noch so ungebremst. Aber: Ich bin Kriegskind, ehemalige DDR-Bürgerin und alleinerziehende Mutter gewesen, drei Abschnitte in meiner Biographie, aufgrund derer ich dazu neige, sparsam zu sein. (Bis auf meine Schwäche für schnelle Autos und hohe Schuhe, die aber erst spät im Leben erfüllt werden konnte.) Und sparsam wäre ich auch beim Einkaufen fürs Baby, denn sehr viel vom Zubehör werden Sie bloß kurz benötigen. Auch das Zimmer, so meine Erfahrung, sollte etwa alle 12 Monate ausgemistet, umgebaut und so dem höheren Alter Ihres Nachwuchses angepasst werden. Meinen Eltern sage ich immer: »Geben Sie mir mal Ihre Liste, ich streiche Ihnen raus, was Sie nicht brauchen.« Zumeist bleibt nur die Hälfte stehen. Weil ich Ihre Liste gerade nicht anschauen kann, hier meine Tipps, was Sie wirklich benötigen, was wirklich sinnvoll, nützlich und haltbar ist – und was Sie sich sparen können. Ansonsten: All you need is love!

Ab und zu wird im Folgenden ein Produktname fallen, ich möchte dazu bloß kurz anmerken: Keine Firma bezahlt mich für Werbung, ich bekomme keinerlei Provision – meine Empfehlungen basieren allesamt auf Erfahrungen, die meine Frauen und ich gemacht haben, nicht auf Kontobewegungen.

Hier nun erst einmal die Sachen, die Sie sich kaufen sollten.

*Alles fürs Baby*

**Der Windeleimer**
Das Thema »Verdauung« wird ab der Geburt Ihres Kleinen auf einmal immense Bedeutung bekommen – verdaut mein Kind zu wenig? Zu viel? Zu fest oder zu flüssig? Zu oft oder zu selten? Neu-

Eltern können sich über alle Facetten der Nahrungsverarbeitung im Körper lange den Kopf zerbrechen und noch länger darüber austauschen, was für Nicht-Eltern sehr befremdlich, ja sogar eklig sein kann.

Eine meiner Frauen, von Beruf Chemielaborantin, hat daher eine Art Periodensystem der Körperausscheidungen ihres Sohnes entwickelt, von K-1 bis K-10: Die »1« bedeutete dabei schwerer Durchfall, die »10« das absolute Gegenteil; wofür das »K« stand, können Sie sich sicher denken ... Jedenfalls war sie dank dieser Abkürzungen auch in feinster Gesellschaft in der Lage, kurz den Kindsvater und ihre eingeweihten Freundinnen (die das System dann gerne für sich übernommen haben) über Windelinhalte zu informieren, ohne dass sich jemand schüttelte bei so einem »unfeinen« Gesprächsthema.

Das Wichtigste am Windeleimer ist der sehr gut schließende Deckel. Das Zweitwichtigste: die häufige Leerung. Sie sollten keines der teuren Modelle nehmen, für das Sie noch zusätzlich – und das ja über die nächsten drei, vier Jahre hinweg! – Folienschlaucheinlagen kaufen müssen, mittels derer jede benutzte Windel separat und angeblich geruchssicher eingedreht wird. Die Kosten für diese Nachfüllkassetten summieren sich nämlich auf mehrere hundert Euro. Besonders umweltfreundlich ist dieser Plastikmüll auch nicht gerade, und es tut auch ein ganz normaler 60- oder 30-Liter-Müllbeutel, den Sie an der Kassette befestigen. Das ist viel günstiger und funktioniert mit etwas Übung ganz einfach.

Oder Sie nehmen zunächst einen kleinen Badezimmer-Treteimer, der täglich geleert wird (ganz generell eine klassische Väteraufgabe, finden meine Frauen). Der reicht gerade in den ersten Milch-Monaten vollkommen aus, denn erst wenn Ihr Baby zusätzlich Gemüse- und Fleischpüree bekommt, wird der Inhalt seiner Windeln manchmal ganz schön stinken. Auch später, wenn Ihr Kind nur noch nachts eine Windel trägt, Sie also selten mehr als eine täglich im Eimer versenken, können Sie so ein Minimodell wieder einsetzen – das schafft zudem ein bisschen mehr Platz im Kinder- oder Badezimmer. Schauen Sie sich bei Freundinnen einmal deren jeweilige Lösungen an und gegebenenfalls ab.

Fazit: Windeleimer muss sein.

**Das Stillkissen**

Das Stillkissen könnte man auch Stützkissen nennen, Kuschelrolle, Lesehilfe, Fallschutz … Sie sollten sich dieses wirklich praktische, langlebige und vielseitige Teil ruhig bereits im fünften, sechsten Monat gönnen. Denn schon in den letzten Monaten der Schwangerschaft ist es ideal, um Ihren Bauch oder den manchmal schmerzenden Rücken beim Schlafen abzustützen. Die Länge des Kissens (eigentlich eine Art gebogene Kissenwurst) hängt ein wenig von Ihrer Körpergröße ab. Ich persönlich empfinde allerdings die Zwei-Meter-Riesen als zu unhandlich und 160 Zentimeter lange Kissen als vollkommen ausreichend. Fragen Sie unbedingt auch Ihre Freundinnen nach deren Erfahrungen und Empfehlungen oder leihen sich bei denen mal testweise ein Kissen aus.

Beim Stillen – dazu im entsprechenden Kapitel mehr – finden meine Frauen dieses Kissen unersetzlich hilfreich. Ich selbst hatte damals nur ein wirklich unhandliches 80 × 80-Kopfkissen und halte das Stillkissen für eine ebenso einfache wie geniale Neuerung.

Praktisch ist das lange Teil auch, wenn Sie zum Beispiel Ihr Baby am gemütlichen Sonntagsfrühstück teilnehmen lassen wollen – einige meiner Frauen legten ihr Kind einfach auf den gedeckten Tisch, das Stillkissen drumherum als Wegrollschutz. Das funktioniert ideal auch auf einem tieferen Wohnzimmersofa.

Und viele meiner Frauen haben gar noch Jahre nach der Geburt ihres Nachwuchses das Stillkissen in Gebrauch: nun zum Lümmeln auf dem Sofa beim Fernsehen, als Rückenstütze beim Lesen im Bett, gerne auch als Baumaterial für Kinderhöhlen (auch Hunde schätzen so eine Höhle), ja sogar als »Zugluftdackel« in einem halbrunden Erkerfenster hat es einer Mutter gedient, bis das zweite Baby kam!

Es gibt Kissen mit Dinkelspelzen oder mit Hirseschalen gefüllt, die machen allerdings einige Arbeit (oft auslüften, Gefahr der Schimmelbildung, schwer), mit Wollkügelchen (auch die trocknen nur schwer) oder EPS-Perlen aus Polystyrol (besonders leicht, achten Sie jedoch gerade bei denen auf Umweltsiegel). Letztere sind meiner Erfahrung nach nahezu unverwüstlich.

Die dazu angebotenen Bezüge sind leider oft kitschig bis knallig bunt. Wenn Ihnen das auch nicht gefällt, fragen Sie doch eine begabte Freundin, Mutter, Schwiegermutter oder einen Schneider, ob die Ihnen etwas Schlichteres, Schickeres nähen – dabei müssen Sie lediglich beachten, dass der ausgesuchte Stoff bis 60 Grad waschbar ist, weil Ihr Baby schon öfter mal draufspucken wird. Schön sind auch die fertigen Frotteebezüge, die im Internet in vielen frischen Unifarben zu haben sind. Viele meiner Frauen haben davon gleich zwei bestellt, passend zur Einrichtung und sehr praktisch, wenn der eine mal wieder in die Waschmaschine muss.

Mein Fazit: Stillkissen ist wichtig. Her damit!

### Das Babyphone

Sie haben eine große Wohnung, ein Haus, einen Garten? Dann brauchen Sie wohl eines. Sie haben weder noch? Dann sparen Sie sich das Geld. Denn schon bald wird Ihr Baby so erstklassig laut brüllen können, dass Sie es auch am entferntesten Ende Ihres Zuhauses hören beziehungsweise aus dem eigenen Schlaf hochschrecken werden.

Falls Sie ein Babyphone aus den genannten Gründen benötigen, nehmen Sie eines der Modelle, die besonders strahlungsarm im Test abschneiden. Und besonders bedienerfreundlich sind: Eine meiner Frauen lud ein paar Monate nach der Entbindung alte Freunde zum Kartenspielabend. Sie stellte das Sendegerät neben ihre schlafende Tochter, schloss (erstmals) die Tür zum Babyzimmer ganz, ging ins Wohnzimmer, schloss dessen Tür ebenfalls erstmals ganz und legte los mit dem »Zocken«, das Empfangsteil voll aufgedreht direkt neben sich, um beim kleinsten Muckser sofort reagieren zu können. Gut drei Stunden später, die alten Freunde lobten das so brav und still schlafende Baby sehr, schaute die junge Mutter doch mal im Kinderzimmer nach. Und musste feststellen, dass sie die zwei Elemente verwechselt hatte – die Kleine war drei Stunden mit der Pokerrunde beschallt worden, und zwar wirklich laut. Aufgewacht war sie davon anscheinend nicht.

Einer meiner Väter, im Hauptberuf in der Computerbranche und stets mit den allerneuesten Gadgets ausgestattet, erwarb für seinen wenige Wochen alten Sohn ein sehr teures, ziemlich martialisch aussehendes pechschwarzes Set. Das bot angeblich eine Reichweite von über 250 Metern (die junge Familie wohnte in einer normalen 3-Zimmer-Wohnung), war absolut wasserfest (in der Wohnung gab es keine Badewanne, erst recht keinen Pool!) und zusätzlich als Walkie-Talkie verwendbar (»Damit kann mein Kleiner später mit seinen Kumpels spielen!«). Im Alltag jedoch war dieses Modell so empfindlich, dass es beim kleinsten Nebengeräusch, wie Telefonklingeln, Fernseher, Toaster etc. wahnsinnig übersteuerte und fiese, fiepsende Töne von sich gab, egal, wie sehr man sich mit der Voreinstellung an den vielen Knöpfen und Kanälen auch Mühe gab. Nach einer guten Woche entsorgte es die Mutter völlig genervt – als Elektroschrott. Und neckt seither ihren Mann gnadenlos mit dem Fehlkauf des von ihr so getauften »Modell 24 hours, FBI-abhörsicher, tauchgeeignet bis zu 5000 Meter«.

Was mich – zumindest technisch – beeindruckt, ist die Möglichkeit, das Handy und das Festnetztelefon zusammenzukoppeln und Letzteres als Sender für Babys Wachwerd-Geräusche zu nutzen. Das Gleiche gibt es auch als App für das iPhone. Ich rate aber unbedingt und kategorisch davon ab, schon Kleinstkinder ganz allein in der Wohnung zu lassen, darauf zu vertrauen, dass das Handy alles überträgt und Sie dann nötigenfalls schnell aus dem Café ums Eck zurückflitzen könnten! Ob Funkloch oder gar Kabelbrand, richtig zuverlässig sind diese Systeme nie. Ich finde, lieber weniger ausgeben oder aber Geld in einen zuverlässigen Babysitter investieren, dafür aber nichts riskieren.

Mein Fazit: Ein Babyphone kann man kaufen, muss man aber nicht.

**Die Wickelkommode**
Praktischer und günstiger als eine Ausschließlich-Wickelkommode ist ein stabiler Aufsatz, den Sie auf ein vorhandenes Möbel schrauben, das Sie vorher entsprechend von der Wand abrücken. Faustregel: Die Kommode plus Aufsatz sollte etwa hüfthoch sein. Denn richtig lange wird, finde ich, gar nicht auf der Auflage gewickelt und angezogen – so weit oben kann es nämlich ganz schön gefährlich werden. Sobald sich Ihr Baby von alleine drehen kann (also irgendwann zwischen seinem vierten und siebten Lebensmonat – alles dazwischen ist normal!), spätestens, wenn es krabbeln kann, wird es ziemlich »tricky«, einen zappeligen halbnackten Wonneproppen mit schmutzigem Popo 100 bis 110 Zentimeter über dem Boden zu bändigen, vor dem Absturz zu bewahren und dabei selbigen Po auch noch zu säubern und neu zu wickeln. Eine dritte Hand wäre nun wirklich sehr hilfreich. Ich sage meinen Frauen immer, solange es keine dritte Hand zu kaufen gibt, wickeln Sie einfach auf dem Boden: und zwar auf der an den Seiten und hinten erhöhten Polsterauflage (mit abziehbarem Bezug natürlich) der Wickelkommode. Das nötige Zubehör wie Feuchttücher, Spucktücher, Windeln, Wundcreme, Ersatzbody und ein Spielzeug würde ich in einen kleinen flachen Korb legen, der sich bei Nichtgebrauch zum Beispiel unter die Kommode oder den Kleiderschrank schieben lässt. Da gäbe es bei Ikea weiche Modelle mit Fächern namens Skubb und Komplement, die eigentlich für Gürtel, Socken und Slips gedacht sind (wofür Sie sie dann später ja verwenden können).

Wickeln können Sie im Babyzimmer, aber natürlich auch im Schlafzimmer oder im Bad (wenn Sie den Popo lieber mit Wasser und Lappen säubern). Wenn sich Ihr Baby ausgerechnet dann, wenn Sie ein einziges Mal nicht aufpassen und beide Hände woanders haben, plötzlich wegdreht oder -krabbelt, kann ihm nichts passieren.

Viele Hebammen sagen, Sie könnten ruhig auf der Kommode wickeln, bis Ihr Kind überhaupt keine Windeln mehr braucht. Ich habe aber einfach schon zu viele Frauen erlebt, die mich weinend und verzweifelt anriefen, weil ihnen gerade ihr Kind von selbigem Möbel gefallen war. Zum Glück hat sich keines dieser Babys bleibende Schäden zugezogen, aber Beulen, blutende Nasen, Blutergüsse und Tränen von Baby wie Eltern sind ja auch schlimm genug. Und – in diesem Fall zumindest – leicht vermeidbar.

Einen Wickelaufsatz bekommt man oft auch im Second-Hand-Laden; das Polster dagegen, das man ja im Vergleich sehr viel länger benutzt, können Sie sich natürlich auch neu kaufen. Praktisch sind zwei Bezüge dafür – und ebenso wie beim Stillkissen können Sie die auch mit Selbstgenähtem »personalisieren«!

Fazit: Eine ganze Kommode ist unnötig, in Teilen aber gut.

### Der Stubenwagen

Viele finden ihn altmodisch, manche überflüssig. Ich mag ihn – vor allem, wenn er gut und leise laufende Räder hat. In den ersten sechs Monaten (die meisten Babys passen länger nicht hinein, vor allem Jungs nicht) leistet ein Stubenwagen gute Dienste als Tagsüber-Schlafstatt, die Sie schnell in eine dunklere Ecke schieben können oder in das Zimmer, in dem Sie sich aufhalten, wenn Ihr Baby ein Nickerchen macht. Eine meiner Frauen rollte ihn sogar mit ins Bad, weil sie diese Schlaf-Pause gerne nutzte, um dann selbst länger in der Wanne zu entspannen.

Auch wenn die Wachphasen des Nachwuchses länger werden, kann man das Kind mal einige Zeit in den Wagen legen und mit einer Rassel oder einem Beißring beschäftigen. Dann bleibt Ihnen Zeit, ein paar Dinge zu erledigen, für die Sie nun mal beide Hände brauchen.

Wenn Sie allerdings eine kleine Wohnung haben, steht der Stubenwagen Ihnen vielleicht zu sehr im Weg herum, nimmt zu viel Platz weg? Oder Sie finden das ganze Drumherum mit Baldachin etc. kitschig? Dann macht Ihr Kind seinen Mittagsschlaf ebenso gut im Bettchen. Zudem steht das ja auch in einem Zimmer, das Sie mittels Rollo verdunkeln können sollten – viel besser für den Schlaf.

Die normalen dünnen Stubenwagenmatratzen sind nicht für den dauerhaften Nachtschlaf Ihres Babys geeignet! Wenn Sie eine dickere Matratze finden und eine kleine Wohnung haben, können Sie jedoch überlegen, erst mal gar kein »richtiges« Babybett von 140×70 Zentimetern zu kaufen, sondern Ihr Kind auch nachts im Stubenwagen schlafen zu lassen. So haben es einige meiner Mütter gemacht, die sowieso in eine größere Wohnung umziehen wollten oder ein Haus bauten, das eigentlich schon vor der Geburt bezogen sein sollte (ich habe kaum einen Bau erlebt, der rechtzeitig fertig wurde).

Einige meiner Väter haben sich etwas Witziges ausgedacht: ein klassischer großer Wäschekorb aus Weidengeflecht, unter den sie eine Baumarkt-Platte aus mitteldichter Holzfaser mit vier Industrierollen montiert hatten. »Ein bisschen Moses in modern«, wie der eine zu mir sagte. Als die Babys zu groß wurden für das Körbchen, wurde einfach das Nest-Polster innen entfernt, es wanderte wieder in den Waschkeller oder diente als Aufbewahrung fürs erste Spielzeug. Hat alles nicht viel gekostet, sah aber süß aus.

Eine meiner Frauen nutzte in den ersten acht bis zehn Wochen eine Wiege zum Zusammenstecken aus Pappe (keine Angst, die war total stabil). Die hatte sie sehr hübsch bemalt, und als ihre Tochter zu groß dafür wurde, verschwand die Wiege, fix und ohne Schraubenzieher in flache Einzelteile zerlegt, einfach hinter dem Kleiderschrank, wo sie auf Baby Nummer zwei gewartet hat – ohne wertvollen Stauraum wegzunehmen. Freunde machten zwar Witzchen über »Ruhe im Karton«, aber ich fand die Wiege süß, praktisch auch fürs Verreisen, einfach mal was anderes. Inzwischen gibt es verschiedene Modelle im Internet, in weiß, in braun oder mit Mustern, zum Beispiel bei rasselfisch.de.

Fazit: Stubenwagen kann man kaufen, muss man aber nicht.

### Kinderwagen, Autositz, Babybett und Matratze

All diese Dinge brauchen Sie unbedingt. Sie können den Wagen und das Bett ruhig gebraucht kaufen, nicht aber die Matratze und auch den Sitz nur, wenn er von einer sehr guten Freundin stammt.

Welchen Wagen Sie nehmen, hängt zum einen von Ihrem Budget ab. Zum anderen ist wichtig, ob Sie wirklich alles zu Fuß erledigen – dann brauchen Sie einen größeren stabilen, in dem Sie unten in der Ablage gut Ihre Einkäufe verstauen können, am besten ein Modell mit Luftbereifung. Wenn Sie aber lediglich Ihr Baby spazieren fahren, ansonsten aber immer das Auto nutzen: Dann brauchen Sie ein Modell, das sich leicht zusammenklappen und in den Kofferraum heben lässt (und dort nicht komplett alles ausfüllt).

Bei meinen Frauen habe ich so ziemlich alle fahrbaren Untersätze gesehen und teilweise auch »Probe gefahren«. Mir persönlich erschienen die Kombimodelle von Hespa, Emmaljunga oder der Mistral von Teutonia als klassisch gute Marken, wenn man gern zu Fuß unterwegs ist. Und (der aktuelle Testsieger!) eben der teure Bugaboo, wenn man autotauglichere Modelle will.

Zum einen empfehle ich, auch wegen der Schadstofftests, die praktisch jährlich erscheinenden Vergleiche in den Zeitschriften Waren- und Ökotest zu lesen. Aber auch der Praxistest ist wichtig, und damit meine ich nicht mal eben drei Meter schieben im Geschäft, über einen glatten Teppich ohne Schlaglöcher, Schnee- und Hundehaufen: Also leihen Sie sich doch von Freunden, die frischgebackene Eltern sind, deren Wagen aus, ruhig mit Baby drin (dessen Eltern haben dann mal eine Stunde Pause und freuen sich)! Dann gehen Sie 30 Minuten durch Stadt plus Park, kaufen danach noch ein paar Dinge im Supermarkt ums Eck und transportieren alles, vor allem das Baby, sicher retour. Dazu noch ein Zusammenklapp- und Wiederaufbautest – fertig. Und danach rufen Sie Ihre nächsten Freunde an, für den nächsten Test, bis Sie das Ihnen ideal erscheinende Modell gefunden haben.

Grundbedingungen dabei sind sowieso: eine gute Federung, ein vergleichsweise leichteres Alugestell, eine feste herausnehmbare

Tragetasche fürs Baby, eine einfach mit dem Fuß zu bedienende Bremse, die Sie weder Kraft, Nerven noch Nägel kostet. Und sollten die Eltern sehr unterschiedliche Körpergrößen haben, muss der Lenkbügel schnell und gut höhenverstellbar sein. Ich persönlich mag die Kombi-Wagen, weil die Ihnen am längsten nützlich sind: Sobald Ihr Baby sitzen kann, lässt sich dieser Alleskönner zur Sportkarre umbauen.

Achtung: Neuerdings dürfen Sie, so eine EU-Norm, mit dem Kinderwagen nicht mehr Rolltreppen benutzen. Also immer nach Aufzügen schauen oder fremde Menschen um Hilfe bitten.

Überlegen Sie auch, wo Sie den Kinderwagen bei Nichtgebrauch abstellen, wenn Sie kein eigenes Haus haben. Reden Sie mit (kinderlosen) Nachbarn und Ihrer Hausverwaltung. Manche meiner Mütter haben – nach leidvoller Diebstahlserfahrung – ihren erneut gekauften, im Hausflur geparkten Wagen mit einem Fahrradrundschloss gesichert. Und ein letzter Tipp: Wenn Sie ein Winterbaby bekommen und daher oft bei grau-dunklem Wetter unterwegs sind, können aufgeklebte Reflektorstreifen am Wagen sinnvoll sein.

Auch bei Autositzen (von denen Sie sich im Laufe der Jahre leider einige kaufen werden müssen) ist die Auswahl riesig. Damit schon Ihr Kleinstkind sicher on tour geht, checken Sie die aktuellsten Tests, die Sie sich für wenig Geld online herunterladen können. Bis vor zehn Jahren etwa wurde der Seitenaufprallschutz bei Unfällen nicht berücksichtigt, als er dann zum Kriterium wurde, bekamen langjährige Testsieger plötzlich miese Noten. Also: Immer nur die aktuellsten Ergebnisse lesen!

Die Matratze im Babybett (das Sie sich ruhig von Freunden leihen können) sollte fest und luftdurchlässig und schadstofffrei sein – auch hier gilt: Studieren geht über probieren, besorgen Sie sich ein Top-Modell, denn es wird ja viel und oft genutzt.

**Das Steckkissen/der Pucksack**
Ebenso wie den Stubenwagen finden viele Menschen das Steckkissen altmodisch – das ist es auch, es ist ja eines der ältesten Möglich-

keiten, sein Baby sicher und geborgen zu halten und schlafen zu lassen. Steckkissen oder Pucksäcke sind eine Art enge Schlafsäcke für Babys. Sie variieren auf moderne Weise die uralte Wickeltechnik, Arme und Beine des Neugeborenen in den ersten paar Lebensmonaten enger an den kleinen Körper zu legen – das gibt ihm ein Gefühl der Geborgenheit, wie es im Mutterleib auch war.

Gerade Minis, die unruhig schlafen, die aufwachen, weil sie im Schlaf mit den Ärmchen fuchteln und sich dabei selbst »wachhauen«, werden so ruhiger – zudem bleiben sie in der Rückenlage, die alle Ärzte inzwischen empfehlen. Die warme begrenzende Hülle vermittelt Ihrem Kind Sicherheit, es schläft besser, meist hat es auch weniger Blähungen.

Steckkissen und Pucksäcke müssen auf Gewicht und Körpergröße genau abgestimmt sein, damit sie passen – zu groß auf Zuwachs gekauft bringt gar nichts. Aber natürlich können Sie dafür auch, je nach Jahreszeit, ein einfaches Tuch aus Flanell, Baumwolle oder auch Mikrofleece nehmen! Ihre Hebamme zeigt Ihnen, wie gewickelt wird – es ist wirklich babyleicht! Den Schlafsack von Cosyme finde ich besonders gut. Auch der Ganzkörper-Pucksack ist gut, zum Beispiel ein SwaddleMe, mit Klettverschlüssen.

Später, wenn sich um den dritten Monat herum das Herumfuchteln gelegt hat, medizinisch gesprochen also der Moro-Reflex weg ist, können Sie auch einen Pucksack nehmen, etwa den Klassiker von Topolan aus Frottee, Nicki, Feincord oder Baumwolle. Oder einen Schlafsack. Zum Schlafen ansonsten bitte: Keine Decke! Kein Kissen!

### Die Babytrage/das Tragetuch
Babytrage: Finde ich super, denn das Baby ist eng am Körper von Mutter oder Vater, und diese haben beide Hände frei – praktisch bei Hausarbeit, Büroarbeit ebenso wie auf dem Spielplatz mit den größeren Geschwistern. In den letzten Jahren habe ich die Babytrage von Manduca schätzen gelernt (es muss ja keine der teuren, jährlich erscheinenden »limited Editions« sein).

Das Tragetuch: Viele meiner Frauen schwören darauf, andere hassen es, weil sie entweder nicht damit klarkommen oder es ihnen zu »öko« erscheint (das gilt erst recht für Väter). Die richtige Länge des Tuchs ist abhängig von der Trageweise, die Sie binden möchten, sowie Ihrer Körpergröße. Möchten Sie Ihr Baby nur in der Wiegenposition oder auf der Hüfte tragen, reicht Ihnen in der Regel ein kurzes Tuch (ca. 250 cm bis 270 cm) aus. Das längste Tuch benötigen Sie für die Wickelkreuztrage, je nach Körpergröße mindestens 440 cm bis zu 520 cm – das ist vielen meiner Frauen mit Gardemaß einfach zu viel Stoffmenge gewesen, daher haben sie sich die oben erwähnte Bauchtrage gekauft. Für alle anderen Trageversionen, auf dem Rücken oder die X-Trage, kommen Sie in der Regel mit Tüchern um ca. 400 cm Länge aus. Der Tuch-Klassiker, der auch stets bestens bei Tests abschneidet, stammt von Didymos. Wie Sie welche Variante wickeln, lassen Sie sich am besten von einer erfahrenen Freundin zeigen oder im Fachgeschäft: Anhand einer bloßen verbalen Beschreibung ohne Demonstration am eigenen Leib werden Sie das nicht hinbekommen.

Fazit: Babytrage oder Tragetuch, ja.

**Strampler & Co.**
Als Erstausstattung zum Baby-Anziehen brauchen Sie nicht viel. Und leihen Sie sich das meiste von Freunden, auch etwaige Schadstoffe sind dann eh bereits durch diverse Waschgänge verschwunden. Säuglinge wachsen praktisch so fix wie Kressesamen und daher oft sehr schnell aus der Größe 50/56 heraus. Manche Babys sind gleich ab Geburt solche »Brocken«, dass sie gerade eine Woche in die liebevoll gekauften, vorgewaschenen, ja teilweise sogar gebügelten Bodys und Strampler passen: Ich erinnere mich an eines meiner Paare, sie 1,88 und er 2,10 Meter groß, deren jeweils spontan und ohne Risse entbundene Kinder 4600 und 4700 Gramm wogen. Tja – nach einer Woche brauchte der Nachwuchs daher bereits Größe 62, bei den Mützchen sogar sofort. Die neu gekaufte Erstlingsausstattung hatte gerade mal sieben Tage Dienste geleistet.

*Was Sie gar nicht kaufen sollten*

Kuscheltiere – denn Sie werden zwischen fünf und 150 davon geschenkt bekommen. Erst recht keine sehr teuren Kuscheltiere – denn im Zweifel verliebt sich Ihr Baby sowieso in einen Esel aus lila Polyesterplüsch mit giftgrüner Mähne, den die nette Nachbarin vorbeigebracht hat, und lässt den schicken cremeweißen Steiff-Eisbären sowie den ökologisch korrekten Filzhasen einer kleinen exklusiven Manufaktur unbeachtet liegen …

Den Sterilisator für die Fläschchen später brauchen Sie, finde ich, auch nicht, denn jedes Kind muss sein eigenes Immunsystem aufbauen. Außerdem gibt es keine absolute Sterilität, Bakterien sind überall. Dieses Gerät kostet einiges, verbraucht Platz in der Küche und ist meiner Meinung nach nicht wirklich sinnvoll.

Als Nächstes rate ich den Eltern, noch mal zu überlegen, ob sie wirklich jene Matratze kaufen wollen, die unruhige Atmung des Kindes melden soll. Denn diese Matte gibt so oft Alarm, dass sie nichts aussagt – aber die Eltern völlig verrückt macht. Dazu weckt sie gerne noch das Baby auf, das einfach nur wild geträumt hat und deswegen ein bisschen gejapst und gestrampelt hat.

Einen rollenden Untersatz für bestimmte erste Autositze: In diesen Babyschalen, die ohnehin lediglich für die ersten paar Monate zum Transport im Auto geeignet sind, kann sich Ihr Säugling nicht bewegen, nicht strecken. Je weniger er also darin angeschnallt ist, umso besser für sein zartes Knochengerüst. Lieber immer gleich »umtopfen« in den normalen Kinderwagen oder in eine Trage am Körper!

*Ihre Wunschliste*

So, jetzt die Liste der kleinen und großen Sachen, die jungen Eltern Freude machen und nützlich sind! Natürlich können Sie sich alles selbst kaufen – oder Sie lassen sich von Verwandten und Freunden beschenken. Die sind meist froh, wenn sie Vorgaben bekommen. Es ist für jedes Budget etwas dabei, selbst für neunjährige Cousins, die ihr Taschengeld sonst in Star Wars-Sammelkarten und Brausebrocken investieren. Man kann die Verbreitung der Wunschgegenstände-Liste so ähnlich organisieren wie einen Hochzeitstisch oder eine Amazon-Wunschliste (das hat mir mein Sohn neulich gezeigt), bei Facebook posten oder auf einer eigenen Familienwebsite. Ich finde so etwas praktisch, weil Sie dann die Dinge bekommen, die gut und schön sind – und nichts doppelt ankommt.

**Kleineres**
– Badethermometer, Kapuzenbadetuch aus Softfrottee, Badeöl (ich nehme immer klassisches Mandelöl aus der Apotheke – sogar manchmal für mich!, auch ein paar Tropfen bestes Olivenöl gehen; ansonsten mag ich die Calendula-Serie von Weleda)
– Babybadewanne mit stabilem Aufsatz (sofern Sie Platz dafür im Badezimmer haben und Sie Ihr Baby baden möchten, ohne selbst mit ihm in die große Wanne zu steigen); Badeeimer (entzweit die Gemüter; ich finde ihn nicht so gut, weil das Neugeborene doch sehr gestaucht darin hockt, aber viele meiner Frauen lieben ihn – vor allem natürlich die, die nur eine Dusche haben)
– Babynagelschere (die von Zwilling finde ich besonders gut), eine Haarbürste mit etwas festeren Borsten, damit die Kopfhaut massiert wird
– Fingerling-Zahnbürsten (für die Kiefermassage ab dem dritten Monat, die Ihrem Baby das Zahnen erleichtert und es aufs richtige Zähneputzen vorbereitet)
– Nachtlichter für Steckdosen im Babyzimmer und im Flur davor
– Schnullerkette (natürlich mit einer Soll-Reißstelle)
– Steckdosensicherungen komplett, dann sind Sie im Voraus gewappnet – und können schon mal sehen, wie Sie selbst damit zurechtkommen. Ist gar nicht so ohne am Anfang!
– die jeweils aktuellsten Sammelbände von *Stiftung Warentest/ Öko-Test* zum Vergleichen der gängigsten Babyprodukte

- ein Fotoalbum (für die schönsten digitalen Schnappschüsse, die sonst nur auf dem Computer gespeichert wären)
- Babybettwäsche (Kissenbezüge, Spannlaken, »Nestchen«-Polster für Babybett und Stubenwagen)
- Krabbeldecke für später

**Größeres**
- für den Kinderwagen einen Daunensack (Winterbaby) oder ein Sonnensegel plus Regenhaube plus Sonnenschutzcreme (Sommerbaby), eventuell ein Moskitonetz, wenn es bei Ihnen in der Gegend viele dieser Stechbiester gibt
- Trockner, wenn Sie den Platz dafür haben (ja, es stimmt, viele Modelle verbrauchen viel Strom und sind sicher ökologisch nicht ganz korrekt. Aber wie eine Mutter treffend bemerkte: »Lebst du schon – oder hängst du noch auf?« Ab zwei Kindern eigentlich unersetzlich, vor allem, wenn beide Elternteile arbeiten. Und nimmt immer noch weniger Platz weg als ein ständig voller Wäscheständer.)

Gutscheine:
- für eine Putzhilfe in den ersten Wochen (nach einhelliger Meinung meiner Schwangeren ein besonders gutes Geschenk!)
- für ein Profi-Fotoshooting der jungen Familie
- für Babysitting nach dem Abstillen
- für die Umstellung der Hauscomputer auf WLAN (praktisch und reduziert den Kabelsalat, in dem sich Ihr Krabbelkind sonst bald verfängt)
- für die ersten Laufschuhe
- für ein größeres Geschwisterkind: einen tollen Ausflug, Theater/Kino/Zoo/Hochseilklettergarten/Eiscafé
- Ausbildungsversicherung oder ein klassischer Bausparvertrag

*Was Sie selbst brauchen*

Und last but not least: Was SIE sich kaufen beziehungsweise besorgen sollten!

Früher gingen wir Schwangeren ja total verhüllt. Ich trug damals gruselige weite Trägerröcke mit Schleifen – etwas anderes gab es praktisch nicht, schon gar keine Hosen mit diesen praktischen Elastikeinsätzen oben am Bund. Heute zeigen meine Frauen ihren Bauch und ihren Busen mit eng anliegender ausgeschnittener Mode, und solange nichts kneift, ist das ja auch wunderbar und schick.

Ich rate immer, nicht zu viel zu kaufen, sich lieber viel zu leihen (auch wenn die Versuchung groß ist, ich weiß!). Wie viele Sachen Sie wirklich brauchen, hängt auch von der Jahreszeit ab, in die Ihr letztes Schwangerschaftsdrittel fällt: Lieber einen molligen Wintermantel in Größe 44/46 aus dem Second-Hand-Shop nehmen, als viel Geld für ein neues Teil auszugeben, das Sie dann wenig später nur nutzlos im Schrank hängen haben. Gerade hier lohnt sich auch ein Blick auf die Sachen Ihres Mannes – vielleicht passt Ihnen davon etwas? Auch seine Oberhemden und Pullis eignen sich oft bestens – allerdings sollten Sie ihm ein paar für sich lassen.

Aber fangen wir mal ganz unten an: Oft wachsen – das ist ein Fluch und ein Segen – leider Ihre Füße um eine halbe bis eine Nummer schon während der Schwangerschaft. Eine meiner Frauen war nach Tochter Nummer drei sogar von 38 auf 42 »aufgestiegen«! Sie hat dann einen großen Schuhflohmarkt veranstaltet mit all den wenig getragenen schönen Paaren. Jedenfalls kommen Sie dann um Neuanschaffungen leider gar nicht herum, vor allem im Winter.

Viele Hebammen wettern gegen (hohe) Absätze. Ich denke, wenn Sie nicht den ganzen Tag auf Stilettos stöckeln, geht das schon in Ordnung. Bedenken Sie aber, dass Sie beim Umknicken und Hinfallen sich und auch Ihr Baby verletzen könnten! Also: Für einen Steh-Empfang oder ein gesetztes Abendessen sind Pumps okay, fürs Gehen eben nicht. Relativ sicherer geht es sich auch auf Heels, deren Höhe durch ein Plateausohlenteil nur unter dem Ballen erreicht wird; von durchgängigem Plateau rate ich ab, das ist zu wackelig. Auch superflache Latschen wie Flipflops geben Ihnen im Sommer nicht genug Halt, Crocs mit Riemen sind da schon etwas besser geeignet, zumal sie ein Fußbett haben. Viele meiner Schwangeren finden sich aber in den letzten acht Wochen mit Babybauch schon so »watschelig«, da betonen superflache Schuhe diesen Gang unvorteilhaft.

Über Stützstrümpfe hatte ich ja schon geschrieben. Manche meiner werdenden Mütter – und zwar nicht nur Zwillings-Schwangere! – hatten einen so riesigen Bauchumfang, dass ihnen bereits das Anziehen normaler Strümpfe und Socken echte Schwierigkeiten bereitete. In diesem Fall empfehle ich die praktischen Anziehhilfen, die eigentlich für Rheumakranke gedacht sind. Gibt es im Sanitätsfachgeschäft. Ihre Füße haben jetzt mehr Last zu tragen – allerdings können Sie die in den drei Monaten vor der Geburt oft kaum noch sehen, geschweige denn Nagelpflege betreiben. Auch wenn Sie es noch nie vorher gemacht haben – jetzt ist eine guter Zeitpunkt damit anzufangen: Gehen Sie zur Pediküre! (Auch wir Hebammen freuen uns durchaus, schön lackierte Nägel zu sehen anstatt zu lange und verkrümmte.)

Einige meiner Frauen schwören, sie hätten stets ihre Strings bis zur Entbindung weiter getragen. Die meisten aber haben sich neue Unterhosen gekauft, ganz nahtlose elastische Slips sind natürlich am bequemsten. Wenn Ihr Bauch sozusagen zwei Minuten früher um die Straßenecke kommt als Sie selbst, kann ein Bauchstützgürtel oder -slip sinnvoll und praktisch sein. Allerdings hat manch eine meiner Schwangeren den als zu warm und damit unangenehm empfunden. Im Sommer tut es auch ein langer dünner Schal, den Sie sich mehrfach um den Bauch schlingen, der Sie aber nicht so schwitzen lässt. Ein bis zwei sehr gut stützende BHs brauchen Sie unbedingt, wenn Ihr Busen bereits in der Schwangerschaft sehr groß wird (gerade das Dekolleté sieht ja bei Schwangeren meist sehr hübsch aus, das können Sie doch ruhig betonen).

Wir arbeiten uns langsam hoch – nämlich zu der Klassikerfrage nach Haarefärben und Dauerwelle. Letztere ist, habe ich neulich beim Friseur in einer Fachzeitschrift gelesen, eh total out. Und während einer Schwangerschaft auch nicht unbedingt ratsam (das haben mir einige Ärzte erzählt – lauter Männer ohne Dauerwelle natürlich). Ich selber lasse mein Haar auch tönen, so wie geschätzte 80 Prozent meiner Frauen. Und ich würde keiner von ihnen verbieten, sich ihre Strähnchen während der Schwangerschaft machen zu lassen! Die Produkte sind ja heute, im Gegensatz zu der Zeit, aus der das – angebliche – völlige Färbeverbot stammt, sehr viel hautfreundlicher und allergiegetestet. Und ich finde, auch eine Schwangere darf und soll auf ihr Äußeres achten. In Frankreich oder Italien, zwei »Mode-Ländern«, ist so was gar kein Thema, im Gegenteil: Jede Französin oder Italienerin wird Sie bei der Frage nach einem Haarfärbeverbot für Schwangere verständnislos anstarren. Und ich kenne keine Statistik, nach der französische und italienische Babys deswegen irgendwelche Schäden haben, die deutsche Babys nicht hätten, deren Mütter silberne Strähnen tragen oder einen Scheitel in einer ganz anderen Farbe als ihr Resthaar.

»Basics« wie eine Jeans, eine dunkle Hose oder einen Passt-zu-allen-Anlässen-Rock brauchen Sie unbedingt. Am besten sollten Sie diese vor dem Kauf anprobieren. Bei den Oberteilen, meist aus Stretch-Stoffen oder dehnbarer Baumwolle, können Sie auch online shoppen.

*Ihre Krankenhaustasche*

Auch hier fange ich ganz unten an: warme Socken (nicht nur ich hatte kalte Füße, das scheint fast allen meinen Schwangeren so zu gehen, und zwar von August bis Mai)! Hausschuhe – ja, die gibt es auch in hübsch; selbst wenn Sie solches Schuhwerk sonst ablehnen, im Krankenhaus brauchen Sie es. Einen Bademantel aus Frottee oder Pikee je nach Jahreszeit, sonst wenigstens einen Morgenmantel, ruhig einen schicken – wann haben Sie sich zuletzt einen neuen gekauft? Gruselig groß und hässlich, aber sehr praktisch sind

Einmalunterhosen aus Netzstoff; meist bekommen Sie die auch im Krankenhaus, aber ich besorge meinen Frauen immer noch eine Reserve. Denn diese Slips sind ideal für Einlagen und Binden, die Sie wegen etwaiger Nachblutungen und des Wochenflusses noch einige Zeit benötigen werden.

Einen Still-BH, aber bitte erst mal nur einen, denn Ihr Busen verändert sich nach der Geburt erneut. Nummer zwei können Sie sich zulegen, nachdem Ihr Baby fünf bis sieben Tage auf der Welt ist (fragen Sie auch Ihre Hebamme um Rat wegen der Größe). Die meisten meiner Frauen haben ein teures Modell und für dessen Waschtag ein billiges, nämlich das zuerst gekaufte.

Als ich meine Kinder bekam und bis Anfang der neunziger Jahre war es in Krankenhäusern Vorschrift, dass man fünf (!) Nachthemden mit Knöpfen vorne mitbringen musste. Heutzutage ist alles viel lockerer, solche Vorschriften gibt es nicht mehr, dazu sind die Klamotten besser und schicker: Bei den Still-Nachthemden finde ich Modelle wie von Bellybutton, HOTmilk, mama licious, Mamacita, Mamarella und auch die Klassiker von Anita schön und sehr praktisch, wo man den jerseyartig-elastischen Stoff einfach vom Busen weg zur Seite zieht. Einige meiner Mütter haben die Hemden noch Jahre später getragen, sogar als eine Art weiches lässiges Haus- und Sommerkleid! Oder ein, zwei Schlafanzüge, deren Oberteile sich fürs Stillen aufknöpfen lassen – bitte welche mit größeren Knöpfen nehmen, sonst fummeln Sie zu lange herum, und meist nur mit einer Hand, weil Sie im anderen Arm schon Ihr hungriges Baby halten! Normale T-Shirts gehen natürlich auch. Meine Erfahrung ist aber, dass meine Frauen sich anfangs von dem hochgeschobenen Stoffwulst gestört fühlen und ihr Kind falsch anlegen oder beim Stillen verkrampfen, beides nicht gut. Lieber ein Stillshirt nehmen – oder ein Oberhemd des Mannes. Weiche bequeme Hosen, wie solche fürs Yoga, sind auch bestens geeignet, Jogginghosen finde ich wegen ihres manchmal einschneidenden Gummizugs nicht so gut.

Eine Strick- oder Sweatjacke, die zu Nachthemd oder Schlafanzug passt und schön wärmt.

Ein Schal, leicht und breit, ein Pashmina zum Beispiel oder ein ebensolches Tuch: Mit dem übergelegt können Sie auch vor Besuch und später in der Öffentlichkeit gut stillen, ohne zu frieren oder Ihren Busen wirklich allen zu zeigen (inklusive den Großeltern Ihrer Bettnachbarin oder den besuchenden Kollegen, die Sie sonst stets siezen …). Und Ihr Baby hat es darunter kuschelig und ist ebenso geräuschgedämpft wie ablenkungsfrei.

Stilleinlagen sollten Sie auch schon mitnehmen. Auch hier gibt es eine immense Auswahl. Früher wurde als »Stilleinlage« ein 40 mal 40 Zentimeter großes Windeltuch steril gebügelt, dann dreimal gefaltet und über beide Brüste gelegt, das gab einen dicken Wulst und das Ganze war ebenfalls total umständlich und zeitaufwendig. Ich fand das furchtbar und habe damals einfach alte T-Shirts in kleine Quadrate geschnitten und dann gebügelt. Das ist übrigens immer noch ein guter Tipp! Denn die Baumwolle lässt sich ja gut waschen, es kostet praktisch nichts und Sie haben keine Unmengen an gebrauchten Pads im Müll. Die Einwegwattepads, die es in jeder Drogerie gibt, sind in Ordnung, aber längst nicht so angenehm auf empfindlichen oder gar auch mal blutigen Brustwarzen wie solche aus Baumwolle. Pads aus Seide sind nicht so mein Ding, ich finde sie nicht nur im Verlgeich sehr teuer, sie riechen auch schnell beziehungsweise lassen sich nicht so einfach mitwaschen wie solche aus Baumwolle.

Gut finde ich auch, vor allem, wenn die Frau schnell wieder arbeiten will oder muss und dafür eleganter angezogen sein soll, die LilyPadz aus latexfreiem Silikon, sie sind zwar teurer, aber schön flach und zeichnen sich praktisch nicht ab. Und kinderlose Chefinnen und Chefs sollte man ja nicht dauernd durch Milchflecke und Kreisschatten auf der Bluse daran erinnern, dass zu Hause ein Baby wartet, das auch gerne mal kränkelt und Mami dann womöglich von der wichtigen Büroarbeit abhalten könnte. (Beim Stillkapitel verrate ich dann, wie gut Kondome und klatschnasse Pampers Ihnen tun.)

Waschzeug und Zahnbürste sind eh klar fürs Krankenhausgepäck, dazu Hautcreme und Labello, denn viele meiner Frauen hatten nach der Entbindung ganz plötzlich sehr trockene Haut. Und Ihr Lieblings-Lippenstift sowie vielleicht ein Puder-Make-up oder zumindest eine getönte Tagescreme – sonst werden Sie auf allen Fotos der ersten Tage, die man ja noch jahrelang vorzeigt, aussehen wie ein Bleichsellerie mit Busen, das muss ja nicht sein.

Die Babygarnitur, die Ihre Tochter oder Ihr Sohn anziehen wird, wenn Sie das Krankenhaus verlassen, sollten Sie sich erst mitbringen lassen, wenn Sie »auschecken«, sonst ist die Gefahr groß, dass all die süßen, liebevoll ausgesuchten Sachen in der Waschküche des Krankenhauses landen und dort auf Nimmerwiedersehen verschwinden. Und das wäre ja ein superärgerlicher Abschluss einer hoffentlich schönen Entbindung.

## Lebendige Statistik – nur für Frauen?

Also, jetzt mache ich kurz einen Schlenker, und zwar mit ein paar Zahlen. Mit hohen Zahlen, niedrigen Zahlen, historischen und europäischen, mit Zahlenkurven und Prozenten und Vergleichen. Muss sein und ist auch noch interessant, versprochen (ein paar dieser Informationen kann man wunderbar in eine Unterhaltung beim Abendessen mit Freunden einstreuen). In Deutschland erheben und analysieren die – wirklich! – rund 2800 Mitarbeiter der Bundesbehörde DESTATIS Informationen zu Themen aus Wirtschaft, Gesellschaft und Umwelt; dazu gehören auch Dutzende Statistiken zur Bevölkerungsentwicklung.

Womit wir beim Thema wären: Im Jahr 2009 kamen hierzulande 665 126 Kinder zur Welt, das hat dieses Statistische Bundesamt in Wiesbaden gezählt. Die »Babyquote« lag bei 8,1, das heißt, es wurden je 1000 Einwohner 8,1 Kinder geboren (hinreißend, sich das 0,1-Baby vorzustellen – aber Sie wissen schon, wie die Zähler es meinen). Vor zehn Jahren wurden noch 770 744 Babys geboren, die Quote lag bei 9,4. Im Jahr des Mauerfalls, also noch weitere zehn Jahre früher, gab es (in der alten Bundesrepublik plus West-Berlin) 880 459 Lebendentbindungen, die Quote lag bei 11,1 – dazu muss man noch 199 000 DDR-Kinder rechnen. Auch in meiner alten Heimat war übrigens trotz aller SED-Bemühungen seit den Achtzigern die Geburtenzahl jedes Jahr kontinuierlich abgesunken, 1980 hatte sie noch 245 000 betragen.

Im Vergleich dazu die Zahlen aus dem absolut geburtenstärksten Jahrgang nach Ende des Zweiten Weltkrieges, aus dem Jahr 1964: In der DDR wurden 282 000 Kinder geboren, fast ein Drittel mehr als in dem Jahr, in dem dieser Staat unterging. Und in der alten Bundesrepublik kamen 1964 aus heutiger Sicht gar unglaubliche 1 357 304 Babys zur Welt (das entspricht einer »Wessi«-Babyquote von 18,0 – also locker mehr als doppelt so viel wie jetzt!).

Und noch etwas hat sich, dank der Zähler aus Wiesbaden wissen wir das genau, sehr verändert: Die höchste Geburtenhäufigkeit wies 2006 in Deutschland die Gruppe der 30- bis 34-jährigen Frauen auf. Erst an zweiter Stelle folgten die 25- bis 29-Jährigen; diese hatten noch Anfang der 1970er Jahre die meisten Kinder je 1000 Frauen zur Welt gebracht. (Übrigens bekommen inzwischen konstant auch mehr Frauen über 40 ihr erstes Kind als nichtvolljährige Mädchen, das finde ich eine gute Entwicklung.) In nur drei Jahrzehnten ist also der Zeitpunkt, wann eine Frau erstmals Mutter wird, ganz schön nach hinten gerutscht. 80 Prozent der Frauen im gebärfähigen Alter lebten 2006 im früheren Bundesgebiet, nur 20 Prozent in den »neuen Ländern«. Weibliche Gebärfähigkeit definiert sich statistisch übrigens so: Frauen im Alter von 15 bis 49 Jahren! Ich denke aber dennoch, auch ohne Statistik und Bevölkerungswissenschaften studiert zu haben, dass zumindest von den 1964er-«Baby-Boom«-Jahrgangsfrauen nur noch sehr wenige von jetzt an gerechnet bis 2013 – noch einmal – Mutter werden.

Apropos: Wenn Frauen noch ein zweites Kind bekommen (was ja bei immer weniger der Fall ist), beträgt der Abstand zwischen diesen Entbindungen drei Jahre. Das ist statistisch eine Art Betonwert, der sich, im Gegensatz etwa zum Absacken der Geburtenrate, seit Jahrzehnten kaum verändert hat. Und er deckt sich mit meiner Erfahrung: Kaum ist das erste Kind zumindest tagsüber aus den Windeln raus, kommt, zack, Nummer zwei – damit Sie nicht verlernen, wie's geht. Und wenn, tusch, tatsächlich Nummer drei kommt, dann durchschnittlich im Abstand von nur zwei Jahren. Was mir ebenfalls schon aufgefallen ist und wohl damit zu tun hat, dass sehr viele Mütter gut 33, 34 Jahre alt sind bei ihrem ersten Kind, dann 36, 37 beim zweiten – und einfach die Riesen-Party zum Vierzigsten nicht mit Babybauch oder Milchbrüsten feiern wollen! Nein, im Ernst: Davor fürchten sich diese Frauen natürlich nicht, sondern vor anderen Statistiken, nämlich dem statistisch geradezu sprunghaften Ansteigen möglicher Kindsschädigungen ab einem bestimmten Alter der Schwangeren.

Jetzt kommt auch schon der letzte Zahlenabsatz. Ein Blick durch Europa zeigt: Die »alten« EU-Mitgliedstaaten haben nach wie vor ein höheres Geburtenniveau als Deutschland, seit 1996 war in vielen dieser Länder sogar eine Zunahme zu beobachten. Im Jahr 2009 variierte die zusammengefasste Geburtenziffer zwischen 1,4 Kindern je Frau in Österreich und Italien einerseits – und ansehnlichen 1,9 in England, Frankreich und Schweden andererseits, Irland kommt sogar auf noch mehr. Deutschland dagegen ist, so das Amt Eurostat, in diesem Vergleich, Sie ahnen es bereits, das Schlusslicht.

So. Egal, in welche Statistik man schaut, zu welcher anderen Zahl man sie in Beziehung setzt, das Fazit fällt immer gleich aus: Deutsche Frauen kriegen anscheinend zu wenig Kinder. Angeblich vor allem die Akademikerinnen, obwohl hier die Zahlen wirklich schwanken und nicht festzunageln sind: Sind es 40 Prozent? Doch »nur« 30? Oder bloß ein Viertel? Ich finde, in vielen Berichten dazu, ob in Zeitungen oder im TV, schwingt offen als Vorwurf oder ein wenig verschwurbelt als Frage mit: Wollen deutsche Frauen lieber nur Karriere machen als dazu auch noch – oder sogar stattdessen – Mutter zu werden?

Mutter werden, gutes Stichwort. Denn wissen Sie, was mich an diesen ganzen Statistiken und Berichten immer wieder ganz besonders fasziniert? Genauer: besonders ärgert? Dass Männer, dass Väter in ihnen so gut wie gar nicht vorkommen (okay, außer bei der Geschlechtsauflistung der Neugeborenen)! Versuchen Sie einmal herauszufinden, wie viele Jungs/Männer im Alter zwischen 15 bis 49 Jahren (gleiche Zeitspannen für alle, oder?) Väter sind? Oder gar, wie sich deren Anzahl im Laufe der Jahre verändert hat, also konkret: um wie viel die Zahl der Väter abgenommen hat. Zum Beispiel, weil sie lieber nur Karriere machen als dazu auch noch – oder sogar stattdessen – Vater zu werden? Das herauszukriegen ist, ich behaupte es mal ganz kategorisch, ausgeschlossen – wir bitten herzlich um Ihre Zusendungen, wenn Sie dazu solides Material besitzen sollten!

Ich finde das seltsam. Denn in den allerallermeisten Fällen entsteht ein Baby doch ganz traditionell – der Mann ist daran hälftig beteiligt (sowie sogar ganz allein dafür verantwortlich, ob es ein Sohn oder eine Tochter wird). Wieso also kommt er in den Statistiken, in den Nachrichten, Umfragen und Artikeln über Geburten nur wenig vor? Und: Wieso wird immer nur den Frauen geradezu vorgeworfen, sie würden zu wenig Kinder bekommen – und die Männer werden ausgeblendet? Also, ich finde das unfair.

In meinem Alltag ist es nämlich durchaus öfter so: Die Schwangere, die ich betreue und mit der ich am Abend ein paar Vorbereitungsfragen klären möchte, bekommt Besuch von ihrer besten Freundin, meistens gleich alt, also ebenfalls in den Dreißigern, die will sich diese preußische Hebamme mal ansehen. Und diese beste Freundin ist kinderlos. Und liiert. Und nach etwa 30, 40 Minuten, während sie uns meist still zuhört, bricht sie in Tränen aus. Erst recht, wenn ich mein altes Hörrohr aus Holz (das Pinard, erfunden von einem Pariser Arzt vor über 100 Jahren) hervorhole und auch sie die Herztöne im Bauch hören kann. Denn der Mann der Freundin, der möchte nämlich auf keinen Fall ein Kind, aus Prinzip. Oder er will zwar, vertröstet sie aber – und zwar schon seit gut vier Jahren. Oder er liebt zwar Kinder, sehr sogar – bloß hat er

## Lebendige Statistik – nur für Frauen?

deswegen auch bereits ein, zwei davon mit ein, zwei anderen Frauen, weswegen ihm ein weiteres mit der aktuellen Partnerin zu viel des Guten wäre. Also eine richtig große Umfrage unter Männern im vaterfähigen Alter, warum sie kinderlos sind, die würde mich jedenfalls interessieren! Denn es sind eben nicht ausschließlich angeblich karriereverrückte Frauen, die keine Mütter werden wollen. Vielen Frauen fehlt einfach ein Mann, der Vater werden möchte, und zwar genauso gerne wie sie Mütter werden würden.

# Geburt – Drei werden

### Es geht los! Oder? Geht es wirklich los?

Vorweg möchte ich Ihnen zu Ihrer Entbindung sagen: In Ihnen wohnen Kräfte, die Sie bislang nicht kannten. Sie schaffen das! Und Sie müssen auch nicht erst zehn Kinder bekommen, um es beim elften »richtig« zu machen – das kriegen Sie auch beim ersten Mal hin. Denken Sie daran – die Arche Noah haben Amateure gebaut, die »Titanic« dagegen angebliche Profis! Außerdem ist Entbinden kein Wettbewerb und keine olympische Disziplin. Bei der Geburt bedeutet Sieg, bedeutet Goldmedaille: Ihr Baby ist da. Ganz egal, ob es so lief, wie Sie geplant hatten, egal, ob Sie alle Techniken aus dem Vorbereitungskurs angewandt haben, egal, ob Sie während der Wehen gesessen, gekniet, gehockt, gestanden, gelegen haben. Und ganz egal, ob Sie zwischendrin furchtbar geflucht, geschwitzt und entsetzlich gebrüllt haben oder souverän geschwiegen, ohne einen Schweißtropfen zu verlieren sowie in einer Weltrekordzeit von 25 Minuten 71 Sekunden Ihr Kind geboren haben (was ich in 42 Jahren kein einziges Mal erlebt habe – das nämlich wäre nicht normal!). Also: Sie können IMMER stolz auf sich sein, denn Ihr Baby ist da – und das haben SIE geschafft!

So, das wollte ich Ihnen noch einmal sagen, bevor es richtig losgeht – Ihnen Mut machen und Selbstvertrauen geben.

Je weiter Ihre Schwangerschaft vorangeht, umso öfter werden Sie natürlich über sie nachdenken: über die Wehen und die Geburt. Wie der Name nicht nur andeutet, tun Wehen weh. Wissen Sie natürlich! Aber wie sehr denn nun? Und wie halten Sie den Schmerz besser aus? Wenn ein Ziehen im Rücken oder ein Druck zu verspüren ist, fragen sich die meisten Frauen: Übt mein Körper nur? Ist es gleich wieder vorbei? Oder sind das schon die Geburtswehen? Gerade bei der ersten Schwangerschaft sind viele Frauen verunsichert und können die Situation nicht einschätzen. Also: Woran merken Sie eigentlich, dass es jetzt »richtige« Wehen sind bei Ihnen, dass es jetzt wirklich losgeht mit der Geburt? Und wann gehen Sie aus dem Haus? Beim ersten Kind soll's ja endlos dauern, wie lange denn genau? Und was macht Ihr Mann? Viele berechtigte Fragen, manchmal auch Ängste – hier meine Antworten aus meinen Erfahrungen und vor allem meine Tipps. Halt, eine Frage kann ich Ihnen nicht beantworten – welche das ist, erfahren Sie später.

*Erste Anzeichen*

Jetzt stellen Sie sich bitte zuerst einmal einen dicken, zähen Muskel vor. So einer ist nämlich Ihre Gebärmutter. Wie jeder Muskel kann sie sich zusammenziehen – und jede solche Kontraktion ist eine Wehe. Ihr Körper trainiert Ihre Gebärmutter schon früh, eine Art Aufwärmtraining, damit sie unter der Geburt dann richtig harte Arbeit leisten kann: Da wären also zunächst die **Übungs- oder Vorwehen**. Die können schon in der 20., 25. Woche beginnen, aber viele Frauen bemerken sie erst später. Woran sind sie zu erkennen? Ihre Bauchdecke wird plötzlich hart und fest wie eine Trommel, manchmal ziept und zieht es auch im Bauch selbst, ähnlich wie bei Menstruationsschmerzen. Manche Frauen haben dazu auch Rückenschmerzen. Alles halb so wild – wenn diese Übungswehen nicht öfter als circa zehn bis fünfzehn Mal täglich auftreten und um die zehn Minuten anhalten. Wirklich – alles ganz harmlos.

Nur wenn diese Art Wehen häufiger und kräftiger sind, haben sie Wirkungen, die zumindest jetzt gar nicht gut sind: Sie verkürzen Ihren Gebärmutterhals und öffnen den Weg, damit Ihr Kind normalerweise aus seinem lang bewohnten Miniapartment ausziehen kann (aber eben bitte noch nicht jetzt). Wenn Sie das bemerken, lassen Sie bitte wirklich alles stehen und liegen und gehen direkt zum Arzt oder abends beziehungsweise am Wochenende ins Krankenhaus, denn dann haben Sie eventuell vorzeitige Geburtswehen. Oft reicht es aber bei zu häufigen Übungswehen, wenn der Arzt Ihnen Magnesium verschreibt, um Ihre Gebärmuttermuskulatur zu entspannen. Schonung, Arbeitsverbot bis hin zur völligen Bettruhe können und werden Ihnen, wenn sich ausnahmsweise nicht alles beruhigt, vom Arzt verordnet.

Das trifft maximal fünf Prozent meiner Frauen, darunter überproportional viele, die nach einer IVF schwanger geworden sind. Und solche, die sich beruflich sehr viel zumuten, die deswegen viel reisen und fliegen. Natürlich ist Schonung bis hin zum strammen Liegen nicht toll und bringt vermutlich all Ihre Planungen durcheinander. Aber besser so, als eine Frühgeburt zu erleiden. Ihr Körper ist klug und warnt Sie! Bitte hören Sie auf ihn!

Ab der 35., 36. Woche werden die Wehen dann anders. Nun bekommen Sie die **Senkwehen**. Wie der Name schon andeutet, sie senken, legen Ihr Baby sozusagen tiefer Richtung Becken und Muttermund, also in die Startposition für seine Geburt. Auch äußerlich erkennen Sie dies daran, dass Ihr Bauch ein gutes Stück nach unten rutscht. Und dass Sie wieder etwas mehr Luft zum Atmen haben; auch das Sodbrennen lässt nun oft nach, falls Sie darunter gelitten haben sollten. Dafür wird etwas anderes manchmal lästig: Denn typisch für diese Schlussphase ist zunehmender Druck auf Ihre Blase. »Ich kenne jetzt alle öffentlichen Toiletten und die in der Hälfte der Cafés und Restaurants in meinem Viertel. Total nervig, beim Spazierengehen dauernd aufs Klo zu müssen – vor allem im Winter«, seufzte neulich wieder eine meiner Hochschwangeren im Mutterschutz, bei ihr war der Drang wirklich besonders ausgeprägt. Ansonsten sind Symptome und Schmerzempfinden bei den Senkwehen ähnlich wie bei den Übungswehen – zumeist ziemlich harmlos und kurz. Viele Frauen bemerken sie kaum – und wenn, sind sie schnell vorbei. Achten Sie jetzt ganz besonders darauf, regelmäßig Magnesium einzunehmen – Ihr Arzt, Ihre Hebamme beraten Sie.

Sollten Sie das berühmte **Nestbausyndrom** bekommen, bitte nicht vom Baumarkt über Ikea zum Raumausstatter an einem einzigen Tag düsen! Erstens werden Sie vermutlich viele bis alle Toiletten dieser Orte benutzen müssen, was nicht immer schön ist. Zweitens möchten Sie vielleicht nicht vor Publikum, zwischen den Akkuschraubern oder gelehnt an »Billy«-Regale, probieren, ob Sie diese Wehen veratmen können.

**Veratmen?** Ja, das funktioniert tatsächlich ziemlich gut und zwar so: Stellen Sie sich vor, Sie hätten einen Luftballon in Ihrem Bauch, den Sie aufpusten möchten. Sie atmen mit geschlossenem Mund langsam und tief durch die Nase ein und in den Luftballon, also in Ihren Bauch hinein – wird der größer, machen Sie es richtig (und Ihre Gebärmutter wird so ein wenig nach vorn geschoben, was Anspannungen löst und Krampfgefühle lindert). Dann atmen Sie noch langsamer durch den Mund wieder aus, Ihnen kann dabei durchaus ein »puuuh« oder »pfff« entfahren – wie beim Kerzenauspusten. Oder Sie machen »ahhh« und »ohhh« wie beim Yoga. Das können Sie auch wunderbar schon jetzt gleich, beim Lesen dieser Zeilen, ausprobieren.

Manche Hebammen raten, beim In-den-Bauch-Atmen auch zu zählen: EIN-atmen 1-2-3 und AUS-atmen 1-2-3; bei den nächsten beiden Atemzügen sollen Sie dann jeweils bis 4 beziehungsweise 5 kommen. Können Sie natürlich versuchen, ob das bei Ihnen klappt. Ich halte davon gar nichts. Meine Erfahrung ist, dass Frauen sich eher verkrampfen, weil sie sich zu sehr aufs Zählen und weniger aufs Atmen und Entspannen konzentrieren – was aber viel wichtiger ist! Entwickeln Sie Ihren eigenen Rhythmus. Auch Ihr Mann kann Sie dabei gut unterstützen – er kann nämlich wie eine Schallplatte mit Sprung wiederholen: »Schatz, jetzt durch die Nase EIIINatmen, und langsam durch den Mund AUUUSatmen.« Denn viele meiner Frauen vergessen, wenn eine Wehe kommt, gerne mal nicht nur das Ver-Atmen (egal, wie oft sie es geübt haben) – sondern gleich komplett das Atmen und halten die Luft an. Ich habe Sängerinnen entbunden und Schauspielerinnen, die berufsbedingt jahrelanges Atemtraining hinter sich hatten. Und sogar manchen von denen ging es unter der Geburt so. Alles ganz normal.

Sollte jetzt Ihr Rücken mehr schmerzen als vorher, können Sie auf dem Sofa oder auf allen vieren einen Katzenbuckel machen, mal das Becken sanft kreisen lassen (auch das möchte man ja nicht vor der Kundschaft im Möbelmarkt erledigen).

Nun rückt der offizielle Entbindungstermin immer näher. Ihr Baby ist jetzt schon so groß und schwer, dass es sich kaum noch bewegt, weil einfach der Platz dafür fehlt. Und Sie schauen quasi jede Minute auf die Uhr, ob es nun endlich mal losgeht. Sie sind hin- und hergerissen, wie eigentlich alle meiner Frauen, zwischen zwei Polen: Einerseits nervt Sie diese untätige Warterei und Ihr durchaus unhandlicher Riesenbauch inzwischen schon öfters, Sie würden gerne mal wieder Ihre Füße sehen können und Ihre Socken in unter zehn Minuten pro Fuß anziehen. Außerdem klappt es mit dem Schlafen schlecht, weil der Bauch im Wege ist (stecken Sie sich in Seitenlage ein Kissen zwischen die Beine, die Knie, dann geht es etwas besser). Vor allem aber möchten Sie endlich Ihr Baby knuddeln! Andererseits liegt davor ja die Geburt, vor der Sie durchaus Respekt haben – vielleicht sogar manchmal Angst? Insbesondere vor den Wehen, die ja den deutlich längsten Teil der Entbindung ausmachen. Und die können Sie ja nicht auf Knopfdruck ausschalten wie eine Herdplatte, wenn Sie nicht mehr wollen und Ihnen die Sache sozusagen zu heiß wird. Dann ergeht es Ihnen ganz typisch und so wie 99,999999999 Prozent meiner Mütter (die restlichen 0,0000000001 Prozent, denke ich, schummeln ein wenig, wenn sie sagen, sie sähen der Geburt völlig entspannt entgegen).

Leider kann ich Ihnen ausgerechnet eine Frage, die Sie sicher besonders umtreibt, nicht ganz exakt beschreiben und beantworten: Wie schmerzhaft ist eine Wehe? Jeder Mensch, genauer jede Frau hat ein anderes Schmerzempfinden. Und auch Frauen, die schon als kleines Mädchen bei jeder kleinen Schramme auf dem Knie eine Stunde geweint haben, sind unter der Geburt keineswegs automatisch diejenigen, die bereits bei leichteren Wehen sofort schreien und nach Schmerzmitteln, am besten einer Vollnarkose, verlangen, aber zackig! Beziehungsweise auch umgekehrt: Nicht jede Leistungssportlerin, die sonst nach einem spektakulären Radsturz sofort wieder aufsteigt oder die sonst harte Marathons mitläuft, steckt auch locker Wehenschmerzen weg.

Wie es bei Ihnen sein wird, werden Sie daher erst sehen, wenn es so weit ist. Das finden Sie jetzt ganz unschön und unbefriedigend? Tut mir wirklich leid – aber alles andere wäre unehrlich. Mein Körper etwa fühlte sich an, als stünde er unter Strom, als sei ich wie elektrisiert von den Fuß- bis in die Haarspitzen. Manche meiner Frauen haben hinterher gesagt, sie spürten eine Art Riesenhand, die sie umklammert und in der Körpermitte drückt. Einige wiederum hatten gleich am Anfang furchtbare Rückenschmerzen – andere nahezu gar keine. Viele haben mir ihren Eindruck von ihren Wehen so beschrieben: »Das war jedes Mal wie eine Welle, die oben im Bauch begann und sich dann runterrollte bis unten – und wieder zurück.« Die Natur will scheinbar nicht, dass wir uns so richtig perfekt und im Detail erinnern, wie es sich angefühlt hat, insbesondere, wie sehr es weh getan hat – die Glücksgefühle nach der Geburt lassen uns alles vergessen. Und das ist ja auch prima so.

Aber zurück zur Uhr, zum Entbindungstermin, zum Warten. Geht's jetzt los? Oder werde ich für immer so ein watschelndes Walross bleiben? Kann sich der Zwerg jetzt bitte mal beeilen?! All dies sind ganz normale Gefühle – Ungeduld und Hibbeligkeit sind gut und können, das sage ich jetzt ohne Studien in der Hinterhand, aber aus Erfahrung, Ihre Geburt vorantreiben. Manche meiner Mütter haben jeden Tag auf ihr Ungeborenes eingeredet, es möge sich doch mal auf den Weg machen. Ich kann mich noch gut an eine Frau erinnern, die in einem besonders heißen Juli ihren ET hatte, heftig unter den Temperaturen litt und ihrem Sohn zum 18. Geburtstag ein schickes Cabrio versprach, wenn er nur bitte heute Nacht endlich käme ... Allerdings änderte das auch nichts, sie musste weitere vier Tage auf den jungen Herrn warten. Vielleicht wird er ja mehr der Fahrradtyp.

*Blasensprung? Wehen? Wie sollten Sie sich verhalten?*

Sehr typischer Fall Nummer eins: Eine meiner Frauen, erstgebärend, sitzt abends auf dem Sofa oder morgens am Esstisch beim Tee. Gutgelaunt und heiter lässt sie die Augen durch den Raum schweifen und denkt, jetzt könnte sie eigentlich schnell noch einmal die Spinnweben von der Decke fegen, die Scheuerleisten lackieren sowie danach das Dach bügeln (diese letztgenannte Aktivität stammt aus dem süßen Kinderbuch *Ritter Rost und Prinz Protz*). Da ziept es ein wenig in ihrem Bauch. Und auf einmal sitzt sie im Nassen! **Blasensprung**! Was ist da passiert? Kurz vor der Geburt verspüren viele Frauen einen richtigen Tatendrang und sind voller Energie. Eine Hochhochschwangere habe ich mal auf einer Leiter erwischt, weil sie schnell noch eine Girlande aus roten Tulpen ganz oben an die Kinderzimmerwände malen wollte, eine andere hatte einen Fünf-Kubik-Container bestellt und ihre über Jahre total zugestellte Garage entrümpelt, eine weitere alle Küchenschränke ausgeräumt und mit Essig ausgewischt ... Falls Sie ähnliche Gelüste haben, kann es also sehr gut sein, dass HEUTE der Geburts-Tag ist! Ebenfalls typisch, nach meiner Erfahrung: Die Hälfte aller Geburten beginnt mit dem Blasensprung, also dem Platzen der Fruchtblase und dem Abgang des Fruchtwassers, erst danach setzen die Wehen ein. Ach so, und die Aktivitätsschübe müssen natürlich nicht im Blasensprung enden – es können nämlich auch zuerst Wehen auftreten.

Typischer Fall zwei: Eine meiner Frauen, erstgebärend, hat die ganze Nacht kein Auge zugemacht, müde ist sie aufgestanden. Nun ist ihr auch noch übel, dann übergibt sie sich sogar, was sie seit Monaten nicht mehr musste. Und da rollt, wupps, auch schon die erste Wehe heran. Sie fühlt sich genauso an wie die Senkwehen, vielleicht ein bisschen kräftiger, aber sie lässt sich gut verkraften und veratmen. Das sind jetzt die **Eröffnungswehen.** Erst zwei, drei Stunden später jedoch platzt ihre Fruchtblase (und der Polsterstoff vom Sofa ist nicht versaut, weil meine Frau entweder vorausschauend ein Handtuch unterlegt oder aber gerade, auf den Badewannenrand gestützt, die Wehe veratmet). Ach so, und ebenso hätte meine Frau natürlich vor Beginn ihrer Wehen putzmunter und in »Dachbügelstimmung« sein können.

Was ist da passiert? Kurz vor der Geburt ist vielen Frauen schlecht, sie sind schlaflos, unruhig, erbrechen sich manchmal sogar oder haben leichten Durchfall. Wenn es Ihnen so geht, kann es also sehr gut sein, dass HEUTE der Geburts-Tag ist! Ebenfalls typisch: Die andere Hälfte der Geburten beginnt mit Wehen, die Fruchtblase aber bleibt noch unterschiedlich lange unversehrt.

Ein Baby wählt übrigens den Zeitpunkt seiner Geburt selbst. Wie dies geschieht, ist trotz aller Forschungen noch weitgehend ungeklärt. Aber offenbar wissen Babys von ganz allein, wann sie »fertig« sind und lösen dann Blasensprung und Wehen aus – ohne wehenfördernde Mittel. Also, nur weil im Mutterpass steht, es kommt am 1. Februar, muss das Ihr Baby nicht mitmachen – es findet eben den 5. besser. Oder den 27. Januar. Und auch Sie sollten besser nicht zu irgendwelchen Mittelchen greifen, um Ihren Schatz hervorzulocken (daher verrate ich Ihnen auch keinen der berühmt-berüchtigten Cocktails dafür).

Wie verhalten Sie sich, wenn bei Ihnen die Fruchtblase platzt, Sie also ein Fall der oben beschriebenen Kategorie eins sind? Erstens: Es dauert jetzt meist noch durchaus, bis das Baby kommt, also keine Hektik. Rufen Sie Ihren Mann an, damit er nach Hause kommt, falls er nicht sowieso da ist. Und dann Ihre Hebamme. Das Fruchtwasser sollte hell, klar und geruchlos sein (Also: Es muss sich niemand ekeln, der es aufwischt, es sieht aus wie Leitungswasser). Normalerweise geht es wirklich wie ein Schwall ab – wenn Sie eine volle Wasserkanne mit Schwung umdrehen, so etwa … Es bleibt aber noch genügend Fruchtwasser für Ihr Baby, es liegt nicht völlig auf dem Trockenen. Achtung: Fruchtwasser läuft nach dem ersten Schwall noch tröpfelig weiter, also legen Sie sich einfach ein Handtuch unter. Sie können nun gemütlich an den Ort fahren, wo Sie Ihr

Baby bekommen wollen. Nach etwa einer Stunde sollten nun Ihre Wehen losgehen. Mit Herzton- und Wehenschreiber (Cardiotokographie, CTG) werden Sie und das Baby überwacht, seine Herzschlagfrequenz und Ihre Wehentätigkeit gleichzeitig aufgezeichnet. Laufend wird so kontrolliert, wie es Ihrem Baby geht. Nur wenn nach weiteren zwölf Stunden immer noch keine Wehentätigkeit zu bemerken ist, wird mit Ihnen besprochen, ob nun die **Geburt eingeleitet** werden soll. Das geschieht mittels Tabletten, mit einem vaginal aufgetragenen Gel oder einem Vaginalzäpfchen. Alle Mittel enthalten Prostaglandine, also die Hormone, die Ihr Körper normalerweise selbst bildet unter der Geburt. Sie können aber auch eine Infusion über den Wehentropf erhalten, die Ihnen Oxytocin zuführt – dieses Hormon würde Ihr Körper sonst ebenfalls ausschütten. Früher übrigens – in der DDR und ich habe es auch anfangs in West-Berlin erlebt – wurde bei Frauen mit einem Blasensprung sofort der Wehentropf gelegt. Ihren Körpern wurden keine Chance gegeben, die Geburt selbst zu schaffen – der Krankenhausablauf sah eine natürliche Entwicklung nicht vor. Viele dieser Frauen haben eine solche Entbindung als sehr schmerzhaft empfunden. Heute wird das zum Glück anders gehandhabt! Doch nach einer Wartezeit von um die zwölf Stunden sollte es losgehen, um das Baby nicht zu gefährden – denn nun steigt das Infektionsrisiko für das Ungeborene an, weil über Ihre Vagina Keime in die Gebärmutter hochwandern können, aber keine schützende Fruchthülle mehr da ist.

Das Fruchtwasser wird, wie gesagt, meist die ganze Zeit immer mal wieder laufen, was Sie vielleicht als unangenehm empfinden. Dicke Binden (und auch eine Ersatzhose) helfen. Aber bitte keine Angst, Ihr Kind wird nicht »im Trockenen liegen«. Im Verlauf der Geburt wird dann weniger auslaufen, weil das Köpfchens Ihres Babys tiefer ins Becken drückt und so alles »abdichtet«. Die Geburt wird aber auch heute sofort per Wehentropf eingeleitet, wenn das Fruchtwasser zwar noch vorhanden, aber grünlich verfärbt ist und riecht, was oft vorkommt, wenn der ET schon fünf, sechs Tage überschritten ist (das Baby hat dann seinen Darm entleert, dieses sogenannte Mekonium hat das Fruchtwasser verfärbt). Oder aber, wenn sich die Werte des Babys verschlechtern, seine Herztöne absacken. Insgesamt schätze ich, dass bei einem Sechstel meiner Frauen (auch Zweit- oder Drittgebärenden) nach einem Blasensprung aus den oben skizzierten, verschiedenen Gründen die Geburt eingeleitet werden muss. Heutzutage sind aber die Dosierungen ebenso wie die Mittel selbst viel verfeinerter als früher. Wenn also Frauen, die vor zehn, 15 Jahren eine Geburt mit wehenfördernden Mitteln hatten, Ihnen Schauerschmerzgeschichten erzählen, bedenken Sie bitte den medizinischen Fortschritt. Die Einleitungen und Behandlungen von damals können nicht eins-zu-eins auf heute übertragen werden! Und: Eine Einleitung lediglich auf Wunsch der Frau, weil ihr sozusagen der Geduldsfaden reißt, auf das Baby zu warten (was ja grundsätzlich verständlich ist, vor allem im glühheißen Hochsommer), lehne ich ab – es sei denn, wie erwähnt, ihr ET ist schon um acht, zehn Tage überschritten. Erfahrungsgemäß kommen die Babys nach dieser Verlängerung aber meist sowieso von allein.

### Einlauf: Ja oder Nein?

Ein kleiner Einschub: Welche natürlichen Möglichkeiten gibt es, Wehen anzuregen? (Sex und Treppensteigen entfallen ja eher, wenn Sie bereits im Kranken- oder Geburtshaus sind; vorher aber können Sie es ausprobieren.) Früher erhielten in Kliniken alle Frauen sofort und als Routinemaßnahme einen **Einlauf** mit warmem Wasser, der als physikalische Wehenanregung dienen sollte. Heute werden Sie selbstverständlich vorher gefragt, ob Sie das möchten! Aber warum überhaupt ein Einlauf, wozu soll der denn gut sein? Hier die Pro- und Kontra-Positionen – Sie lesen sich alles in Ruhe durch und entscheiden, was Sie wollen.

Ihr Geburtskanal ist eng, und wenn sich Ihr Baby hindurchschiebt, kann ein voller Darm, womöglich noch ein sehr harter Stuhl, ein echtes Geburtshindernis werden. Ihr Kind will jetzt unbedingt heraus, und später, gerade in der Endphase der Geburt, drückt es mit seinem Köpfchen auch stark auf den Darm – so stark, dass meist jeglicher Inhalt herausgequetscht wird. Für uns Hebammen ist das ganz normal und sozusagen Berufsrisiko, alles kein Thema – wir wischen Stuhlgang und auch Urin diskret weg (nur bei Wassergeburten ist das nicht so einfach …). Manche meiner Frauen finden das ebenfalls normal, und daher kommt für sie auch ein Einlauf nicht in Frage. Aber vielen Frauen ist diese Art von »Vorgeburt« unangenehm und peinlich, erst recht, wenn ihr Mann das alles unter Umständen mitbekommt. Außerdem wollen viele uns Hebammen das nicht zumuten. Diese Frauen verkrampfen sich dann ohne Einlauf oft – das ist aber gar nicht gut unter der Geburt. Dann ist ein Einlauf sinnvoll.

Wie wirkt der Einlauf? Er regt nicht nur Ihre Darmbewegung an: »Ich dachte kurz, ich platze, was eher doof war. Und dann war ich so schnell wie nie auf dem Klo! Danach fand ich es ganz prima und konnte mit dem leeren Bauch entspannter pressen«, meinte eine meiner Mütter. Weil der Darm ja ein direkter Nachbar der Gebärmutter ist, setzt seine Bewegung auch Ihre Gebärmutter in Gang, weswegen der Einlauf früher auch standardmäßig als Geburtseinleitung verwendet wurde (und auch, um bei einem Wehenstillstand alles wieder in Schwung zu bringen). »Ich habe mich vorab entschieden, gegebenenfalls einen Einlauf zu machen, weil ich den ein natürlicheres Mittel finde als einen Wehentropf. Außerdem kannte ich das schon von zwei Fastenkuren«, war die Begründung einer meiner Pro-Mütter. Abschließend möchte ich sagen: Ich kenne keine Hebamme mehr, die auf einem Einlauf besteht – jedoch sollte dieses Thema schon vor der Geburt und in Ruhe bedacht und idealerweise besprochen werden.

Aber zurück zum Start: Wie verhalten Sie sich dagegen, wenn Sie ein Fall der Kategorie zwei sind, also erst Ihre Wehen einsetzen, aber die Fruchtblase intakt bleibt? Als Erstes schauen Sie mal auf die Uhr und prüfen zwei Dinge: Wie lange dauert jede Wehe? Und wenn eine Wehe vorbei ist: Wann geht die nächste los? Wenn jede Wehe zwischen 30 und 60 Sekunden dauert UND (nicht: oder!) der Abstand zwischen ihnen bei fünf bis zehn Minuten liegt, dann rufen Sie Ihre Hebamme an – Sie haben nämlich Phase eins der Geburtswehen, die **Eröffnungswehen**. Ich rede dann mit meinen Frauen 10, 15 Minuten, um zu sehen, ob sie Dauer und Abstände richtig beurteilen (subjektive Fehleinschätzungen selbst bei Drittgebärenden sind ganz häufig): Wenn in den 15 Minuten Telefonat nichts passiert ist, dauert es nämlich doch noch.

Ich rate dann, also wenn die Wehen noch im Halbstundentakt auftreten, zum »**Wannentest**«. Legen Sie sich zu Hause 30 bis maximal 60 Minuten ins warme Wasser, das entspannt Sie – natürlich nur, wenn Ihr Mann, Ihre Freundin oder Ihre Mutter dabei ist und bitte auch daneben sitzen bleibt. Die ganze Zeit! Das Wasser darf nicht zu heiß sein, sonst bekommen Sie unangenehme und zudem gefährliche Kreislaufprobleme.

### Wie kann Ihr Mann Sie unterstützen?

Das »Timing« der Wehen kann natürlich er übernehmen, denn er ist idealerweise entweder da oder Sie haben ihn eilig nach Hause gerufen. Ich habe schon ganz tolle süße Protokolle geliefert bekommen. Dort war bis zur Sekundenangabe alles genauestens verzeichnet – wenn auch, je kürzer die Wehen-Abstände wurden, die Schrift immer krakelig-nervöser aussah ... Natürlich kann auch Ihr Mann die Hebamme anrufen, das machen gut die Hälfte aller Paare: »Hallo, Frau Kaller, hallo, hören Sie mich?! Hier Schmidt! Das Kind kommt!« ist ein typischer Satz aus dem Hörer (neulich hatte ich zufällig gleich zwei Schmidts mit ähnlichem ET, musste deshalb zurückfragen: »Wie schön – aber zu welcher Frau gehören Sie denn?«). Und außerdem kann Ihr Mann Sie beim Veratmen unterstützen, Stichwort Schallplatte mit Sprung. Oder, falls Sie schon jetzt Rückenschmerzen bekommen, Ihre Lendengegend massieren; am besten jedoch seine Fäuste links und rechts neben der Wirbelsäule fest in Ihr Kreuz pressen. Er kann auch das Badewasser einlassen, einen Wecker stellen, wenn Sie hineinsteigen, Ihnen vorher noch einen Tee bringen, Sie küssen, Sie abtrocknen, Ihnen beim Anziehen helfen, wieder die Wehen abstoppen – es gibt wirklich viel, wie und womit er Sie in dieser ersten Phase unterstützen kann!

Wenn Sie aus der Wanne steigen (bitte mit Hilfe!), angezogen sind und wieder in sich hineinhorchen, gibt es zwei Möglichkeiten: Entweder haben Ihre Wehen nachgelassen, dauern nur 20, 30 Sekunden und kommen auch weiterhin nur alle 20 bis 40 Minuten. Dann war das Ganze eine Art Fehlalarm oder eine Trainingsübung (gar nicht schlecht, darüber müssen Sie sich nicht ärgern oder traurig sein! Ihr Kind hat sozusagen mal angedribbelt und getestet). Sie legen sich nun hin, aufs Sofa oder ins Bett, und versuchen zu schlafen, was den meisten meiner Frauen auch gut gelingt, denn das Bad macht müde. So sammeln Sie wieder Kraft. Kann sein, dass es in drei Stunden wieder losgeht – aber so richtig! Kann aber auch sein, dass es bis dahin noch zwei Tage dauert. Sorry – keine Geburt verläuft gleich, erst recht verläuft keine nach einem Schema, bei dem man Punkte und Unterpunkte abhaken kann! »Ich habe sagenhafte neun Stunden durchgeschlafen, so gut wie in den letzten zehn Nächten zuvor nicht«, strahlte eine meiner Mütter danach; und so war sie gut 24 Stunden später, als es ernsthaft losging, auch sehr ausgeruht. Ihr Körper macht das schon alles richtig – hören Sie auf Ihr Bauchgefühl.

Oder aber Ihre Wehen sind nach dem Bad nun kräftiger geworden: Sie kommen nun tatsächlich alle fünf bis zehn Minuten. Oder aber jetzt platzt Ihre Fruchtblase. Dann ab in die Klinik (oder ins Geburtshaus), und bitte Ihre Entbindungstasche nicht vergessen – was in der Aufregung etwa fünf Prozent der werdenden Eltern passiert und leider zu lästigen Verwicklungen im Krankenhaus ebenso wie im Geburtshaus führt, wenn Sie Ihre gesamten Unterlagen (Mutterpass, Ausweis, Versichertenkarte) nicht dabeihaben. Dort treffen Sie sich mit Ihrer Hebamme (die Sie nochmals angerufen haben). Wenn Sie ohne Beleghebamme entbinden: Manche Krankenhäuser schätzen einen Anruf, dass Sie nun bald kommen – fragen Sie vorher nach, ob das bei »Ihrem« Krankenhaus so üblich ist.

Ein Wort noch zum Schleimpfropf (ich weiß, grässliches Wort): Dieser zähe Stöpsel dichtet Ihren Gebärmutterhals gegen Bakterien ab. Bei manchen ist er fast durchsichtig, bei anderen eher weißlich. Meist kommt er ganz zum Ende der Schwangerschaft als Ganzes heraus, manchmal geht er nach und nach ab, und zwar schon einige Tage und Wochen vor Ihrem errechneten ET. Da dieser Vorgang meist mit ein wenig Blut verbunden ist, was – klar – zu sehen ist, heißt er auch »zeichnen«. Ich rate Ihnen aber: Konzentrieren Sie sich nicht so auf den Schleimpfropf, denn auch wenn der abgeht, ist das kein sicheres Zeichen, dass die Geburt bald losgeht. Das Einzige, wo Sie sich sicher sein können, dass es nicht mehr lange dauert, sind regelmäßige Wehen und/oder gegebenenfalls ein Blasensprung!

## Eröffnung – Übergang – Finale: die Geburt

Jetzt sind Sie also im Krankenhaus angekommen. Ihr Mann kann die meisten der Formalitäten erledigen; um Sie kümmert sich Ihre Hebamme. Auch sie »stoppt« noch einmal Ihre Wehenlängen und deren Abstände, schaut nach, in welcher Position das Baby liegt – 85 Prozent aller Babys liegen goldrichtig, also Kopf nach unten, die Arme sind über der Brust verschränkt und die Beine angezogen. Im Folgenden geht es auch erst einmal nur um die überwältigende Mehrheit der normalen Geburten, zu den Ausnahmen später.

*In der Obhut Ihrer Hebamme*

Sie werden nun wie beim Arzt zu den Vorsorgeuntersuchungen an den Wehenschreiber mit dem CTG-Gürtel angeschlossen, der die Herztöne des Babys misst. (Sollten Sie jetzt – noch einmal – in die Badewanne wollen: Es gibt schon Geräte, die über sogenannte Induktionsschleifen verfügen, die eine gefahr- und kabellose Überwachung der Herztöne ermöglichen. Ansonsten werden in einer normalen »unverdrahteten« Geburts-Badewanne die Herztöne ganz klassisch von der Hebamme mit dem Hörrohr überwacht.)

Die Hebamme wird Sie untersuchen und feststellen: Wie verkürzt ist Ihr Gebärmutterhals, die Zervix? Und wie weit ist Ihr Muttermund schon geöffnet? (Sie erinnern sich – die Zervix ist sozusagen der enge Strickrolli, in dem das Kind noch geborgen liegt, und der Muttermund sozusagen das Loch oben am Rollkragen, durch das Ihr Baby herausschlüpfen muss.) Der Gebärmutterhals ist eine Art Zapfen, der die Gebärmutter in der Schwangerschaft verschlossen hat, in die Scheide hereinragt und etwa drei bis fünf Zentimeter lang ist. Durch die Vorwehen wird die Zervix weicher und verkürzt sich schon etwas, unter der Geburt verschwindet sie völlig, erst danach öffnet sich der Muttermund. Normalerweise kommen die meisten meiner Frauen mit ein, zwei, drei Zentimeter geöffnetem Muttermund in die Klinik – zehn Zentimeter müssen es werden, das ist nämlich ungefähr der Köpfchendurchmesser Ihres Babys. Die sogenannte **erste oder Eröffnungsphase einer Geburt** endet, wenn der Muttermund etwa zehn Zentimeter geöffnet ist.

Nun kursieren in Büchern und im Internet wilde »Statistiken«, wie lange diese erste Phase dauert, wie lange es überhaupt bis zur Geburt des Babys dauert. Meine Erfahrung: Von 45 Minuten bis hin zu 72 Stunden (ohne PDA zumindest!) ist alles möglich. Und normal. Auch bei Erstgebärenden – auch bei Drittgebärenden!

Ich habe einige Frauen erlebt, die ihr erstes Baby in nur 60 Minuten auf die Welt gebracht haben – ich konnte quasi zusehen, wie sich deren Muttermund sozusagen in Zeitraffer öffnete! Einen kleinen Haken hat diese Schallgeschwindigkeit bis zum ersten Kinderschrei allerdings. Die Wehen sind hier sofort sehr stark, die Geburtsphase und damit die kürzeste, aber heftigste Schmerzphase schnell erreicht. Ich hatte sogar eine Frau, die ihr erstes Mädchen im Auto bekommen hat, auf dem Beifahrersitz: Sie rief an, sie habe – so sagte sie – leichte Wehen, ihre Mutter fahre sie jetzt, wir könnten uns dann im Krankenhaus treffen. 30 Minuten später, ich war gerade in der Klinik angekommen, klingelte mein Handy wieder: »Ja, also, die Kleine ist jetzt schon da, ich habe sie rausgezogen und in meinen Bademantel gewickelt! Aber was tue ich mit der Nabelschnur?« Ich fragte nach Schnürsenkeln, waren leider nicht vorhanden. Dann erinnerte ich mich an ihre Frisur – sie hatte immer hochgesteckte Haare – und riet ihr, zwischen Nabel und Plazenta mit ihrer dicken Schnappspange die Schnur abzuklemmen. Weitere 10 Minuten später waren sie dann in der Klinik. Alles bestens, das Baby war völlig gesund und meine scheinbar sehr schmerzunempfindliche Frau – ihre Eröffnungswehen hatte sie wohl kaum gespürt und mich erst in der Endphase der Geburt angerufen – hatte nicht einmal einen Dammriss (bloß die Autositze, na ja)! Selbst wenn Sie ganz allein auf einer Insel wären, Sie würden instinktiv alles richtig machen bei der Geburt!

Klar, bei den meisten Frauen dauert es natürlich länger, vor allem beim ersten Kind (das dritte verlieren Sie dann sozusagen im Galopp, wie eine meiner Frauen). Wenn die Hebamme und Sie sich bereits kennen, wissen beide Seiten um alle Ängste (»Halte ich so lange aus? Was, wenn ich nicht mehr kann? Was, wenn es meinem Baby auf einmal schlecht geht im Bauch?«) und Wünsche (»Meine beste Freundin hat schlechte Erfahrungen mit der PDA, ich möchte keine!« – »Meine beste Freundin hat wunderbar mit PDA entbunden, ich möchte dann auch eine«). Ist etwas erst einmal ausgesprochen und auf dem Tisch, lässt sich viel entspannter entbinden und meist tritt der gefürchtete Fall gar nicht ein. Mitten in der Eröffnungsphase werden Sie sicher keine Lust haben, der diensthabenden Hebamme erstmal all Ihre Bedenken in Ruhe zu skizzieren; auch dies ist ein Argument für die Beleggeburt. Die meisten meiner Frauen gehen in dieser Phase auch noch einmal auf unserem Klinikgelände spazieren, denn das CTG muss ja noch nicht dauerhaft angelegt sein. Andere ruhen sich aus, einige schaffen sogar ein Nickerchen, wenn sie sich an den Wehenrhythmus gewöhnt haben, manche müssen unbedingt noch etwas essen – Sie merken, so furchtbar ist es gar nicht!

Jetzt zu den 72-Stunden-oder-mehr-Geburtshorrorstorys: Da ich die PDA, die Periduralanästhesie, gut und sinnvoll zur Entspannung und Geburtsunterstützung finde, habe ich nahezu keine Frau, die länger als 24 Stunden in schmerzhaften Wehen liegt (zur PDA gleich mehr). Als ich noch als angestellte Hebamme gearbeitet habe, kam dies aber durchaus vor. Sehr häufig waren dies »Fehlalarm«-Frauen. Auch heute kommen nicht wenige Frauen in die Klinik, deren Wehen entweder noch nicht kurz und regelmäßig verlaufen oder aber sehr unterschiedlich in Stärke und Abstand sind, wo öfter auch mal zwei Stunden lang nichts passiert und die Blase noch nicht gesprungen ist. Früher blieben diese Frauen im Krankenhaus. Und dann wurde, ich sage es mal salopp, herumprobiert: erst ein Einlauf, wenn der nur minimal oder nichts anregte, ein Wehenzäpfchen oder der Tropf, dann die Dosis hochgefahren, die Fruchtblase eröffnet, PDA gelegt, nochmals Wehentropf – so kamen schnell 72 Stunden zusammen und eine völlig erschöpfte Frau! Oft nahmen am Schluss, weil diese Frauen zu müde und fertig zum Pressen waren, Ärzte Zange oder Saugglocke zur Hand, schnitten den Damm oder rieten, wenn gar nichts mehr ging, zum Kaiserschnitt. Heute werden diese »Fehlalarm«-Frauen, deren Körper noch nicht geburtsbereit ist, wieder nach Hause geschickt (zumindest in Berlin, in anderen Bundesländern wird wohl teilweise noch anders verfahren). Auch dadurch ist in den letzten Jahren bundesweit kontinuierlich der Einsatz von Saugglocke und erst recht Zange gesunken, er liegt insgesamt bei nur knapp sechs Prozent.

Wenn also eine Bereits-Mutter unhöflicherweise meint, Ihnen als Fast-Mutter unbedingt von ihrer »Quasi-eine-Woche-lang-dauernden-Horrorgeburt« in allen Details erzählen zu müssen (und Sie nicht sofort das Zimmer verlassen, was das Beste wäre!), behalten Sie mehrere Sachen im Hinterkopf: Fast alle Entbindungen kann man dramatisieren! Vielleicht war die Dame zu ungeduldig, hatte eventuell mit hausgemachten Wehencocktails experimentiert – was hinterher aber keine zugibt. Oder sie war wohl in einem falschen, sprich: altmodischen Krankenhaus: Ihr Kind wollte vielleicht noch gar nicht auf die Welt, doch dort hat man es aber einfach »herausgeworfen« aus seinem geliebten Bauch? Denken Sie lieber: Bei mir läuft das sicher alles besser und entspannter! Und nochmals, tun Sie sich solche Berichte nicht an – ich persönlich finde sie eine echte Unverschämtheit, unsensibler geht es wirklich nicht.

### Was kann Ihr Mann jetzt tun?

Ich hätte jede sanfte Berührung, jedes Streicheln an der Schulter als entsetzlich empfunden. Manche Frauen mögen es aber sehr, wenn man sie nur zart berührt – andere finden es großartig, wenn sie sich bei jeder Wehe an der Hand, am Unterarm ihres Partners festhalten, sogar so fest, dass er blaue Flecken bekommt. Oder er soll nur ab und zu mit einem kühlen Waschlappen die Stirn abtupfen. Soll er die ganze Zeit beruhigend auf Sie einsprechen – oder aber bloß still sein? Schließlich hat ER Ihnen ja dieses Aua eingebrockt … In Sachen Atmung muss er auch nichts mehr sagen, denn das macht ja nun die Hebamme. Ihr Mann ist in dieser Phase oft ziemlich verunsichert, weil er sich überflüssig vorkommt (noch viel mehr dazu, auch das ganz Grundsätzliche, im Kapitel: Männer im Kreißsaal). Komiker und Regisseur Ingolf Lück sagte in einem *Stern*-Interview zu seinem Theaterstück *Traumfrau Mutter*, was übrigens von saulustig bis anrührend alle Register zieht, wie Männer sich auf diese Phase und alles Nachfolgende vorbereiten können: »Hey, ich bin Schauspieler, ausgebildeter Hechler und ein ganz großer Presser: Ich habe unsere Tochter quasi alleine auf die Welt gehechelt, während meine Frau draußen gewartet und eine gequalmt hat. Die beste Geburtssimulation für werdende Väter sieht so aus: Kneif dir in die Oberlippe! Fest! Noch fester! Und dann ziehe sie dir laaangsam über den Kopf!« Achtung – das alles ist natürlich, der Mann ist ja Komiker, ein Witz gewesen!

*Eröffnung*

So. Jetzt aber zurück zu Ihren Eröffnungswehen, zur **Eröffnungsphase,** dem längsten Teil der Geburt. In deren Verlauf werden die Wehen immer kräftiger und, ja, schmerzhafter. Meist zieht es anfangs in den Leisten oder am Schambein, später dann auch im Rücken. Immer wieder sehe ich nach, wie weit der Muttermund geöffnet ist, sehe nach, ob meine Frau richtig atmet – oft nicht, ganz normal – und spreche ihr immer wieder vor: tief durch die Nase ein, laaaangsam durch den Mund aus. Das ist so eine Art Hypnose, diese Wiederholung, und sie wirkt. Auch Sie werden den Rhythmus finden und das schaffen!

Diejenigen meiner Frauen, die sich besonders akribisch vorbereitet haben, bis ins kleinste Detail, die kommen leider oft so kopfgesteuert im Kreißsaal an, dass sie kaum loslassen können. Sie haben Wehensingen gelernt, ob nun nur mit Vokalen und mit Yoga-Mantren oder auch mit dem Refrain von »Yellow Submarine« (dieses Beatles-Stück eignet sich recht gut!). Und sie sind verunsichert, wenn sie merken, dass sie doch nur schreien. Ich sage ihnen dann immer: Singen oder schreien – egal! Hauptsache, laut! Denn: Sie können nicht oben schreien und unten zukneifen. Aber viele Frauen sind irritiert, wenn es nicht genau nach dem Programm aus ihrem Kurs läuft. Sie haben richtige Versagensängste und können nur schwer akzeptieren, dass ihr Baby anders auf die Welt kommt als in der Kurstheorie beschrieben. Und nachher quälen sie sich mit Fragen: Wieso habe ich das mit der Hockstellung nicht hingekriegt? Warum habe ich eine örtliche Betäubung gebraucht? Wie schade, wenn das erste Gefühl, dass sie mit der Geburt, mit ihrem Kind verbinden, Scham ist. Wirklich: Hören Sie auf Ihren Körper, der macht das schon, hören Sie auf Ihre Hebamme und denken Sie nicht an das Geburtsbuch, wo auf Seite 78 unten stand, wie man korrekt um eine Wehe navigiert. Das ist, mit Verlaub, Quatsch, es gibt kein »nur so ist's richtig«! Wichtig ist nur, dass es Ihnen und dem Kind, was jetzt gleich kommt, gut geht! Oder wie eine meiner Frauen sehr treffend meinte (und unter ziemlichem Gestöhne, der Muttermund war sieben Zentimeter geöffnet): »Okay, ich kenne jetzt alle Regeln fürs Atmen und alle Gebärpositionen – jetzt sollen die Regeln mal mich kennenlernen!« Eine halbe Stunde später war ihr Sohn auf der Welt.

Sinnvoll kann es sein, wenn Sie durch verschiedene Körperhaltungen das Öffnen des Muttermundes vorantreiben, oder wenn Sie eine längere Pause zum Ausruhen brauchen, die weitere Öffnung kurz unterbrechen (jawohl, das geht!): Wenn Sie aufrecht stehen, wird der Muttermund stärker gedehnt und geöffnet. Wenn Sie dagegen auf dem Rücken liegen oder sich auf Knie und Ellenbogen stützen, verhindern Sie, dass die Wehen stärker werden und der Geburtsverlauf voranschreitet.

### *Übergangsphase*

Wenn eine Frau flucht und ruft: »Also, mir reicht's, ich kann nicht mehr, ich will nach Hause – macht ohne mich weiter oder macht sofort einen Kaiserschnitt!«, dann weiß man als Hebamme, dass es gleich losgeht mit der **zweiten Phase der Geburt, der Übergangsphase.** Die gute Nachricht: Das ist eine im Vergleich sehr kurze Phase. Die schlechte: Nun spüren Sie plötzlich, dass die Wehen unregelmäßig werden, stärker werden, meist schneller aufeinander folgen und sehr schwer zu veratmen sind. Die Erholungspausen sind kürzer, manchmal bleibt kaum eine Atempause zwischen den Wehen. Weitere typische Symptome können sein, dass Ihnen übel wird, Sie erbrechen müssen, dass Sie zittern. Die meisten Frauen haben jetzt den Drang, zu pressen, weil der Druck nun sehr stark ist, den der Kopf Ihres Babys produziert. Alles Zeichen für den Endspurt! Die Wehen müssen so stark sein, um das Köpfchen in die richtige oder ganz klassische Position zu drehen: der hintere Teil des Kopfes, das Hinterhaupt, soll ganz nach vorne, Kinn und Nase nach unten auf seine Brust zeigen! Jetzt kann auch Ihr Mann sich wieder nützlich machen, als »Blitzableiter« für Ihre Wut, dass Sie nichts mehr kontrollieren können oder als Mutmacher, einfach als derjenige, an dem Sie sich festklammern, weil jetzt der Wehenschmerz immer auch in Rücken und Beine ausstrahlt.

### Peridualanästhesie – Für und Wider

Lassen Sie uns noch einmal gesondert über **Schmerzen** sprechen, über die Wehen. Denn sie sind bei meinen Frauen, und ich höre es auch von den Belegkolleginnen, Thema Nummer eins vor der Geburt. Früher »mussten Sie da durch«, da gab es keine Alternativen (außer einem Beißholz vielleicht …). Heute können Sie sich entscheiden: Sie können, wie früher, auf schmerzlindernde Medikamente verzichten; Sie können aber auch mit verschiedenen Methoden versuchen, die Schmerzen zu lindern – mit einem warmen Bad, mit Atemtechniken, mit Wechsel der Geburtspositionen – und mit einer »Rückenspritze«, der sogenannten Periduralanästhesie oder kurz **PDA** (die auch bei orthopädischen oder urologischen Eingriffen üblich ist, um eine Vollnarkose zu vermeiden).

Was passiert bei der PDA genau? Ein nur lokal, nämlich im Peridural- alias Kreuzbereich, wirkendes Betäubungsmittel wird durch einen Anästhesisten in den Raum um die Rückenmarkshäute und den Rückenmarkskanal eingespritzt. Die PDA wird in einer Wehenpause gelegt; Sie liegen dabei auf der Seite oder aber sitzen und machen einen Katzenbuckel. Die PDA wirkt bereits nach gut einer Viertelstunde. Das Medikament kann mit dem, in Höhe des vierten und fünften Lendenwirbels eingeführten, nur etwa einen Millimeter dicken Katheterschlauch unter der Geburt regelmäßig nachgespritzt werden, um zu erreichen, dass die Schmerzen konstant als sehr milde empfunden werden. Die PDA wird grundsätzlich gelegt, wenn der Muttermund etwa vier Zentimeter geöffnet ist. Durch die PDA öffnet er sich oft schneller auf seine maximale Geburtsweite, weil die Frau sich entspannt. Auch mit einer PDA können die Frauen aktiv mitpressen. Natürlich lässt sich die PDA, genauer der Zufluss des Mittels, für die Pressphase auch ganz abstellen, wenn die Frau es möchte.

Die PDA wurde vor über 125 Jahren erfunden, sie wird (seit 1941) nicht nur bei Geburten, sondern auch wie gesagt bei diversen Operationen eingesetzt. Weltweit gibt es also eine immense Erfahrung mit diesem Verfahren. In den USA nutzen etwa 90 Prozent der vaginal entbindenden Frauen die PDA, in Frankreich 70 Prozent, in Kanada etwa die Hälfte (und auch viele, die einen geplanten Kaiserschnitt machen lassen), in England und Deutschland entbinden etwa 20 Prozent bis ein gutes Drittel aller Frauen damit.

Was sagt die Wissenschaft nun zu dieser Methode, die in vielen Ländern längst Routine ist? Die Cochrane Collaboration ist ein internationaler Zusammenschluss von Wissenschaftlern, die in Teams zu medizinischen Fragen sogenannte systematische Übersichten (Reviews) erstellen, um begründete Aussagen über die Wirksamkeit medizinischer Therapien zu treffen. In Deutschland sind sie am Universitätsklinikum Freiburg angedockt. Sie werden vom Bundesgesundheitsministerium finanziell unterstützt, sind also nicht von der Pharmaindustrie abhängig, die PDA-Medikamente herstellt und verkaufen will. Ich denke daher, deren Untersuchungsergebnissen kann man vertrauen.

Ein Team wertete 2005 insgesamt 21 Studien aus den letzten Jahren zur PDA aus, an denen insgesamt über 6600 schwangere Frauen teilgenommen hatten – hier wurde also eine wirklich große Datenmenge ausgewertet! Das Fazit: 96 von 100 Frauen waren zufrieden damit, wie die PDA den Wehenschmerz milderte, keine (na gut:

»nur« 99,2 Prozent!) benötigte weitere Schmerzmittel – im Gegensatz zu fast einem Viertel der Frauen, die es vorher mit anderen Mitteln versucht hatten. Eine PDA führte nicht – was ein klassischer Vorwurf der PDA-Gegner ist, weil Frauen angeblich nicht mehr pressen würden oder es gar zum Wehenstillstand komme – zu einer erhöhten Kaiserschnittrate; die Anzahl sekundärer, also ungeplanter Kaiserschnitte hing vielmehr davon ab, wie erfahren die Geburtshelfer waren: Je erfahrener, umso weniger Sectios. Und: Es gab langfristig keine negativeren Folgen, insbesondere am Rücken, für die PDA-Frauen im Vergleich zu anderen. Auch keine für das Baby, was ja geringe Mengen des Medikaments, das übrigens Sufentanil heißt, über den Blutkreislauf der Mutter erhält: Die APGAR-Werte unterschieden sich insgesamt nicht von denen solcher Babys, die ohne PDA geboren wurden.

Das finde ich alles sehr positiv für Mutter wie Kind; es deckt sich auch mit meinen langjährigen Erfahrungen.

Als Nachteile zählen diese Wissenschaftler auf: Bei 17 von 100 Frauen fiel der Blutdruck wegen der PDA ab, einigen von ihnen wurde schwindlig oder übel. Und 20 von 100 bekamen Fieber nach der Entbindung. Allerdings waren diese beiden Werte, im Vergleich zu den Frauen ohne PDA, nur unwesentlich höher, sprich: Auch Entbindungen komplett ohne Medikamente können bei den Frauen zu Schwindel und Erbrechen während oder zu Fieber nach der Geburt führen!

Die Übersicht ergab außerdem, dass eine PDA (vor allem eine sehr starke, wie sie allerdings heute kaum noch angewendet wird) die Austreibungsphase um durchschnittlich eine Viertelstunde verlängern kann. Im Deutschen Ärzteblatt erschien bereits 2004 ein langer Artikel, der sich speziell mit dem Thema beschäftigte: Kann ich nach einer miesen PDA querschnittsgelähmt sein? Oder aber schwere Rückenschäden davontragen? Antwort zur ersten Frage: Nein, es ist kein einziger Fall bekannt. Antwort zur zweiten Frage: null bis 7,7 Fälle pro 100 000 rückenmarknahen Anästhesien, es handelte sich in diesen Fällen um eine – behandelbare – Mononeuropathie, das bedeutet die Schädigung einer einzelnen Nervenwurzel. Das Risiko, ein kleines Hämatom an der Einstichstelle zu bekommen, lag bei 1 zu 200 000, das einer Infektion gar nur bei 1 zu 450 000.

Aus meiner Erfahrung möchte ich zu den Nachteilen der PDA sagen: Inzwischen wird in den großen Kliniken nur noch niedrig dosiert. Die Frauen können, wenn sie möchten, in den Wehenpausen sogar aufstehen und mit leichter Unterstützung herumgehen (auf Englisch »walking epidural«). Der dünne Schlauch wird mit einem Pflaster auf dem Rücken verklebt, über die Schulter geleitet und auch vorne festgemacht, so dass nichts hakt oder kneift. Seither hat sich bei meinen Frauen nur noch sehr viel seltener abfallender Blutdruck bemerkbar gemacht. Und die 15 Minuten, die eine Geburtsendphase mit PDA im Schnitt länger dauern soll, hat noch keine meiner Frauen gestört – die waren nämlich zu 99,9 Prozent heilfroh, dafür unterhalb ihres Busens und oberhalb ihrer Knie nicht mehr solche Schmerzen zu haben!

Eine dauerhafte Schädigung durch eine PDA habe ich in 42 Berufsjahren nicht erlebt – wohl aber Tausende entspanntere Frauen.

Ach so: Wer bekommt keine PDA oder nur nach genauester Untersuchung? Frauen mit Blutgerinnungsstörungen (etwa dem Faktor V-Leiden, das erhöhte Thrombosegefahr bedeutet), Frauen, deren Schwangerschaftsverlauf medizinisch kompliziert war, Frauen, die im Geburtshaus oder zu Hause entbinden – denn eine PDA setzt nur ein Mediziner, nie eine Hebamme. Und Frauen, die an der PDA-Stelle ein Tattoo haben (salopp auch als »Arschgeweih« bezeichnet, inzwischen wohl etwas aus der Mode), denn viele Ärzte fürchten, mit der Kanüle auch Farbpigmente in den empfindlichen Rücken-/Nervenraum zu bringen und verweigern dann die PDA.

Ich bin eine Freundin und Verfechterin der PDA, was Sie vermutlich bereits bemerkt haben oder zumindest ahnen. Sie sind kein Feigling oder ein »wimp«, auf Neudeutsch ein Weichei, wenn Sie sich für eine Rückenspritze entscheiden. Sie müssen auch nicht nach der Devise »Ein Indianerherz kennt keinen Schmerz« irgendwem irgendwas – was eigentlich?! – beweisen. Selbstverständlich ist auch eine Geburt mit Schmerzmittel eine »richtige« Entbindung! Von meinen Frauen entbinden über die Hälfte mit einer walking epidural (allerdings haben sowieso die wenigsten mittendrin in der Eröffnungsphase noch Lust aufs Herumspazieren).

Ich habe Anfang 2010 einer großen Hamburger Wochenzeitung ein langes Interview gegeben – und über eine einzige Frage habe ich mich damals sehr geärgert, als nämlich die Interviewer meinten, die PDA sei ja »hochumstritten«. Nein, das ist sie eben nicht. Sie ist seit Jahrzehnten ausgiebig erprobt, sie wird immer noch minimal verbessert, und sie gilt schon länger unter Ärzten und diversen internationalen Fachverbänden als der sogenannte Goldstandard in der Geburtshilfe. Nun haben die Frauen Wahlfreiheit – und wählen halt auch in Deutschland immer öfter die PDA –, und das soll jetzt auch wieder verkehrt sein? Lieber alles so wie früher machen, also in der angeblich guten alten Zeit der großen, aber total natürlichen Auas? Liegt mir gar nicht, so eine kategorische Haltung.

Ich habe »natürlich« entbunden, aber ich fühle mich jetzt nicht als toller Hecht (gibt es eigentlich auch tolle Hechtinnen?) oder bessere Mutti. Ich hätte auch gerne zwei Mal eine PDA gehabt – und neulich, bei der blöden Backenzahn-Wurzelbehandlung, habe ich mir vorher ja auch zwei Spritzen geben lassen.

Früher fuhr man Kutsche, weil es keine Autos gab, schrieb Briefe, weil es kein Telefon gab, wusch die Wäsche im Fluss, weil es keine Waschmaschinen gab, starben Frauen nach unhygienischen Entbindungen am Kindbettfieber oder an Erschöpfung, weil sie jedes Jahr ein Kind bekamen – heute eben nicht mehr. Und auch den Kinder ging es schlecht: Die Säuglingssterblichkeit lag um 1900 bei 20 Prozent in Deutschland, heute bei nur gut 0,4 Prozent: 1547 Babys überlebten 2009 leider ihren ersten Lebensmonat nicht. Es gibt zwar in Deutschland keine bundesweite Statistik der Frühgeburten, jedoch schätzen einzelne Landesgesundheitsämter, dass vor der 32. Schwangerschaftswoche zur Welt gekommene Babys etwa drei Viertel dieser Sterbefälle ausmachen. Die Geburten sind heute teilweise anstrengender geworden. Denn viele Babys sind heutzutage wirklich größer und schwerer: Im Schnitt 3300 Gramm waren es Ende der Siebziger, heute sind es bereits 3500 Gramm. Und sie haben daher einen stärkeren Kopfumfang als früher – es ist für eine zierlichere Frau schon durchaus sehr anstrengend, einen 4-Kilo-Buddha mit 38, 39 Zentimeter Kopfumfang zu gebären.

Meine Frauen sollen also bitte selbst entscheiden, wie viel Schmerz sie aushalten können und vor allem möchten, und sie sollen sich für ihre Entscheidung nicht rechtfertigen müssen, sich nicht unter Druck setzen lassen. Ich bin dann für sie da, egal, ob nun mit PDA-Unterstützung oder ohne. Wenn ich aber merke, dass sie kaum noch Kräfte haben und sich quälen, rate ich ihnen zu. Schmerz ist keine Weltanschauung! Meine Frauen sehen das so, ich zitiere mal ein paar von ihnen:

»Ich konnte sogar drei Stunden schlafen, weil ich komplett schmerzfrei war. Dann wachte ich um sechs Uhr früh auf, weil mein Bauch echt wogte, weh tat es aber nicht – und nur 45 Minuten später war mein erster Sohn da! Für die nächste Geburt habe ich dann die PDA-Einwilligung schon im dritten Monat unterschrieben – bloß war mein zweiter Sohn schon nach nur zwei Stunden Wehen da, und für die zehn Minuten im Kreißsaal, da war es für die PDA zu spät. Trotzdem, ich würde es wieder so machen. Es geht auch darum, zu wissen, dass man es könnte.«

»Es tat so wahnsinnig weh, dass ich mich total verkrampft habe. Erst die PDA machte mich entspannter, und dann ging auch der Muttermund endlich schneller auf. Ein Orden für die PDA-Erfinder.«

»Bei der ersten Entbindung hatte ich das Gefühl, die diensthabende Hebamme will mir gar keine PDA geben, die will, dass ich so entbinde, wie sie sich das vorstellt – ›natürlich‹, weil ›man‹ das macht – jaja, man vielleicht, aber ich nicht! Ich war so sauer auf diese Frau. Hab damals meinem Mann fast die Finger gebrochen, so sehr habe ich seine Hand gepackt im Wehenschmerz. Und gebrüllt. Es hat ewig gedauert, fast 27 Stunden. Meine zweite Tochter habe ich wegen der ätzenden Erfahrung erst fünf Jahre später bekommen. Dank PDA habe ich ihre Geburt als wunderschön in Erinnerung. Und es hat nur sechs Stunden gedauert.«

»Ich hatte nur eine sehr niedrig dosierte PDA, hatte durchaus noch Wehenschmerzen. Aber genial war es dann hinterher, als mein Dammriss genäht werden musste: Ich habe gar nichts davon bemerkt, weil der Arzt die Dosis erhöht hat. Meine beste Freundin, die ist – ohne PDA – beim Nähen vom Schmerz ohnmächtig geworden, auch deswegen hatte ich mir eine geben lassen.«

Ans Herz legen möchte ich Ihnen aber: Reden Sie schon früh mit Ihrer Hebamme und Ihrem Arzt über dieses Thema. Erstens können Sie sich dann in Ruhe Ihre eigene Meinung dazu bilden (die muss ja nicht mit meiner übereinstimmen!) und außerdem mit dem Arzt klären, ob die Anästhesie bei Ihnen in Ordnung wäre – was sie in den allermeisten Fällen ist. Und zweitens können Sie, wenn eine PDA für Sie grundsätzlich in Frage kommt oder Sie zwar unentschlossen sind, aber sich sozusagen auf allen Fronten absichern wollen, bereits weit vor dem ET die Einwilligungserklärung dazu unterschreiben. Erst im Kreißsaal zwischen zwei Wehen dieses Dokument durchzulesen, ist nicht so ideal. Ihr Ehemann oder Ihr Lebensgefährte kann das nicht übernehmen, es sei denn, er hat eine Vollmacht für solche Fälle – und dieses Dokument sogar dabei!

Noch ein grundsätzlicher Vorteil der PDA: Sollte es unter Umständen nötig sein, einen ungeplanten Kaiserschnitt zu machen, weil etwa das CTG zeigt, dass die Herztöne Ihres Babys dramatisch abfallen, dann ist eine solche Operation viel schneller möglich. Denn die notwendige stärkere Betäubung kann leichter und schneller erfolgen, als wenn dafür erst der Anästhesist geholt, eine PDA gelegt und auf ihre Wirkung gewartet werden muss. Das sind wertvolle Minuten, die Sie und vor allem Ihr Baby gewinnen (und die Ihnen unter Umständen die Vollnarkose ersparen, die dazu führen würde, dass Sie Ihr Baby erst Stunden später sehen können). Aber um es noch einmal zu wiederholen: Die Kaiserschnitt-Rate bei PDA-Müttern ist NICHT höher als bei Frauen, die ohne Schmerzmittel entbinden – der Kaiserschnitt ist, wenn er denn medizinisch nötig wird, bloß fixer gemacht.

Abschließend sollten Sie noch bedenken: Wenn Sie keine Beleghebamme haben, die sich nur auf Sie konzentrieren darf, sondern leider eine Phase im Krankenhaus erwischen, wo alle angestellten Geburtshelferinnen gerade irre viel zu tun haben, kann der ideale Zeitpunkt für Ihre PDA schon mal – unbemerkt vom Personal – verstreichen. Das ist ärgerlich, weil nämlich Sie sich dann ärgern – und das ist kein guter Zustand für eine Geburt. Zwar kann eine PDA auch noch später gelegt werden als zum bereits erwähnten Zeitpunkt (Muttermund vier Zentimeter geöffnet), doch hatten Sie dann halt schon länger Schmerzen. Und Sie sollten nachfragen, wer in dem Krankenhaus Ihrer Wahl die PDA setzt. Denn in manchen machen es Gynäkologen, die aber oft darin nicht ganz so erfahren wie Anästhesisten sind, deren sozusagen tägliches Brot das ist (nicht nur bei Entbindungen). Generell bieten inzwischen nahezu alle Krankenhäuser diese Schmerzlinderung an, sicher auch das Ihrige.

## Finale

Manchen Frauen schmerzt auch, gerade wenn das Baby sehr groß ist, der gesamte Beckenknochen. Denn jetzt beginnt auch schon gleich die **Austreibungsphase, die Geburt** – Ihr Baby ist gleich auf der Welt! Noch 20, 30, maximal 40 Minuten! Und nun kreisen durch Ihren Körper schon mal vorbeugend so viele Glückshormone, dass Sie auch die letzten Wehenschmerzen plötzlich viel besser aushalten.

Ob Sie in dieser Phase nun im Kreißsaal auf einem Hocker sitzen (habe ich mehrfach erlebt) oder an der Sprossenwand hängen (null Mal erlebt, auch nicht zuvor als angestellte Hebamme. Die Sprossen in unserem Krankenhaus wurden, glaube ich, wegen

Nichtgebrauchs nun wieder abgeschraubt) oder auch auf dem breiten Entbindungsbett mit beweglichem Kopfteil liegen, wie fast alle meiner Mütter – ganz egal, wir Hebammen sind sehr flexibel! Die meisten meiner Mütter empfinden diese Phase, als würden sie abtauchen, als ob sie alles außer ihren Körper nur noch wie durch Nebel oder Watte wahrnehmen, weswegen ich sie dann manchmal lauter ansprechen oder mehrfach etwas sagen muss (irritiert die Männer oft, die Frauen nie). Das Veratmen, wie es vorher stattfand, funktioniert nun nicht mehr. Früher sollte stattdessen immer gehechelt werden. Das **Hecheln** ist keine Kunstform, die Sie vorher lange trainieren müssen, weswegen ein reiner Hechelkurs, wenn so etwas überhaupt noch angeboten wird, wirklich Geldverschwendung wäre. Hecheln ist nichts anderes als sehr schnelles, flaches Ein- und Ausatmen, dann den Rest der Luft lang auspusten – so etwa wie ein Hund. Wenn Sie heftig hecheln, können Sie Ihre Bauchmuskulatur nicht anspannen – das können Sie jetzt gleich in einer kurzen Lesepause gut mal testen! – und also auch nicht pressen.

Bei mir jedoch wird schon lange nicht mehr gehechelt: Denn zum einen besteht durchaus die Gefahr, dass die Frau zu kräftig hechelt und somit hyperventiliert und Kreislaufprobleme bekommt. Zudem erschöpft diese Art des Atmens ganz schön. Und vor allem wackelt beim Hecheln Ihr Damm wie verrückt – und den möchte ich ja gerade mit meiner Hand schützen, damit er nicht reißt, wenn gleich das Köpfchen kommt! (Siehe Kapitel »Auf dem Damm« Seite 125) Ich lasse meine Frauen zwischen den Presswehen einfach Pause machen; sie sagen mir ja, wann ihr Pressdrang geradezu überhandnimmt, und ich versuche, auf dieses Bauchgefühl alles abzustimmen. Leider wird in vielen vielen inhaltlich veralteten Internetartikeln immer noch das Loblied des Hechelns gesungen. Das irritiert Sie möglicherweise? Glauben Sie mir, die Betreiber dieser Dutzenden von Websites schreiben einfach voneinander ab, was aber den virtuellen Gehalt nicht besser, richtiger oder moderner macht. Hecheln ist out.

Die meisten meiner Mütter sagen übereinstimmend: »Ich war so froh, zuletzt pressen zu dürfen. Die **Presswehen** waren eine totale Erleichterung, weil ich endlich so richtig mithelfen konnte und es ins Ziel ging.« Ihr Körper mobilisiert jetzt alle seine Kräfte, und glauben Sie mir, davon hat er noch genug. Sicher, jetzt machen die Wehen ihrem Namen alle Ehre! Sie sind nun besonders stark und häufig, und sie schmerzen. Aber zum Glück durchflutet Ihren Körper gerade jetzt noch einmal alles an jenen Hormonen, die Sie stark machen – und glücklich, denn es ist gleich geschafft –, und nach 40 Wochen Warten werden Sie Ihr Baby im Arm halten. Jede Wehe bringt Sie dem Kind näher! Ich habe Erstgebärende erlebt, bei denen hat es schon mit der zweiten oder dritten Presswehe funktioniert. Und mit lautem Brüllen, was so was von normal und in Ordnung ist! Sie haben kein Schweigegelübde abgelegt. Bei anderen Frauen waren ein paar Presswehen mehr nötig. Alle aber sind dann »wie in einem unglaublichen Rausch, der eigentlich ganz toll war!«, so stellvertretend gerade wieder eine Frau, deren bildhübsche rothaarige Kleine ich neulich geholt habe.

Der Druck zwischen Ihren Beinen ist jetzt immens, jetzt halte ich dagegen, also gegen Ihren Damm, damit der nicht reißt und Sie den Schmerz besser ertragen. Ihre Geburtsposition kann jetzt am Ende ganz anders sein, als Sie es mit der Hebamme vorher besprochen hatten. Egal! Hebammen haben als Zweitnamen »Flexibel«! Wir sind daran gewöhnt, dass es unter der Geburt völlig anders zugeht als in der Theorie vorher, denn keine Frau kann vorher einschätzen, wie sie sich währenddessen fühlt – übrigens auch keine Mehrfachgebärende. Wichtig zu wissen: In der Austreibungsphase wird es auch für Ihr Baby richtig anstrengend, angeblich schüttet der Mensch nie wieder so viel Adrenalin aus wie bei seiner eigenen Geburt. Gewaltige Kräfte schieben das Kind vorwärts auf dem letzten Wegstück nach draußen (was insgesamt nur etwa 20 Zentimeter lang war, aber das weiß es ja nicht). Deswegen werden in allen Kliniken seine Herztöne dauerhaft mit dem CTG überwacht (in Geburtshäusern nur gelegentlich, dort kommt in der Regel das Hörrohr zum Einsatz), um beurteilen zu können, wie es ihm geht. Es ist vielleicht manchmal unbequem, so »verkabelt« zu sein, doch dient es der Gesundheit Ihres Kindes in dieser letzten sensiblen Phase. Nun wird auch oft, so ist es Vorschrift in der Klinik, der diensthabende Arzt gerufen (meistens kriegen meine Frauen dessen Anwesenheit jedoch gar nicht mit, so konzentriert auf sich und das Gebären sind sie).

Jetzt müssen – und können! – Sie das Baby endlich herausschieben! Jetzt wird das Köpfchen sichtbar – und es bleibt auch in den Wehenpausen sichtbar. Manche Frauen möchten es berühren, weil es ihnen Kraft gibt.

Mein Rat aber für Ihr weiteres Sexualleben: Ihr Mann sollte das nicht tun – er sollte am besten oben bei Ihnen stehen, damit Sie sich an ihm festhalten können, und nicht zwischen Ihre Beine blicken.

Dann ist es so weit! Nun wird, oft gleich schon mit der nächsten Wehe, der ganze Kopf geboren – Hinterhaupt, Stirn, Gesicht. Und meist mit der Wehe darauf auch schon Schultern und Körper, deren Umfang ja schmaler als das Köpfchen ist. Dann ziehe ich schnell den kleinen, neuen Erdenbewohner ganz hervor. Willkommen in deiner neuen Welt!

*Ungeplant, geplant, gewünscht – der Kaiserschnitt*

Eben erwähnte ich ja schon den **Kaiserschnitt**. Übrigens heißt die Operation zwar Sectio caesarea – dass der römische Imperator Cäsar auf diese Weise zur Welt gekommen sei, ist aber vermutlich eine Legende. Der Kaiserschnitt ist eine Operation, und diese macht natürlich der Arzt mit einem OP-Team. Wir Hebammen sind da außen vor, und deswegen kann, darf und soll ich Ihnen zu diesem Eingriff selbst auch nicht viel erzählen. Nur so viel: Die Zeiten, wo diese Operation unter Vollnarkose stattfand und durch die Bauchdecke vom Nabel bis zur Scham geschnitten wurde, sind lange vorbei. Heute wird in etwa 90 Prozent der Fälle nur lokal betäubt, so dass die Frauen ihr Baby auch schnell in den Arm nehmen und stillen können. Zudem wird nun an der »Bikinilinie«, an der Schamhaargrenze quer geschnitten. Oft sogar gerissen (klingt furchtbar, ich weiß – es ist aber die sogenannte »sanfte« oder korrekter Misgav-Ladach-Methode, die 1994 im gleichnamigem Krankenhaus in Jerusalem entwickelt wurde), was für einen besseren schnelleren Heilungsprozess sowie weniger Wundschmerzen sorgen soll und somit die Aufenthaltszeit im Krankenhaus stark verkürzt. Die »Entwicklung« – das heißt wirklich so! – des Babys benötigt nur ein paar Minuten, danach müssen natürlich Plazenta entfernt, die Wunde versorgt und die einzelnen Hautschichten genäht und verbunden werden. Sie erhalten vorher einen Blasenkatheter, der bis zum nächsten Tag bleibt. Ihr Mann darf, allerdings im grünen OP-Dress und mit Haarschutz, bei der Schnittentbindung anwesend sein – sie ist übrigens die einzige OP, bei der dies erlaubt ist.

Ich denke, über Sinn und Unsinn einer sekundären Sectio, also eines **nicht geplanten Kaiserschnitts unter der Geburt**, lässt sich nicht streiten. Ein solcher Kaiserschnitt ist medizinisch nötig, Punkt. Und zwar dann, wenn ihn eine Notsituation erforderlich macht – also erst bei bereits eingesetzten Wehen! Die Gründe auf Seiten der Mutter sind: ein kompletter Geburtsstillstand, Verdacht auf Gebärmutterriss mit Schock und Blutungen, die sogenannte Ruptur, oder Verdacht auf ein vorher leider nicht erkanntes Missverhältnis zwischen sehr großem Kindskopf und dem zu schmalen Becken.

Gründe auf Seiten des Babys sind zum Beispiel: Gewicht über vier Kilo – dazu gibt es sogar ein Gerichtsurteil, auf das der Arzt bei einer Kaiserschnittgeburt hinweisen soll –, Herztonveränderungen oder Nabelschnurvorfall. Im letztgenannten Fall schiebt das Baby seine Lebensader sozusagen vor sich her, diese klemmt sich dann im engen Geburtskanal ab und nimmt dem Baby die Sauerstoffversorgung (passiert aber nur bei weniger als einem halben Prozent). Auch wenn sich das Baby, vor allem sein Köpfchen, nicht richtig dreht und es in Gesichtslage oder gar in der sehr seltenen Stirnlage im Geburtskanal ist, mit nach hinten überstrecktem Nacken und

Kopf (also nicht mit dem Hinterkopf, wie erwähnt) zuerst geboren werden würde. Die Stirnlage ist eine absolute Kaiserschnittindikation, die Gesichtslage – je nach Ausrichtung – ebenfalls.

Auch kleine »Sternengucker«, die mit dem Gesicht zum Bauch liegen, werden oft schlussendlich mit Kaiserschnitt geholt, weil deren Geburt, wie es eine Frau treffend formulierte, »sich anfühlt, als ob man den linken Fuß in den rechten Schuh schnürt«. Dies gilt auch, wie erwähnt, für Steißlagen, wo der Popo und nicht der den Weg frei machende, weil größere Kopf als Erster geboren würde. Beide letztgenannten Babypositionen, zusammen etwa fünf Prozent aller Geburten, hätte ich auch bei der primären Sectio, beim geplanten Kaiserschnitt, erwähnen können, denn beide sind ja vorher aus dem Ultraschall und vom CTG bekannt, weil das Herzchen woanders schlägt. Aber manche Frauen wollen es, und manche Kliniken raten dazu, zunächst vaginal zu versuchen – was aber dennoch oft im Kaiserschnitt endet.

Es wurden in der DDR, aber auch noch bis vor 15 Jahren in der Bundesrepublik, Beckenendlagen im Krankenhaus durchaus vaginal entbunden – stets von Ärzten, nicht von Hebammen. Heutzutage allerdings wird so oft gleich ein Kaiserschnitt angesetzt, dass die jungen Ärzte ihre Theoriekenntnisse gar nicht mehr anwenden können – grundsätzlich schade.

So, dies sind die wichtigsten der unter der Geburt auftretenden Risiken, die zum Kaiserschnitt führen. Dann gibt es noch, wie gerade erwähnt, unumgängliche Gründe beim Ungeborenen für eine länger vorab geplante Schnittentbindung, also ohne das bereits die Wehen eingetreten sind: Querlage des Babys sowie eine Plazenta previa, eine den Muttermund ganz oder teilweise versperrende Plazenta – da ist immer ein Kaiserschnitt nötig, das betrifft aber nur rund ein Prozent aller Entbindungen. Dazu kommen Gründe wie bereits im Mutterleib erkannte Krankheiten beim Baby, etwa Herzfehler, sowie bei Frühgeburten – um seinen Kopf zu schützen und es vor zu viel Geburtsstress zu bewahren. Eine absolute Indikation bei der Mutter ist der eklampische Krampfanfall im Rahmen einer

Schwangerschaftsvergiftung, in den meisten Kliniken auch eine vorangegangene Totgeburt. Absolute Indikation machen aber insgesamt nur ein Zehntel der Kaiserschnitte aus. Meine beiden letzten waren eine Querlage bei einer Erstgebärenden sowie eine Plazenta previa bei der Frau, die ihre anderen vier Kinder mit mir vaginal spontan entbunden hatte (die war wirklich traurig, Mädchen Number Five per Kaiserschnitt zur Welt bringen zu müssen – ging aber alles glatt). Auch hier gilt: Keine Frage, keine Diskussion – Kaiserschnitt ist unbedingt nötig.

Dann gibt es Fälle, wo die Gründe auf einer oder beiden Seiten liegen können, es aber keine absolute, sondern eine relative Tendenz zum geplanten Kaiserschnitt gibt: Etwa bei Mehrlingsgeburten, bei Zwillingen zumindest oft dann, wenn die Mutter älter als 35 ist oder aber die Babys durch IVF entstanden sind. Entscheidend ist, wie das Erste der beiden liegt – Kopf voran, dann geht es auch vaginal, egal, wie Nummer zwei sich gedreht hat. Drillinge oder Vierlinge werden sowieso per Kaiserschnitt geholt, weil oft ein oder mehrere der Babys sehr untergewichtig oder unterversorgt sind. Auch ein schlecht verheilter Kaiserschnitt mit Narbenwucherungen kann (muss aber nicht grundsätzlich!) einen weiteren beim zweiten Kind nach sich ziehen. Und besondere ausgeprägte mütterliche Angst. Das sind jetzt Beispiele, keine abschließende Aufzählung, der Arzt hat hier einen weiten Beurteilungsspielraum für oder gegen Kaiserschnitt, um auf den ganz konkreten Fall zu reagieren.

Auch dieser Kaiserschnitt aber gilt, wie der mit absoluter Indikation oder der ungeplante unter den Geburtswehen, stets als Heileingriff. In diesen muss die Schwangere natürlich juristisch wirksam einwilligen. Vorher muss der Arzt sie daher über Risiken und Folgen aufklären. Dieses Aufklärungsgespräch findet beim geplanten Kaiserschnitt natürlich schon einige Zeit vor dem OP-Termin statt, die Patientin muss ihre Einwilligung unterschreiben. Dann zahlt auch die Krankenkasse den Kaiserschnitt und die erhöhten Kosten der längeren Nachsorge im Krankenhaus.

Anders ist dies bei dem Eingriff, dessen Vorkommen in den

letzten Jahren rasant angestiegen ist, der zudem in der Gesellschaft wie auch in der Wissenschaft (und unter Hebammen) umstritten ist: dem Wunschkaiserschnitt. Die einen verteidigen ihn als Teil der Wahlfreiheit einer jeden Frau, führen die Vermeidung möglicher Geburtsschäden bei der Mutter an. »Preserve your love channel« heißt das Schlagwort, gemeint ist: Erhalte deinen Beckenboden und werde nicht inkontinent durch Überdehnung oder Dammrisse. Die Befürworter weisen darauf hin, dass der medizinische Fortschritt die Sectio immer ungefährlicher hat werden lassen, Statistiken würden das belegen. Außerdem sei auch Angst vor Schmerz eine medizinische Indikation; Stillprobleme seien nicht nachgewiesen, ebenso etwaige »Bonding«-Schwierigkeiten mit dem Kind, da heute zumeist mit lokaler Betäubung geschnitten werde und die Mutter nach der Operation ihr Baby gleich sehe und in den Arm nehmen kann.

Die Gegner verurteilen Frauen, die den Kaiserschnitt auf Wunsch machen, zum einen als »too posh to push«, als solche, die sich »zu fein zum Pressen« sind. Sie beziehen sich damit auf die vielen Prominenten, angefangen von Victoria Beckham (Ex-Sängerin »Posh Spice«) über Claudia Schiffer bis zu Angelina Jolie, die nur per Kaiserschnitt entbinden würden, damit sie möglichst schnell wieder ihre Idealfigur hätten. Die Kritiker weisen darauf hin, dass es sich um eine Operation mit Wunde und Naht handele, nach der sich die Frau nicht sofort bewegen und aufstehen könne, länger im Krankenhaus sei und auch die Beziehung zum Kind betroffen werde (mögliche Still- und Bindungsprobleme). Außerdem bestünde die Gefahr der Verwachsungen nach innen, was weitere Entbindungen schwieriger mache.

Medizinisch gesehen ist der Wunschkaiserschnitt nicht nötig. Juristisch gesehen gilt er deswegen als eine Art der kosmetischen Operation, nicht als Heileingriff. Und daher muss die Frau, die ihn wünscht, selbst bezahlen – wie etwa eine Fettabsaugung, eine Leberfleckentfernung, eine Sterilisation oder eine Busenvergrößerung. All diese Eingriffe sind aus ärztlicher Sicht ebenfalls nicht notwendig, die Solidargemeinschaft der anderen Krankenkassenversicherten soll daher nicht dafür mitzahlen. So weit die Theorie.

In der Praxis sieht es ganz anders aus. Inzwischen kommt fast jedes dritte Kind per Kaiserschnitt auf die Welt, rund 202 000 waren es 2009 – vor zwanzig Jahren war es nur jedes siebte. Allen intern Beteiligten, also Ärzten wie Hebammen und Krankenkassen, ist klar, dass dieser Anstieg hauptsächlich durch eine Zunahme der Wunschkaiserschnitte zustande gekommen ist, nur sehr marginal durch medizinisch absolut oder relativ notwendige Schnittentbindungen. Der Kaiserschnitt ist inzwischen die am häufigsten durchgeführte Operation bei Frauen! Dennoch nehmen die Kassen nicht mehr Geld ein. Die Differenz zwischen den Kosten einer vaginalen Entbindung (wird mit etwa 1500 Euro abgerechnet) und einem Kaiserschnitt (2550 bis 4000 Euro) kommt nicht bei ihnen an. Die Barmer und die AOK zum Beispiel vertrauen darauf, dass alle abgerechneten Eingriffe auch tatsächlich medizinisch notwendig seien. Doch gibt man zu, dass diesbezüglich das Krankenhaus eine große »Black Box« darstelle, in die man nicht hineinschauen könne (und wolle). Viele Klinikärzte sähen sich sozusagen gezwungen, die reinen Wunschkaiserschnitte als medizinisch notwendig zu deklarieren und entsprechend abzurechnen: Denn wenn der Wunsch der Schwangeren danach abgelehnt wird, sucht sie sich im Sinne des Geburtshelfer-Shoppings eben einen Geburtshelfer in einem anderen Krankenhaus, wo sie nichts zuzahlen muss, weil ihr dort eine erweiterte Indikation ausgestellt wird, wie erst jüngst wieder ein Oberarzt aus einem bekannten Berliner Krankenhaus erklärte.

Letzten Endes ist der Wunschkaiserschnitt Ihre persönliche Entscheidung. Eine, über die Sie sicher viel nachgedacht haben, über die Sie mit dem Arzt geredet haben, über deren Ablauf im Krankenhaus sowie hinterher Sie sich ausgiebig haben informieren und beraten lassen. Aus meiner über 40-jährigen Hebammenerfahrung möchte ich Ihnen weder zu- noch abraten, denn ich kenne weder Ihre Gründe dafür noch Ihre etwaigen Ängste. Aus vielen Gesprächen und viel Lesen zum Thema weiß ich aber zwei Dinge ziemlich sicher: Dass Sie sich teilweise seelisch warm anziehen werden müssen, weil andere Frauen oder Mütter Sie für diese Art der Entbindung angreifen werden. Und, viel wichtiger, dass Sie eine ebenso glückliche Mutter werden wie jene, die vaginal entbunden haben.

## Der große Moment – unser Baby ist da

Große Freude, großes Glück, oft Tränen, weil die Eltern tief berührt sind. Jetzt soll sich die neue Familie erst einmal kennenlernen. Ein ganz besonderer Moment, ein sehr intimer. Ihr Baby wird Ihnen von der Hebamme in den Arm und auf den Bauch gelegt, in ein warmes Handtuch gehüllt. Und es zeigt meist auch gleich, welch lautes Stimmchen es schon hat. Als Hebamme versuche ich dabei, möglichst schnell und leise zu arbeiten, um diese ersten wichtigen Minuten, dieses erste Kuscheln nicht zu stören: Also fix das Gesicht des Kindes sauber abwischen, eventuell Fruchtwasserreste aus Nase und Mund absaugen, damit es richtig durchatmen und die Augen öffnen kann (wenn es nicht dabei schon schreit, was gut ist, massiere ich ein wenig seinen Rücken), einwickeln. Zeit zum Bewundern! Auch ich, mit meinen Tausenden Geburten, bin jedes Mal froh und sehr dankbar, dass wieder alles gut verlaufen ist. Viele meiner Eltern sind jetzt sehr schweigsam, weil sie einfach nur schauen, schauen, schauen – und Ihr Baby schaut, mit ganz großen Augen, ebenfalls umher!

Manche meiner Frauen sind jetzt sehr erschöpft, aber happy. Andere wollten quasi gleich aufstehen und zu dritt nach Hause, so euphorisch waren sie. Einige Väter (ich merke das) zählen erst mal unauffällig, zehn Zehen, zehn Finger, zwei Ohren, eine Nase … ja, alles klar und da! Und wollen schon zum Fotoapparat greifen. Halt – da war doch noch was? Genau – die Nabelschnur! Und die Nachgeburt! Der Reihe nach: Gleichzeitig mit Ihrem Baby kommt auch dessen Lebensader zum Vorschein, ein dickes gedrehtes Band. In der **Nabelschnur** pulsiert der Blutstrom, der es im Bauch versorgt hat, auch noch nach der Geburt, wenn das Kind schon selbstständig atmet. Und leitet so Blut über die Plazenta, dem Mutterkuchen, aus der Frau ins Baby.

Mini-Exkurs: Ich habe es noch so gelernt, dass, wenn Mutter und Kind wohlauf sind, die Hebamme die Nabelschnur immer auspulsieren lässt, also mit dem Abnabeln wartet. Wenn das Baby schlecht atmete, schlapp wirkte, ein Frühchen oder das Fruchtwasser trübe war, wurde natürlich sofort durchtrennt, damit der Arzt das Neugeborene untersuchen kann (das gilt auch heute immer noch!). Dann hieß es eine Zeitlang: Nein, stets sofort abnabeln, auch bei kerngesunden Kindern, denn sonst würde das Baby Gelbsucht bekommen, weil mit dem Abbau der zusätzlichen Blutkörperchen seine Leber überfordert würde. In den letzten Jahren hat sich herausgestellt (wie so oft), dass bei gesunden Babys der Mittelweg der beste ist: Das Plazentablut ist wichtig – aber eben nicht megawichtig, also wartet man ein wenig ab, während das Baby bei seiner Mutter liegt (oder manchmal bei seinem Vater im Arm). Was aber bedeutet das nun für Sie und Ihren Mann und Ihr Baby, direkt nach der Geburt?

Sie **kuscheln** zu dritt in aller Ruhe. Vielleicht haben Sie vorher besprochen, wer die Nabelschnur durchschneidet? Dazu rate ich jedenfalls. Oft möchte das, sagt er vorher, der Vater machen. Manchmal wird ihm aber dann in der Situation mulmig, wenn er diese pochende Ader sieht, die durchaus dicker ist, als man es sich vorstellt. Einige glauben, »Ich zerstöre da jetzt etwas! Das Band zwischen Mutter und Kind!«. Andere denken, dass sie dem Baby oder der Frau wehtun. »Ich schaffe das einfach nicht, das ist mir zu brutal«, stammelte ein ansonsten ganz cooler Mann, der als Insolvenzverwalter von Pleitefirmen täglich ein Dutzend schwierige und auch durchaus brutale Entscheidungen treffen musste. Völlig in Ordnung – Sie sind zukünftig kein besserer oder schlechterer Vater, wenn Sie das Ganze komplett der Hebamme überlassen. Und, liebe Mütter, bitte niemanden zwingen oder sauer sein. In jedem

Fall funktioniert es so: Die Nabelschnur wird abgeklemmt, dann durchschnitten mit einer sterilen Schere. Das tut niemandem weh – in der Nabelschnur sind ja keine Nerven! Die Klemme direkt beim Nabel Ihres Babys verhindert, dass es einen Blutverlust erleidet. Sie bleibt, bis der Mini-Rest der Nabelschnur ganz vertrocknet ist (das dauert meist so fünf bis zehn Tage, dann fällt er ab).

Nun sucht Ihr Sohn oder Ihre Tochter vielleicht schon nach der Brustwarze. Bestens! Alle Details zum **Stillen** finden Sie im Stillkapitel, und Sie werden das sicher wunderbar hinkriegen. Und bei diesem allerersten Mal sind ja auch die Hebamme und Ihr Mann da, die Ihnen helfen, die richtige Haltung zu bewahren. Während Ihr Baby zum ersten Mal Vormilch trinkt, untersucht die Hebamme das Stück der Nabelschnur, das noch mit Ihnen verbunden ist: Es wird punktiert (nein, das merken Sie alles gar nicht, und weh tut es auch null). So kann sie – manchmal auch der Arzt – etwas Blut entnehmen. Mit dem wird dann die Blutgruppe bestimmt. Und, eine wichtige Untersuchung, der sogenannte pH-Wert. Wenn der **Nabelschnurblut-pH-Wert** unter 7,10 liegt, hat Ihr Kind vor der Geburt vorübergehend viel Stress gehabt, vielleicht auch zu wenig Sauerstoff bekommen, nun muss ein Arzt es begutachten – selbst wenn es munter wirkt. Klar, das unterbricht natürlich das Kuscheln (oder das Familienbandeknüpfen, »Bonding« auf Neudeutsch). Aber es ist wichtig für Ihr Kind. So etwas kommt eigentlich nur bei zu früh Geborenen vor oder sehr zarten, fast untergewichtigen Kindern sowie bei Babys von Frauen, die sehr lange Wehen hatten – oft auch, weil sie keine PDA zur Entspannung wollten – und daher auch das Kind lange unter Geburtsstress stand.

## Nachwehen und Nachgeburt

So, und nun geht es zur letzten Phase der Geburt. Wie bitte, denken Sie jetzt vielleicht, mein Baby ist doch schon da!? Gestillt, gewaschen – hallo, ausgerechnet jetzt muss ich noch einmal was tun?!

Ja – denn auch der Mutterkuchen (Plazenta) muss noch »entbunden« werden. Das ist aber meist ganz entspannt: quasi ein Spaziergang, zumindest verglichen mit der Besteigung des Kilimandscharo, die Sie schon hinter sich haben. Etwa 30 bis 60 Minuten, nachdem Ihre Tochter oder Ihr Sohn auf die Welt gekommen ist, zieht es erneut in Ihrem Bauch. Das ist Ihre immer noch aktive Gebärmutter, die jetzt auch Ihrer Plazenta fristlos gekündigt hat und sie heraushaben will. Kein Vergleich mit den Wehen vorher! Viele meiner Frauen schauen ungläubig auf ihren Bauch, wenn der dann ein wenig wogt – weil sie von diesen **Nachwehen** nämlich gar nichts spüren. Die stoßen jetzt den Mutterkuchen nach draußen, außerdem sorgen sie dafür, dass die Gefäße in Ihrer Gebärmutter sich zusammenziehen, und stoppen die Blutung dort, wo bis eben die Plazenta saß. Manche Mütter (jawohl, denn das sind Sie ja jetzt!) möchten jetzt nochmals ein wenig pressen, das geht auch, wenn Ihre Hebamme von außen ertastet hat, dass sich alles wirklich gelöst hat – sie zieht dann an der Nabelschnur und somit alles heraus.

Nun gibt es ein paar alte Bräuche, die auch heute noch »in« sind. Dazu gehört, dass manche Paare die Plazenta mitnehmen und später im Garten eingraben, darüber wird als Erinnerung ein Baum gepflanzt. Finde ich eine recht schöne Tradition, wenn man ein Haus mit Grundstück hat (früher, bei Hausgeburten, kam die Plazenta übrigens auf den Komposthaufen, als Grundstock für guten Dünger). Ein einziges Paar hatte ich, das die Plazenta gebraten und gegessen hat. Zu Hause – nicht im Kreißsaal. Einige andere Eltern haben sie ebenfalls mitgenommen, um sie zu trocknen (und daraus Globuli machen zu lassen, glaube ich).

Seit einigen Jahren wird viel darüber diskutiert, das kindliche Blut, das nach der Abnabelung noch in Nabelschnur und Plazenta vorhanden ist, einzulagern. In diesem befinden sich besonders viele Stammzellen, die sich medizinisch nutzen lassen, um Krankheiten zu heilen, etwa Leukämie. Vereinfacht gesagt, geht es dabei um eine besondere Form der Transplantation – entweder an den Stammzellspender selbst (also Ihr Kind) oder an einen unbekannten Empfänger. Letzteres stellen Sie mit einer für Sie als Eltern kostenfreien Stammzellenspende an eines der deutschen Stammzellregister zwischen Hannover bis München sicher; wenn Sie so anderen kranken Menschen helfen wollen, möglicherweise gesund zu werden, rate ich Ihnen gerne zu. Ersteres dagegen bedeutet eine sogenannte Eigenkonservierung zur rein privaten Vorsorge. Bisher bieten dies vor allem private Zellbanken an, eine öffentlich-rechtliche Nabelschnurblutbank dieser Art gibt es nicht (in den USA ist sie angedacht und wird mit Steuergeldern gefördert). Die kommerziellen Anbieter lagern ebenfalls Nabelschnurblut Ihres Kindes ein und verlangen dafür einmalige Aufnahmegebühren, dazu monatliche Zahlungen – beide Beträge schwanken je nach Firma zwischen sehr teuer und relativ günstig (über die Jahre läppern sich aber auch bloße 6 Euro monatlich zu erklecklichen Sümmchen). Einer dieser Anbieter wollte mich schon mal als eine Art Werbefigur gewinnen und lud mich zum Essen ein. Ich habe mich dann damals bei der Deutschen Gesellschaft für Hämatologie und Onkologie (DGHO) informiert – und abgelehnt. Denn so wie ich es verstanden habe, ist diese Art einer »Vorsorgelebensversicherung« für Kinder nicht sinnvoll, denn sollten die später beispielsweise an Leukämie erkranken, sind es wohl gerade nicht die eigenen Zellen, die sie heilen könnten. »Alle Ideen, ›Ersatzorgane‹ für die Kinder aus Stammzellen herzustellen, sind als Science-Fiction zu bezeichnen«, war das Fazit der Fachvereinigung.

## Männer im Kreißsaal

Die allermeisten werdenden Väter freuen sich wahnsinnig. Zumindest die, die ich kennengelernt habe, und das waren wirklich sehr, sehr viele. Heute dürfen sie ihre Freude auch zeigen. Und dabei sein, sogar bei der Geburt.

Früher, als noch viele Kinder geboren wurden, sahen auch die

Kreißsäle ganz anders aus: Es standen drei, vier Betten darin, getrennt nur durch spanische Wände – lediglich ein Sichtschutz, aber kein akustischer. Es war eng, es war laut, es war voll. Wenn dann bei den vielen gleichzeitigen Entbindungen stets auch noch drei, vier angehende Väter dabei gewesen wären, das wäre ein echter Alptraum geworden, aus Sicht der Hebammen sowieso, aber auch aus dem Blickwinkel der Paare.

Seit die Geburtenzahlen stark gesunken sind und sich die Geschlechterbeziehung dramatisch verändert hat, sind Männer bei der Entbindung dabei; eine Entwicklung, die sich nun schon seit etwa zwei Jahrzehnten hält und unumkehrbar scheint. Viele andere Trends, wie Duftöllampen oder Gebärhocker, sind kurz hoch gehandelt, aber schnell vorbei gewesen. Dieser nicht. Und ich finde das gut, sehr gut sogar. Grundsätzlich zumindest.

Denn: Frauen hatten noch nie die Wahl, ob sie bei der Geburt ihres Kindes dabei sein wollen oder lieber doch nicht … Das ist nun einmal biologisch unumstößlich. Aber auch ihre Männer können heute meist keine freie Entscheidung treffen, ob sie bei der Geburt ihres – oft zumal einzigen – Kindes dabei sein wollen oder nicht. Der Druck auf sie ist riesig. Wenn ein werdender Vater sagt: »Ich will nicht mit in den Kreißsaal«, heißt es im Freundeskreis sofort: »Was bist DU denn für ein Partner?!« Und das Wörtchen »mieser« schwingt dabei mit. Die nur scheinbar harmlose Version der Kommentare ist: »Habt Ihr ein Beziehungsproblem?« Wie soll er aus dieser Lage rauskommen, sprich: eine Wahl haben? Umgekehrt ist es auch für Frauen heute nicht leicht, ihrem Mann sozusagen Kreißsaalverbot zu erteilen.

Nur wenn Sie beide früh darüber reden, wie Sie sich ganz persönlich entscheiden wollen, werden Sie eine gute Lösung für Sie beide finden. Egal, ob sie ins gesellschaftliche »Dogma« passt! Sprechen Sie ruhig vorher – gerne auch jeweils separat – mit Freundinnen und Freunden, die bereits Kinder haben. Jemand, der nicht so nah involviert ist wie man selbst, gibt vielleicht die besseren Tipps, sagt vielleicht den einen für Sie wichtigen Satz, aufgrund dessen Sie beide sich entscheiden können. Und es ist auch vollkommen legitim, wenn Sie sich »gegen den Trend« entscheiden, also er draußen bleibt.

Ich rate: Egal, wie Sie sich entscheiden, behalten Sie es möglichst für sich. Ähnlich wie bei dem errechneten Entbindungstermin, der ja nur in rund drei Prozent aller Schwangerschaften auch der tatsächliche ist und eher arbeitsrechtlich relevant. Und den auch nur Sie beide, Ihre Hebamme und das Krankenhaus wissen müssen (na gut, und der/die allerbeste Freund/in). Allen anderen sagen Sie unbedingt ein Datum, das eine Woche später liegt – sonst werden Sie ab dem Stichtag nämlich permanent Mails, SMS und Anrufe bekommen, ob denn das süße Baby schon ... Und das nervt, glauben Sie es mir, wirklich total. Ich habe mir sagen lassen, auf Englisch heißt so etwas »white lie«, eine weiße, also gut gemeinte Lüge, eine Ausrede, in diesem Fall eine aus Selbstschutz. Denn später werden noch genug Themen auf Sie zukommen, bei denen Ihre Umwelt – vor allem viele kinderlose Freunde, aber auch ältere Verwandte – ihren Senf, allermeist ungefragt, dazu geben (ein Auszug aus der langen Hitliste, in der Reihenfolge ihres Auftretens: Stillen/Fläschchen geben, Abstillen/Zufüttern, komplett Impfen/nicht Impfen/nur einzeln Impfen ...).

Als Beleghebamme lerne ich meine Paare zum Glück vorab kennen, bei diesen Treffen können Frau wie Mann ihre Fragen loswerden – auch und gerade zur Geburtssituation. Ich sage ihnen dann: Für die Frauen ist es grundsätzlich besser, dass ein Mensch dabei ist, der sie liebt. Oft vertieft so ein Erlebnis im Kreißsaal die Beziehung noch einmal, und das ist wunderbar.

Ob die Ereignisse im Kreißsaal aber für wirklich jeden Mann immer so toll sind – da bin ich nicht so sicher. Mancher ist verstört von dem, was er da hört und sieht. Die meisten Paare machen ja einen Geburtsvorbereitungskurs, da meinen sie, alles generalstabsmäßig geprobt zu haben, auch seine Aufgaben: Hier streicheln, da massieren, dann und dann mitatmen. Aber plötzlich brüllt die Frau nur rum vor Schmerzen. Oder blutet. Und gar nichts scheint ihr zu helfen von dem, was er im Kurs gehört hat – im Gegenteil. Ich sehe dann die Angst in den Augen des Mannes: die Angst, zu versagen, nichts perfekt zu machen – als sei Geburtsbegleitung eine Art Fach mit Noten oder eine Sportdisziplin und er dabei der Verlierer.

Ein paar meiner Frauen gehen anfangs in die Badewanne (die es ja heute in jedem Krankenhaus auf der Entbindungsstation gibt, wenn sie auch keineswegs mehr so en vogue ist wie noch vor ein paar Jahren). Wenn dann auf einmal Blut oder Kot im Wasser ist – weswegen ich die Wanne eh nicht sehr hygienisch finde – werden meine Männer durchaus blass. Und das höre ich natürlich auch von meinen Kolleginnen. Im Entbindungsbett kann ich Körperflüssigkeiten dagegen natürlich schneller und auch unauffälliger entfernen. Und da sehe nur ich was.

Viele Männer sind auch über den Geräuschpegel erschrocken. »Ist das da etwa meine Frau? Ich wusste gar nicht, wie laut die schreien kann!« Jeder Mann weiß, wie laut er schreien kann – manche Frau erfährt das erst, wenn sie ein Kind zur Welt bringt. Einige Männer sind dann echt verstört, auch über diesen Ausnahmemoment hinaus. Denn nicht wenige Frauen, sogar die vorher sonnigsten Gemüter, können im Kreißsaal richtig ausfällig werden: »Du Schwein!«, »Du bist schuld, dass ich solche Schmerzen habe!« Oder, wenn er ihr zu oft mit dem kühlenden Waschlappen kommt, wenn er sie viel zu zaghaft anfasst, sie aber gerade jetzt besonders festgehalten werden will und brüllt: »Lass mich wenigstens jetzt in Ruhe!« Da muss ich meine Frauen aber machen beziehungsweise herumschreien lassen. Im Kreißsaal bin ich ihre Vertraute. Ihr tut das in dem Moment ja gut – ihm aber nicht. Ich sage dann immer zu den Männern, die solche Derbheiten ja gar nicht gewöhnt sind: »Gehen Sie doch mal einen Kaffee holen.« Vielleicht haben diese Getränkeautomaten bei uns im Foyer schon manche Ehe gerettet. Manche Geburt auf jeden Fall!

Die Geburtsschmerzen sind – wirklich! – auch für einen Mann schwer auszuhalten. Er möchte Linderung für seine Frau. Oder er hat Angst um sie, Angst vor Komplikationen – dadurch gerät er häufig in einen völlig unnötigen Aktionismus. Er bittet mich als Hebamme um Hilfe, will gar noch einen Arzt holen. Er besteht darauf, seine so laut leidende Frau doch endlich von den Schmerzen zu befreien. Studien konnten zeigen, dass so ein Verhalten sogar dazu führen kann, dass Schmerzmittel früher verabreicht werden, wenn die Hebamme hier nicht »hart« bleibt und nur auf die Frau hört (und auf ihre eigenen Berufserfahrungen). Wenn der Mann hingegen von vornherein weiß, dass seine Aufgabe im Kreißsaal vor allem ist, nichts zu tun, kommt diese Spirale gar nicht erst in Gang. Sie beide sollten sich als Paar klarmachen: Der Mann hat die einfachere Aufgabe und zugleich eine sehr schwierige: nur dabei zu sein. Anwesenheit ohne Angst, leise Mut machen, motivieren (massieren oder mitatmen sind, so meine Erfahrung, gar nicht so wichtig). Das klingt vielleicht leicht, ist aber kompliziert, denn – ich generalisiere jetzt mal – Männer wollen handeln. Und das bloße Nichtstun fällt ihnen verdammt schwer.

Umgekippt ist mir noch kein Mann im Kreißsaal (aber einigen Kolleginnen), aber es war schon kurz davor. Manche Männer vertrauen sich mir auch erst kurz vorher an: »Also, Frau Kaller, ich kann das nicht.« Erst neulich hatte ich wieder so einen: großer, kräftiger Kerl, sehr redegewandt. Den habe ich unter Vorwänden rausgekriegt. Als die Frau dann in den Presswehen lag, habe ich sie gefragt: »Und? Soll ich Ihren Mann wieder reinholen?« Da war sie aber zu sehr mit sich selbst beschäftigt und hat bloß abgewinkt. Eine Viertelstunde später bin ich raus auf den Flur und habe ihm gesagt: »Sie können wieder rein zu Ihrer Frau – und: Herzlichen Glückwunsch zu Ihrem Sohn!« Da ist er mir um den Hals gefallen und hat gestammelt: »Danke, danke, danke, dass Sie mir das abgenommen haben!«

Ich sag es ungern, aber der Eindruck einer Geburt kann bei manchen Paaren einen bleibenden Schaden hinterlassen. Wenn die Frau stark blutet, wenn sie reißt. Oder wenn der Mann sieht, wie das Köpfchen aus der extrem geweiteten Scheide kommt. Das gibt zwar keiner offiziell zu, aber bei manchen Paaren ist es dann erst mal ziemlich lange mit dem Sex vorbei.

Als ich noch im Schichtdienst im Krankenhaus gearbeitet habe, waren manche Väter ziemlich unangenehm, haben mich die ganze Zeit mit Fragen gelöchert, was ich da jetzt mache. Sie kannten mich ja vorher nicht, und ich hatte ihnen also keine rechtzeitigen Antworten geben können. Und nun nervten sie, dabei musste ich mich doch ausschließlich auf meine Aufgabe konzentrieren, nämlich auf die in den Wehen liegende Frau und darauf, ihr Baby auf die Welt zu holen. Da ist es mir lieber, wenn er ruhig sich am Kopfende des Bettes positioniert – wo der Mann zwar stützen kann, aber nicht alle Details sieht. Und das ist auch besser so, meiner Erfahrung nach.

Es gibt auch Männer, die im Kreißsaal sofort ein Stativ aufstellen, mit Kamera obendrauf. Wir sind eine Gesellschaft der Erstgebärenden geworden, da wird selbst etwas so Natürliches wie eine Geburt schon mal zum Event. Es gibt aber auch die Gleichgültigen. Die haben tatsächlich ihren Laptop dabei, arbeiten was weg oder lesen E-Mails auf Blackberry und iPhone. Da bin ich dann eher skeptisch, ob deren Gegenwart nun so hilfreich für die Frau ist oder wie die Beziehung weitergeht. Gerade bei diesen beiden Extremen, also bei den Regisseuren wie den Gleichgültigen, wird es schwierig, wenn's schwierig wird, wenn doch ein Notkaiserschnitt gemacht werden muss zum Beispiel. Dann sind sie komplett überfordert, weil es nicht in »ihre« Geburtsplanung passt.

Normal ist heute auch, dass 80 Prozent der Eltern eine CD mitbringen. Sorgfältig ausgewählte Musik, oft von ihm selbst gebrannt. Meistens ist das was Entspannendes, Esoterisches. Manches hat mir so gut gefallen, dass ich später nachgefragt habe, was es denn war – inzwischen nenne ich eine umfassende CD-Sammlung mein Eigen, alles Erinnerungen an Geburten und Geschenke meiner Eltern. Ich hatte aber auch schon eine Psychologin, die unbedingt zu Wagners *Walküre* entbinden wollte, das sollte der Soundtrack zu ihrer Geburt sein. War mal was ganz anderes. Bisschen stressig fand ich eine

Frau, die in Endlosschleife Stevie Wonder gehört hat, »I just called to say I love you« kann ich seither gar nicht mehr ab. Und ungefähr die Hälfte meiner Paare bringt eine Flasche Sekt oder Champagner mit – die andere Hälfte will es lieber nicht beschreien.

Ich vereinbare mit meinen Paaren, wenn ich vorher merke, beide sind unsicher, wie es unter der Geburt vor sich gehen soll, dass die Frau nur »raus« sagen muss, und dann geht er. Erst wenn sie möchte, hole ich ihn wieder rein. Und wenn das bis zu vier, fünf Mal passiert. Manche meiner Gebärenden jedoch kamen mit zu viel Nähe in der Stresssituation Geburt doch nicht klar, auch wenn es anders vereinbart war. Und haben ihrem Mann dann gesagt, er brauche gar nicht wieder hereinzukommen, manchmal sogar recht barsch (da bin ich dann in fünf ruhigeren Minuten schnell rausgehuscht und habe den ziemlich Geknickten getröstet).

Umgekehrt muss aber auch er das Recht haben, rauszugehen, ohne dass es deswegen noch zusätzlichen Stress gibt. Sonst sind werdende Väter im Kreißsaal nämlich wirklich eher eine Last für ihre Frau als die Hilfe, die sie sein können, wenn sie denn mit ganzem Herzen und voller Überzeugung dabei sein wollen. Wenn das Baby heraus ist, lasse ich wie erwähnt die Väter die Nabelschnur durchschneiden – wenn sie das wollen! Die meisten wollen, und die meisten sind ganz erstaunt, dass das gar nicht so einfach geht, sie ist nämlich recht fest und man muss schon kräftig die Schere zudrücken. Einige haben mir – manche leider erst hinterher, so groß ist der gesellschaftliche Druck! – gestanden: »Ich fand es furchtbar, muss ich das nächstes Mal auch machen?«. Sie hatten Angst. Angst, Mutter und Kind zu trennen, Angst, dem Kind Schaden zuzufügen. Medizinisch natürlich ganz unbegründet, aber dennoch nicht weniger ernst zu nehmen! Nochmals: Niemand bekommt eine Goldmedaille, nur weil er die Nabelschnur durchtrennt. Und Sie sind keineswegs ein schlechterer Vater, wenn Sie es nicht tun.

Egal, was vorher war, das Hinterher verläuft dann zumeist identisch. Alle beugen sich über das Baby und sagen – oh, ganz der Vater! Ich kann mir das nicht erklären, aber in den ersten Wochen sieht fast jedes Kind dem Papa ähnlich. Jedenfalls empfinden alle das so – ich auch. Besonders wenn das Kind schläft und ich es im Profil betrachte. Das muss ein raffinierter Schachzug der Natur sein, damit der neue Vater dieses kleine Wesen auch annimmt. Und eine wunderschöne Sache ist es zudem.

Die Definition im Duden lautet übrigens »Eltern, die: Plural, Vater und Mutter«. Ein Singular ist nicht vorhanden. Ich habe irgendwo eine schönere Begriffserklärung gelesen: Eltern sind zwei Menschen, die nachts ständig geweckt werden. Und trotzdem noch träumen können. Und ich wünsche Ihnen, dass es bei Ihnen genauso funktioniert – bloß mit mehr Schlaf! (Dazu Tipps im Kapitel »Schlaf, Kindchen, schlaf!« auf S. 299).

Nicht immer können die Männer bei der Geburt tatsächlich physisch anwesend sein – auch, wenn sie es noch so gerne möchten: Eine meiner Frauen, eine Schauspielerin, hatte noch vier Wochen vor dem ET geplant für die Premiere des neuen Theaterstücks von ihrem Mann, ebenfalls Schauspieler, nach Bordeaux zu reisen. Dazu kam es dann nicht mehr, weil die Wehen natürlich genau an eben jenem Morgen einsetzten. Im Kreißsaal rief sie sofort ihren Mann auf dem Handy an, der in Bordeaux bereits in der Maske saß. Immer zwischen zwei Wehen hielten wir ihr das Telefon ans Ohr, damit sie ihm den aktuellen Stand durchgeben konnte. Eine echte Live-Schaltung. Kurz vor der Vorstellung holte ich ihr Kind auf die Welt. Blitzschnell reichte mir die Frau das Handy. Und so hat ihr Mann direkt den ersten Schrei seines Sohnes gehört. Die Premiere des frischgebackenen Vaters wurde dann ein voller Erfolg.

# Dreieinigkeit und Dreiecksgeschichten – eine Familie werden

Sie haben den Kraftakt der Geburt souverän gemeistert. Ihr Baby ist das selbstverständlich weltschönste und süßeste Kind aller Zeiten und trinkt prima. Locker sieben Kilo haben Sie auch schon runter, allein durch die Entbindung. Die meisten meiner Mütter sind, nachdem sie das Baby zur Welt gebracht haben, sehr schnell wieder sehr fit und haben großen Appetit. Manche wollen sogar gleich nach der Geburt ein Schnitzel essen, ein großes Steak, Backfisch … Sie ahnen ja gar nicht, was meine Männer alles schon aus umliegenden Restaurants unheimlich unauffällig ins Klinikzimmer geschmuggelt haben. Eine hat sich sogar noch in den Kreißsaal Sushi bringen lassen! »Ich mache Ihnen jetzt mal zwei Scheiben Butterbrot gegen den leeren Bauch!«, sage ich dann immer.

Ich erwähnte es bereits: Wenn das Krankenhaus Familienzimmer anbietet, können Sie jetzt mit Mann und Kind dort einziehen – oder aber in ein Mehrbettzimmer. Ihr Baby bekommt ein Bettchen, das direkt neben Ihrem steht. Natürlich gibt es auf jeder Entbindungsstation auch ein Babyzimmer. Falls Sie nach der Geburt fix und fertig, total geschwächt sind, schieben die Schwestern Ihr Kind dorthin. Sagen Sie bitte, wenn Sie nicht möchten, dass es dort ein Fläschchen bekommt! Die meisten meiner Mütter bleiben im Durchschnitt drei Tage im Krankenhaus: also ein Tag für die Geburt, eine Übernachtung, ein Tag zum Ausruhen, noch eine Übernachtung, ein – eigentlich ein halber – Tag zum Auschecken. Wenn Ihr Baby an einem Donnerstag geboren wird, können Sie sich auch überlegen, ob Sie bis Montag im Krankenhaus bleiben und dann gleich die U2, die zweite Neugeborenenuntersuchung, im Krankenhaus machen lassen. Die U2 muss bis zum 10. Lebenstag durchgeführt werden – also nicht vergessen, möglichst sofort nach der Geburt einen Termin beim Kinderarzt festzulegen. Ihr Mann wird das sicher gerne übernehmen.

## Wieder zu Hause

So. Die Krankenhaustasche ist wieder gepackt, nun fahren Sie mit Ihrem kleinen Familienzuwachs nach Hause. Dort ist das Kinderzimmer wunderschön eingerichtet, die Erstlingsausstattung liegt bereit, inklusive eines Stapels Erstlingswindeln und viel zu vieler Baby-Anziehsachen ... der Kinderwagen scharrt quasi mit den Reifen für seinen ersten rollenden Einsatz. Sie sind also rundum und perfekt vorbereitet auf das Leben mit Ihrem Baby, auf das Leben zu dritt. Glauben Sie jedenfalls.

Ich muss Ihnen hier leider ein Geheimnis verraten: Nein, Sie sind es nicht. Es gibt nämlich Sand in diesem wunderbar polierten, materiell gut versorgten Getriebe. Grobe Körner, die den Motor zum Stottern bringen können und werden, gar auch mal die ganze Karre zum Stillstand. Diese groben Körner sind: Sie, Ihr Mann und das Baby. Das ist – Sie ahnen es, jetzt kommt mal wieder mein Lieblingssatz – ganz normal. So wie eben beschrieben, geht es nur zu in schlechten Filmen mit schmalziger Musik. Und sie lebten weiter wie in den Flitterwochen und glücklich bis an ihr Lebensende?

Nee! Stimmt nicht! Der Auszug aus dem Krankenhaus und der Einzug zu Hause sind nämlich nur der Vorspann! Der Hauptfilm, das wahre Leben, nein, IHR wahres Leben und damit der Alltag, fängt erst an. Klar, es ist ein toller Film. Aber er enthält auch einige Volten, durchaus dramatische Wendungen, Rückblenden in verdrängte Zeiten, Cliffhanger und Wiederholungen. Manchmal hakelt er, dann hat irgendein Blödi auf »Vorspulen« gedrückt, danach auf »Pause« ... Totale Überlänge hat dieser Film übrigens auch: Denn er dauert, bis Sie, mit Verlaub, sterben – bis dahin sind Sie ab jetzt nämlich Eltern, lebenslänglich (vielleicht irgendwann gar Großeltern, was aber ein ganz anderes Thema ist). Sie sind ein bisschen geschockt? Bitte nicht. Sie wuppen das.

Es gibt in allen Ländern die stille Übereinkunft, junge Eltern hätten ganz besonders glücklich und harmonisch zu sein. Als sei das Leben zu dritt, mit einem Neugeborenen, so leicht und locker und lässig wie in einem Werbespot. Seelische, körperliche oder materielle Probleme kommen in diesem Bild nicht vor, ebenso nicht Unsicherheit, Erschöpfung, Enttäuschung, Streit oder das Gefühl, überfordert zu sein. Leben ist aber 3-D, ein Werbespot oder ein Bild bloß zweidimensional.

Was ist denn Familie? Ein absolutes Glücksversprechen oder Ende der Freiheit? Keimzelle der Nation oder Grundkollektiv der Gesellschaft? Hort ewiger Liebe oder Auslaufmodell? Ich glaube, ich hoffe, ich fürchte: von allem etwas. Auch für Sie. Das Leben ist ein langer, ruhiger Fluss? Das ist selbst in dem französischen Film aus dem Jahr 1988, der diesen Titel trägt, nur ironisch gemeint; in dem ist das Leben nämlich mehr ein gewundenes Wildwasser. So wird es bei Ihnen natürlich nicht werden! Aber eben auch nicht perfekt. Also: allen Erwartungen aller immer entsprechend. Zum Glück gehören Kompromisse so unabdingbar dazu wie die Nacht zum Tag. Was nicht dazu gehört, ist der Dauer-Spagat, irgendwelchen Normen zu entsprechen. Es darf auch was schiefgehen.

Natürlich sind Sie als Vater und Mutter Experten für Familie, Erziehung und Kinder – Sie waren ja selbst einmal klein. Sicher wissen Sie recht genau, welche Ihrer Erfahrungen Sie weitergeben möchten, weil sie Ihnen gutgetan haben, welche Regeln Ihrer eigenen Eltern auch Sie beibehalten wollen, was davon aber eher nicht – oder: was auf gar keinen Fall! Zudem haben Sie Ihre Freunde, Ihre Familie, die Sie unterstützen (und auch Ihr Kind wird schon bald versuchen, Sie kräftig zu erziehen). Bleiben Sie entspannt und locker, Sie dürfen auch mal was ausprobieren, und wenn nicht immer alles sofort klappt – was soll's, beim nächsten Mal wird es schon hinhauen. Na gut, vielleicht sogar erst beim fünften Anlauf.

Lassen Sie sich vor allem von den sogenannten kindlichen Entwicklungstabellen nicht verrückt machen. Wenn Ihr Sohn erst mal präpubertiert und jede Woche einen Tiegel Haarwachs verbraucht (von dem vier Fünftel des Inhalts auf den Kopfkissenbezügen landen, die SIE gewaschen, die SIE gebügelt, die SIE in den Schrank sortiert und SIE aufgezogen haben), ist es egal, ob er seinen ersten Zahn bereits mit vier oder erst mit neun Monaten bekommen hat. Und wenn Ihre Teenie-Tochter Diskussionen über die maximal zulässige Absatzhöhe zum Schulbesuch führt, ist es egal, ob sie sich mit schon vier oder erst mit neun Monaten von alleine auf den Bauch drehen konnte. Denn alles zwischen diesen Werten, und das ist ja eine sehr sehr große Spannbreite, ist ganz normal. Wenn also in der Tabelle, für welchen Entwicklungsschritt auch immer, 5,378 Monate festgelegt sind – das ist kein in Stein gemeißeltes Datum! Ihr Baby ist ganz sicher ein Superkind, und ebenso sicher kein statistischer Durchschnittswert. Und Sie werden eine nette Familie werden, eine schrecklich nette Familie.

Nun habe ich genug philosophiert, jetzt geht es darum, wie Sie die erste Zeit mit Ihrem Zuwachs gut hinbekommen. Er ist der absolute Mittelpunkt, hilflos, absolut entzückend, einnehmend – und vereinnahmend. Wie gut er riecht! Wie süß ihre Grübchen sind! Wie zart seine Haut ist! Wie aufmerksam ihr Blick! Und wie laut es doch schon brüllen kann, vor allem morgens um drei! Aber wenden wir mal kurz den Blick ab von diesem kleinen Wunder-plus-Wutbürger und konzentrieren uns erstmal auf Sie und auf …

## Ihr Wochenbett

Ganz schlicht gesagt: Wochenbett bedeutet nicht, dass Sie nun eine Woche oder gar länger stramm im Bett liegen müssen. Das Wochenbett dauert etwa sechs Wochen. Die ersten sieben Tage sind die Frühphase, die Zeit danach das Spätwochenbett. Ihr Körper erholt sich nun von den Umwälzungen, die in ihm während der Schwangerschaft und der Geburt stattgefunden haben. Und das waren ja, wie Sie sich vielleicht nun dunkel erinnern, nicht wenige! Jetzt wird einerseits die Zeit wieder zurückgedreht, andererseits geht es weiter, und zwar anders: Zum Beispiel stillen Sie ja jetzt (hoffe ich zumindest).

Also schon wieder eine Phase, wo vieles neu ist und sich Ihr Körper verändert und anpassen muss. Im Idealfall ist das Wochenbett eine Schonfrist, ein Schutzraum für die junge Mutter. Damit das richtige schöne Baby-Flitterwochen werden, natürlich auch für Ihren Mann, soweit er Urlaub bekommt oder zumindest sich für halbe Tage von der Arbeit freischaufeln kann. Das sollten Sie vorher gut planen. Und ein paar Tipps beherzigen, die aus meinem Erfahrungsschatz stammen.

Das Wichtigste: Sie brauchen, wenn Sie keine Beleghebamme hatten, zumindest eine Hebamme, die die Geburtsnachsorge übernimmt! Acht Wochen haben Sie Anspruch auf Hilfe, unter besonderen Umständen sogar bis zum Ende der Stillzeit. Ihre Hebamme kümmert sich erstens um Sie, zweitens um das Baby und drittens um Ihren Mann – je nach Situation auch mal in umgekehrter Reihenfolge!

1. Um Sie: Bis zum 10. Tag nach Ihrer Entbindung besucht die Hebamme Sie jeden Tag. Vielen Dank, aber eine selbstgebackene Zitronenbiskuitrolle und perfekt gezogenen Grünen Tee müssen Sie uns nicht servieren – nur keinen Stress! Danach dürfen Sie uns weitere 16-Mal, (so legt es die Krankenkasse fest), um Hilfe bitten; bei Schwierigkeiten und Komplikationen auch öfter, ohne dass Sie privat etwas bezahlen müssen. Wir kümmern uns um Ihren Körper: Wie geht es Ihnen allgemein, wie bildet sich die Gebärmutter zurück, was macht der Wochenfluss, wie heilt die Dammnaht oder wie vernarbt die Kaiserschnittwunde? Manche Hebammen zeigen Ihnen Übungen zur Rückbildung (dazu später), manche massieren sogar Füße (ich nicht). Wir unterstützen Sie beim Stillen. Und wir haben ein Ohr und idealerweise einen Rat für alle kleineren und größeren Nöte, Fragen und Probleme: Etwa, wenn Sie der Baby-

blues erwischen sollte, eine leichte oder, ganz selten, auch eine schwere Wochenbettdepression.

2. Um Ihr Baby: Wie geht es ihm allgemein, wie trinkt es, wie sieht der Inhalt seiner Windel aus, was wiegt es (wir wiegen es mit unseren Waagen, die wir mitbringen). Wir versorgen seinen Nabel. Wir baden es auch, wenn Sie möchten. Wir bewundern es kostenlos und gerne und ausgiebig!

Zu allem werde ich auch Genaueres sagen, dazu Ratschläge, womit Sie sich in dieser Zeit Ihr Leben erleichtern können. Halt. Apropos Leben: Zu dem gehört ja noch etwas … genau, der Mann. Also geht es

3. Um ihn: Ganz ehrlich, jetzt? Er ist der pflegeleichteste Teil in Ihrem Trio. Grundsätzlich. Ich habe aber auch Väter erlebt, die draußen in der weiten Welt gefeierte Schauspielerstars oder beinharte Firmenbosse sind, doch drinnen in ihren schicken Wohnungen plötzlich nur noch aufgelöste Häufchen Elend: Schwitzend stehen sie in einem alten Shirt mit dem nackten schreienden Oktopus da, in den sich ihr Sohn, ihre Tochter gerade verwandelt hat, weil Badezeit ist: »Kann ich einfach nicht, Luise!« Baden gilt als eine geradezu klassische Papiaufgabe, und ich zeige Ihnen, liebe Väter, die richtigen Griffe für die Goldmedaille in der Disziplin »Entspanntes Tintenfischsäubern« später beim Kapitel Babypflege. Und wenn Sie sich das dennoch nicht täglich zutrauen (auch wenn Übung ja bekanntlich den Meister macht): Ist nicht weiter schlimm, Babys müssen keineswegs täglich gebadet werden! Einmal wöchentlich reicht vollkommen aus, ansonsten wischen Sie etwaige Verkrustungen mit einem warmen, nassen Waschlappen weg.

*Nach der Geburt – so reagiert Ihr Körper*

Zurück zu Ihnen, der Mama: Ihre Gebärmutter hatte sich um etwa das 20-fache in der Schwangerschaft vergrößert. Nun sinkt sie wieder in das Becken zurück und schrumpft. Anfangs, direkt nach der Geburt, kann ich sie noch zwischen Nabel und Schambein ertasten, zum Ende der sechs Wochen nach der Entbindung ist sie wieder so klein wie zuvor und etwa 50 Gramm leicht. Stillen unterstützt diesen Prozess sehr, anfangs wird es dann vielleicht im Bauch ziehen – das sind die schon erwähnten Nachwehen, und mit jeder bildet sich Ihr »Geburtsmuskel« ein Stückchen zurück.

Wenn sich die Nachgeburt von der Gebärmutterwand löst, entsteht an dieser Stelle eine Wunde. Die Heilung dieser Fläche verläuft in mehreren Phasen: Blutungen begleiten sie, die dann in den sogenannten Wochenfluss übergehen (damit Sie auch diesen Ausdruck mal gehört haben: Lochien heißt das im Fachchinesisch). Vor allem in den ersten Tagen bluten Sie stark, Sie sollten möglichst oft Ihre dicken Binden wechseln, etwa alle drei Stunden. Sie wissen schon – die Binden ohne Klebestreifen. Und vergessen Sie nicht die hässlichen, aber praktischen Einwegunterhosen. Manche Mütter verbrauchen von denen täglich sogar zwei oder drei – egal, sie sind billig, und Sie möchten sich sicher nicht Ihre normale schicke Wäsche verderben, in die Sie fast schon wieder passen (aber noch nicht ganz; und kneifende Slips sollten Sie sich auch nicht zumuten)! Nicht erschrecken, wenn anfangs im Blut auf der Binde – sorry, das klingt jetzt schrecklich, ist aber ganz normal! – manchmal kleine Bröckchen zu sehen sind: Das sind Blutkoagel (geronnenes Blut). Nach ein paar Tagen, maximal nach einer Woche, sehen die Binden bräunlich aus, nach drei Wochen ab Geburt weißlich. Bitte weiterhin oft wechseln, ruhig sogar zweimal täglich duschen, aber zwischen den Beinen bitte ohne das Duschgel Ihres Lieblingsduftes, sondern nur mit Wasser spülen. Nach einer Woche können Sie aber auch schon Babyseife benutzen, dann ist ein genähter Damm meist verheilt. Kaufen Sie eine gigantische Packung Binden ein, am besten vor Ihrer Entbindung. Das können hinterher für Sie natürlich auch Ihre Freundinnen besorgen, oder die frischgebackene Oma. Klar, auch Ihr Mann. Allerdings bekomme ich öfters konspirative Anrufe von neuen Vätern, die mich mit einer Mischung aus Unsicherheit und Genervtsein fragen: »Äh, ja, hallo Frau Kaller, also ich stehe hier (*verlegenes Hüsteln und Räuspern, Stimme senkt sich*) in der Drogerie, äh, mh, hm, welche Sorte Binden soll ich denn jetzt bloß kaufen?!« Muss ja nicht sein, oder? Einige meiner Mütter benutzen auch Tampons. Davon halte ich nicht viel, denn der Wochenfluss soll ja raus aus Ihrem Körper. Wenn Sie einen Dammriss oder -schnitt haben, werden Ihnen Tampons viel zu unangenehm sein. Und, siehe Thema Sex, Ihre Scheide ist aufgrund des Stillens eher trocken. Auch ohne genäht worden zu sein bzw. nach der Heilung des Dammrisses oder -schnittes ist ein Tampon oft schwierig einzuführen.

Unter uns, das müssen Sie jetzt Ihrem Mann nicht unbedingt vorlesen: Lassen Sie sich verwöhnen und bedienen wie eine Prinzessin! Rühren Sie also, wenn irgend möglich, sieben bis 14 Tage keinen Finger im Haushalt, verpflichten Sie Freunde und Verwandte zum Einkaufen, Kochen und Anwerfen der Waschmaschine. Sollten Sie gar niemanden haben, so kann die Hebamme versuchen, für die ersten sieben Tage nach der Geburt eine Haushaltshilfe zu beantragen, die von Ihrer Krankenkasse bezahlt wird. Und ignorieren Sie Staubflusen, ungeputzte Fenster und ungeöffnete Post. Machen Sie den Anrufbeantworter an, einmal am Abend abhören reicht (und notieren, wer angerufen hat). Eine happy Mama ist eine entspannte Mama; Sie müssen in diesen ersten zwei Wochen nicht schon wieder To-do-Listen abhaken oder im Akkord arbeiten und Sachen erledigen. Nichtstun! Baby genießen! Wenn es jemanden stört, dass es ein wenig staubig ist, dann rate ich immer: Drücken Sie demjenigen einen Lappen in die Hand!

Besuch bekommt bitte knappe »von-bis«-Zeiten mitgeteilt; zwei Stunden reichen vollkommen aus, um das weltschönste Baby zu bewundern. Und der Gast darf Ihnen sehr gerne Hühnersuppe und Kuchen mitbringen! Besuch sollte auch nicht in Rudeln auftreten, maximal drei Personen gleichzeitig. Und selbstverständlich dürfen und sollen Sie vorab fragen: »Hat einer von euch Schnupfen-Husten-Heiserkeit?« Kränkelnde müssen mit dem »Baby Watching« warten, bis sie wieder vollkommen gesund sind (drei, vier Atteste renommierter Ärzte reichen als Nachweis). Auch Besuch mit diversen entzückenden Kleinkindern, die eine Multikulti-Keimgesellschaft aus der Kita einschleppen könnten, sollte sich bitte gedulden. Wer Ihr Baby anfassen möchte, sollte sich sowieso direkt vorher die Hände gründlich waschen. Das muss beileibe nicht die nächsten 324 Monate lang so beibehalten werden – aber in den ersten Lebenswochen bitte auf jeden Fall! Kann man ja als Neueltern freundlich verpacken, dann hat sicher jeder Gast volles Verständnis. Und wenn Großtante Gertrude, bei der eh alles früher immer besser und vor allem anders war, ablässt, Ihr kleiner Schatz könne doch nicht komplett steril gehalten werden, das hätte man damals auch nicht gemacht, und aus den Kindern wäre ja auch was geworden? Strahlen Sie sie an! Und danken ihr herzlich für das großzügige Angebot, im Fieberfalle dann sicher das Baby, Sie und den gesamten Haushalt zu pflegen ...

Die meisten Besucher werden Fotos machen wollen. Ja, ich gestehe, ich persönlich bin eitel – und die meisten meiner Mütter auch. Damit Sie auf den Bildern also nicht aussehen wie Draculas bleichere Schwester – ich habe da schon ganz schlimme Sachen vorgeführt bekommen –, sollten Sie sich als Grundausstattung getönte Tagescreme oder Puder-Make-up, wasserfeste Wimperntusche und kussfesten Lippenstift hinlegen (Letzteren, damit Ihr Kind nicht rot getupft ist). Schminken dauert ja nur zwei bis drei Minuten. Baby liegt derweil Ihnen zu Füßen auf dem Duschvorleger oder im Arm Ihres Mannes. Wetten, dass Sie sich gleich viel besser fühlen, wenn Sie hübscher und gepflegter aussehen? Erinnern Sie sich: Sie sind eine Frau! Auch wenn es oben und unten läuft, soll es wenigstens ganz oben hübsch aussehen.

Es reicht nun erst einmal vollkommen aus, wenn Sie sich auf Ihr Baby konzentrieren, aufs Kuscheln, Stillen, Wickeln – und darauf, dass Sie wieder fit werden. Gerade in den ersten Tagen nach der Geburt haben viele meiner Frauen sozusagen Haltungs- und Austarierungsprobleme: »Ich habe das Gefühl, mir fehlt vorne was! Wo ist der riesige Bauch?!«, seufzen viele (vor allem die, die zwei Monate lang über ihn gestöhnt haben). Gerade bei Sommermüttern spielt der Kreislauf bei schwülem Wetter öfter ein bisschen verrückt, aber das gibt sich sehr schnell. Fast alle Mütter neigen dazu, zu wenig zu essen und zu trinken. Parken Sie also am besten eine Ein-Liter-Karaffe oder -Flasche auf dem Esstisch, und die muss dann dreimal täglich leer werden. Oder meinethalben gleich drei, vier Flaschen. Sinnvoll sind auch Schälchen mit Studentenfutter (oder Nussmix mit Schoko), die Sie auf dem Couchtisch, am Bett, auf dem Tisch und so weiter drapieren (nachfüllen darf Ihr Gatte). Sie brauchen nun täglich mindestens 500 Kalorien mehr als normal, also bloß keine Diät anfangen!

Testen Sie die Stillpositionen durch, welche Ihnen am besten gefällt – und wo. An Ihre Lieblingsstelle gehören ebenfalls Getränke, Knabberzeugs, auch Obst natürlich, Spucktücher.

Auch die Hormone stellen sich jetzt in Ihrem Körper wieder um, auf »nicht mehr schwanger«. Schön daran ist: Die Wassereinlagerungen werden herausgeschwemmt: Ihre Zehen sehen nicht länger aus wie Cocktailwürstchen (allerdings müssen Sie in dieser Zeit wirklich dauernd auf die Toilette gehen). Nicht so Schönes gibt es leider auch: Etwa zwei, drei Monate nach der Geburt fallen Ihre meist in der Schwangerschaft schön voll gewordenen Haare aus. Nahezu die Hälfte meiner Frauen hat sich ziemlich gemausert und echt gelitten, vor allem beim Haarewaschen. Vielleicht bekommen Sie ansatzweise Geheimratsecken, aber kahl werden Sie nicht. Keine Panik: Sie verlieren nämlich nur die Haare, die eigentlich schon längst ausgefallen wären, aber dank des hohen Östrogenspiegels sozusagen kleben geblieben sind. Nun: Östrogen sinkt, Haare rieseln … Doch sie wachsen auch wieder nach! Es gibt Präparate, die den Wuchs unterstützen, sprechen Sie mit Ihrem Arzt, ob auch er Ihnen zum Beispiel Pantovigar oder Biotin empfiehlt. Ansonsten müssen Sie sich mit den »Borsten« abfinden, die bald überall aus Ihrem ausgedünnten Schopf herausragen. Und kaufen Sie sich ein Haarsieb für Ihre Dusche, damit der Abfluss nicht verstopft. Oft fällt diese Mauserphase zusammen mit einer Phase, in der Ihr Baby gerade Zahneinschuss in den Kiefer hat – um den dritten, vierten

Monat – und nörgelt und quakt, weil es juckt, und es dauernd angelegt werden möchte. »Mein Sohn frisst mir gerade echt die Haare vom Kopf!« hat es einmal eine Mutter zusammengefasst (ich glaube, aus dieser Leidenszeit kommt auch das altbekannte Sprichwort). Sie hatte sich einen kurzen Bob mit Pony schneiden lassen und auch mal diese breiten bunten Haarbänder getragen, sah schick aus. Und ab dem ersten Geburtstag ihres Kleinen, als die Ausfallphase endgültig vorbei und alles gut nachgewachsen war, wieder »auf lang gezüchtet«. Wenn sich der Haarausfall bei Ihnen, falls Sie betroffen sind, neun Monate nach der Geburt immer noch nicht gebessert hat, sollten Sie einen Hautarzt mit Haarsprechstunde aufsuchen. Und Achtung: Auch eine harte Diät nach dem Abstillen kann Haarausfall verursachen; also auch deswegen lieber langsam abnehmen und nicht per Radikalkur!

Meist erwischt es junge Mütter so drei Tage nach der Geburt. Himmelhoch jauchzend – und nur einen Wimpernschlag später ganz niedergeschlagen und mutlos, gar ängstlich, wie Sie das bloß alles schaffen sollen? Ganz normal. Die Hormonumstellung verursacht nämlich auch den »Babyblues«, die erheblichen Stimmungsschwankungen in Ihrer allerersten Zeit des Wochenbetts. Auch, dass Sie sich jetzt mit Ihrem Mann wegen Lächerlichkeiten streiten und beim kleinsten Anlass die Tränen fließen, liegt an den Hormonen. Leider gibt es kaum Gegenmittel, außer einem Blick in den Kalender, denn diese Phase ist kurz. Und sich mal etwas Nettes gönnen. Geben Sie Ihr Baby dem Papa, der Großmutter, einer Freundin und setzen Sie sich ein, zwei Stunden mit einer Tasse Latte und einer Zeitschrift ins Café. Oder gehen Sie im Park spazieren, bummeln Sie durch die Shops, besuchen Sie eine Ausstellung – all diese Dinge, von denen Sie gerade jetzt oft das Gefühl haben, sie nie, nie, nie wieder machen zu können!

In all meinen Jahren als Beleghebamme habe ich nur eine richtige Depression mit Klinikaufenthalt erlebt. Angeblich – die Zahlen schwanken immens – sind drei bis zehn Prozent der Frauen betroffen (besonders solche, die schon vorgeburtlich zu Depressionen neigten oder in der Schwangerschaft bereits viel aushalten mussten). Ich erinnere mich an eine Frau, die eine Psychose bekam, das war noch zu meiner DDR-Zeit. Direkt nach der Geburt ihres Sohnes gestand sie ihrem Mann, dass er nicht der Vater des Jungen ist (ein kinderloses Arztpaar adoptierte den Kleinen; der Ehemann wollte nicht, dass das Baby je in sein Haus kommt). Natürlich bin ich kein Arzt, Hebammen sind keine Psychiater oder Psychologen. Aber wenn wir merken, dass eine Frau nur noch freudlos ist, dass sie ihr Kind nicht anfassen und versorgen mag, nicht stillt, nicht wickelt, selbst nichts isst, viel weint, dann sprechen wir erst sie an – und dann natürlich auch ihren Mann. Das Paar muss dann zum Arzt und sich psychotherapeutisch behandeln lassen.

In dieser Phase des Babyblues ist Ihr Mann jedenfalls stark gefordert: Er sollte sich einen geistigen Schutzanzug überziehen und das alles einfach aushalten wie ein etwas längeres Gewitter. Liebe neue Väter, es ist ja bald wieder vorbei! »Water off a duck's back« heißt so eine Haltung sehr nett auf Englisch – hat mir ein amerikanischer Papa beigebracht. Also stellen Sie sich bitte vor, Sie seien eine solche Ente, an der alles abperlt wie Wasser. Regel eins: Ihre Frau hat recht, und sei es auch noch so irrational, was sie sagt. Regel zwei: Sollte das einmal nicht der Fall sein, tritt automatisch Regel eins in Kraft ... Haben Sie Verständnis für das, was die wilden Hormonumstellungen gerade für Verheerungen anrichten. Blumen helfen, erst recht kleine Auszeiten, organisieren Sie diese wie bereits skizziert. Und was diejenigen meiner Frauen, deren Männer es konnten und machten, auch wirklich genossen haben, war eine Massage im Schulter- und Nackenbereich gegen die unweigerlich auftretenden Verspannungen durch anfangs unsichere Stillhaltungen. Sehr gerne wird eine Massage auch den ganzen Rücken entlang angenommen – selbst ein eher zartes Neugeborenes fühlt sich abends, nach vielen Stunden Herumtragen, quasi zentnerschwer an und geht aufs Kreuz. Wenn Sie, lieber Papa, sich eine Massage nicht zutrauen, kennen Sie vielleicht jemanden, der das kann und im Tausch gegen eine Gegenleistung für Sie übernehmen würde?

Oder aber Sie investieren in ein Zehner-Abo bei der Massagepraxis ums Eck und schenken Ihrer Frau eines mit Samstag- oder Abendterminen. Dann können Sie problemlos auf das Baby aufpassen.

*Pst, Väter mal herhören*

Für die Zeit nach der Geburt möchte ich Ihnen als Väter, die ja meist den ganzen Tag weg sind und arbeiten, generell ein paar Dinge ans Herz legen, die Sie nicht tun sollten, wenn es um die junge Mutter an Ihrer Seite geht. Stillen zehrt unheimlich, Stillen strengt an, Stillen macht matt. »Sag mal, was hast DU denn den ganzen Tag gemacht?!« ist daher abends – mit einem Blick auf die immer noch unausgeräumte Spülmaschine – kein guter Begrüßungssatz. »Du bist doch NUR mit Max/Paul/Lisa/Maria zu Hause! Ihr hättet doch mal eben zum Schuster/Schneider/Post/Bank/Reinigung/Einkaufen gehen können?!« ist ebenfalls ganz mieser Stil. Sie wollen doch eine Frau, eine Mutter, und nicht eine sozialabgaben- und gehaltsfreie Haushälterin, oder? Und, mit Verlaub, echt an die Wand klatschen könnte ich jene Männer, die nur sechs, acht Wochen nach der Geburt mäkeln: »Du hast ja immer noch einen Bauch!« Eine meiner Frauen hat gerade drei Mal in drei Wochen einseitigen Milchstau gehabt, weil er (übrigens selbst beileibe keine Elfe) sie dauernd mit ihrem angeblich zu hohen Gewicht traktierte; ihre rein psychisch bedingten Schmerzen wurden erst schlagartig besser, als sie 14 Tage bei ihrer Mutter auf dem Land war, nur mit Baby und ohne Meckerfritzen.

*Und jetzt die Mütter*

Ich weiß schon, IHR Mann ist ganz anders – das sagen mir alle meine Frauen, zumindest vor der Entbindung. Hinterher, und dafür sollten Sie umgekehrt ein gewisses Verständnis aufbringen, ist es aber leider oft anders. Denn da steht auch Ihr Gatte unter Druck: Er will ein total engagierter neuer Vater sein, will aber auch seiner kleinen Familie finanzielle Sicherheit verschaffen. In den allermeisten Fällen ist er ja nun erst einmal der Haupt- und Alleinverdiener, der des Nachts öfters aus dem Schlaf gerissen wird und daher nicht so fit ist wie sonst. Außerdem hat er vielleicht – uneingestanden – leichte Eifersuchtsanwandlungen, wenn er Ihnen beim Stillen zusieht: Das war erstens doch mal »sein« Busen, zweitens hat er selbst aber keinen und kann das nicht übernehmen (daher funktioniert übrigens bei reinen »Fläschchen-Eltern« manches oft leichter). Auch daran sollten Sie denken, wenn Sie sich über ihn ärgern.

Also: Wie gehen Sie damit um, wenn plötzlich solche Sprüche auch aus dem Mund Ihres Mannes purzeln? Ich habe von Drohungen mit Scheidungsanwalt bis Giftmord sowie schlimmen Krächen mit Schreien und Tränen schon alles erlebt. Wirklich! Das bringt aber gar nichts, außer dass sich die Fronten verhärten und Ihr Baby brüllt, was zusätzlich an Ihren Nerven sägt. Viel effektiver ist es, wenn Sie dem verbalen Übeltäter das – noch nicht schreiende – Baby sofort in den Arm legen, strahlen und sagen: »Ach danke, dass du jetzt mit Max/Paul/Lisa/Maria spielst, ihn/sie wickelst, badest, bettfertig machst und die abgepumpte Milch gibst. Dann räume ich schnell die Maschine aus, lass den Staubsauger tanzen, gehe einkaufen und zwei Stunden ins Fitness-Studio!«

## (K)Ein Thema zum Schlafen

Viele meiner Paare haben auch schon zig Ratgeber gelesen, wie ihr Kind am besten durchschläft und so superoptimal gefördert wird, dass es mit nur 15 Jahren das Abi mit 1,0 bestehen wird. Gerade für Frauen, die vor der Geburt sehr erfolgreich in Büroberufen waren, die auch ihr Privatleben gern klar strukturieren, ist der Alltag nach der Geburt am schlimmsten. Diese Frauen liegen nach vier Wochen völlig fertig auf dem Sofa und sagen mir: »Jetzt habe ich kapiert, dass mein Kind hier den Rhythmus vorgibt, nicht ich.« Was ja stimmt! Davor habe ich ihnen aber zigmal gesagt: »Legen Sie sich auch mal hin, wenn Ihr Kind mittags schläft.« – »Nein, Mittagsschlaf mache ich nie!«, kam dann immer. »Das kann ich nicht!« Diese Frauen brauchen am längsten, bis sie bereit sind, mal abends um acht Uhr mit dem Kind ins Bett zu gehen. Bitte, warten Sie nicht, bis Sie total kaputt sind! Egal zu welcher Tageszeit, einfach hinlegen, schlafen oder wenigstens dösen. Wenn Sie das noch nicht schaffen, sage ich Ihnen – ganz ohne Mitleid –, dann sind Sie noch nicht fertig genug, noch nicht kaputt genug. Schlafen kann jede!

Sie müssen auch nicht Ihr Kind sofort »erziehen«. Es muss sich erst einmal umgewöhnen, und das dauert. Wenn Sie Glück haben, entwickelt es nach acht Wochen einen gewissen Rhythmus beim Stillen und Schlafen. Wenn Sie Pech haben, erst mit anderthalb Jahren. Und: Rückfälle in chaotische Zeiten wird es dennoch immer geben. Wir Erwachsenen haben gelernt, uns »am Riemen zu reißen«, dennoch gibt es Morgenmuffel und Nachteulen unter uns, haben wir einen toten Punkt am frühen Nachmittag oder naschen gerne um 11 Uhr zum zweiten Frühstück etwas. Wir gehen ja auch zum Kühlschrank, sobald wir Hunger oder Durst verspüren – warum sollte es beim Baby anders sein? Allerdings sind Sie in diesem Falle der, nun ja, Kühlschrank! Im Mutterleib konnte Ihr Kind machen, was es wollte, nun braucht es eine gewisse Zeit, seinen Rhythmus zu finden. Sie können das unterstützen, aber Sie können es nicht erzwingen. Und Sie brauchen ein, zwei Monate, bis Sie Ihr Baby kennen (und das Baby Sie). Bis Sie seine Tönchen und Laute deuten können, bis Sie wissen: So ein Brüllen heißt MILCH JETZT, so eines bedeutet quersitzender Pups, jenes soll sagen: Kuschele doch mit mir! Wieder ein anderes ist so eine Art Versuchsballon in alle Richtungen – Langeweile, vielleicht eine volle Windel, ihm ist zu kühl oder zu heiß.

Ich kenne es wirklich gut: Anfangs springen meine Mütter beim kleinsten Määp-määp mit einem »Oh Gott« auf und rennen zum Stubenwagen oder zum Bettchen, aber nur sechs Wochen später kommt in der identischen Situation ein lässiges »Ach, der übt nur, das ist gleich wieder vorbei!« Und das stimmt!

# (K)Ein Thema zum Schlafen

Womit wir bei einem anstrengenden Thema wären: das Schreien des Babys. Ich lasse mich davon natürlich nicht mehr sehr beeindrucken, etwa bei der Nabelpflege oder beim Baden. Ich ziehe es durch, auch wenn das Neugeborene dabei brüllt. Aber es ist ja auch nicht mein erstes Baby! Völlig klar und normal, wenn Sie ganz anders und viel besorgter und viel unsicherer reagieren.

Erstens: Selbstverständlich sollen Sie Ihr Kleinstkind nicht stundenlang einfach schreien lassen. Sprüche wie »Davon kriegt es doch starke Lungen« können Sie kommentarlos ignorieren oder abperlen lassen mit der höflichen und korrekten Retourkutsche »Zwischen unseren Erziehungsstilen liegen halt 30/40/50 Jahre, und in denen hat sich viel verändert.« Ich kann mich noch an die DDR-Wiegekarten erinnern, auf denen noch bis in die Achtziger Mütter Dinge vermerkt haben wie »Kind ganze Nacht geschrien, Kind in Küche abgestellt.« Furchtbar! Damit sollte das Kind zum Durchschlafen erzogen werden. Wirklich brutal aus heutiger Sicht.

Zweitens: Sie können ein so kleines Baby nicht zu sehr verwöhnen oder gar »verziehen« – also nehmen Sie es hoch und trösten es. Tragen es herum, singen etwas vor, sprechen beruhigend auf es ein, bieten die Brust an. Dann machen Sie einen Riechtest in Sachen volle Windel, wickeln gegebenenfalls. Dann schieben Sie die Hand hinten beim Body im Nacken rein und prüfen, ob es sich dort eher kühl (also genau richtig) anfühlt. Oder aber heiß, also falsch! Was nicht unbedingt einen gefährlichen Fieberausbruch bedeuten muss, sondern auch an Babys Aufregung liegen kann; also im Zweifelsfalle nur das Jäckchen ausziehen oder den Strampler an Schultern oder im Schritt aufknöpfen, damit es sich abkühlen kann. Wenn Sie all das als Programm sozusagen heruntergespult haben, vielleicht sogar zweimal, und das Baby trotzdem immer noch schreit: Hilft nichts, Sie müssen es weiter trösten und tragen – zu den besten Griffen und Tipps gegen Bauchweh sage ich gleich einiges.

Drittens: Machen Sie sich aber dennoch nicht zu einer Art Sklaven. Es ist okay, wenn Sie fünf Minuten duschen gehen, weil auch Sie schweißgebadet sind, oder auf die Toilette oder ans offene Fenster am anderen Ende der Wohnung (mit geschlossenen Türen), um mal durchzuatmen (das hab ich immer gemacht). Und das alles, obwohl Ihr – natürlich sicher abgelegtes – Kind schreit wie am Spieß. Oft beruhigt es sich, wenn Sie es danach wieder hochnehmen, recht schnell, auch, weil das Baby spürt, dass Sie nun wieder ruhiger sind.

Viertens: Wenn es mal ganz schlecht läuft, wenn so gar nichts zu helfen scheint, das Kind weiter schreit und schreit, Ihre Bandscheibe quiekt, Ihre Nerven flattern und Ihr Schlafdefizit so immens hoch ist wie Griechenlands Staatsschulden, dann kommt der Hass. Eine heikle Sache. Der Hass auf diesen kleinen Terroristen, grausige Fantasien à la Hänsel und Gretel steigen auf, das Kind verschenken oder verschicken, als Mutter einfach raus- und weggehen. Solche Gefühle, sogar noch schlimmere, können sich einstellen. Und sie sind ganz normal! Sie dürfen dies alles denken und fühlen, das geht Millionen anderer Mütter genauso. Sie dürfen es nur nicht auch machen, das Verschenken, Verschicken und Verirren lassen.

Fünftens: Nach meiner Erfahrung kommen die meisten frischgebackenen Väter noch schlechter mit einem Langzeit-Brüllbaby klar als Sie. Bitter, aber wahr. Ihr Mann wird viel schneller als Sie schlappmachen beim Schleppen, weil seine Nerven meist einfach schlechter sind. Dennoch kann er Ihnen selige sechzig Minuten Stille verschaffen, wenn er sich das Kleine schnappt und es eine Runde durchs Viertel schiebt oder trägt. Und die reichen oft schon, damit Sie sich wieder etwas besser fühlen und danach das Baby wieder übernehmen können.

## Wenn Baby Bauchweh hat

Auf das Essen in der Stillzeit komme ich ausführlicher im Kapitel »Richtig Stillen« (ab S. 260). Manchmal haben Sie vielleicht etwas erwischt, was Ihrem kleinen Schatz nicht schmeckt, genauer, ihm im Magen grummelt. Sehr kohlensäurehaltiges Mineralwasser bitte dann durch Leitungswasser ersetzen, Caro-Kaffee trinken, sich bei Schokolade (Zucker bläht sehr) leider zurückhalten. Sie könnten auch einmal versuchen, eine Woche alle Kuhmilchprodukte wegzulassen. Und Spargel, eine meiner Lieblingsspeisen, schmeckt wohl vielen Babys als Spargelmuttermilch gar nicht gut, weswegen sie zwar ein bisschen trinken, aber danach aus Protest und Hunger brüllen.

Es handelt sich mal nur um den berühmten Pups, der nicht rauskommt, das berüchtigte Bäuerchen, was quersitzt und wehtut oder aber, der Elternhorror schlechthin, die Dreimonatskoliken, also Blähungen, die meist nachmittags und abends auftauchen – und das unfreundlich lange, über die ersten 12 Wochen hinweg. So bekommen Sie diese Unpässlichkeiten einigermaßen in den Griff, durchaus im Wortsinne:

– das Baby über die Schulter hängen wie ein Säckchen, sein Bauch liegt auf Ihrer Schulter. Wenn Sie nun herumlaufen, halten Sie mit einer Hand Babys Unterschenkel gut fest, oder aber beide Fußknöchel, oder auch die Hand um den Windelpopo legen – das hängt von Ihrer Handgröße und den Kindsausmaßen ab. Dabei wird der Bauch des Kindes ein wenig massiert, das tut ihm gut. Gut ist auch, dass es so liegend recht weit weg vom Busen und dem Milchgeruch ist.
– Fliegergriff, auch besonders für Papis geeignet: Baby auf dem Unterarm lagern – Köpfchen Richtung Oberarm, Bäuchlein auf der Hand beziehungsweise umgekehrt (probieren Sie aus, was für Sie besser klappt). Es hängt dann ebenfalls wie eine Art Faultier über dem Ast, das schaut sehr süß aus. Und ist nach ziemlich einhelliger Meinung eine wirklich hilfreiche Stellung. Trainiert zudem top die Armmuskulatur!
– Sie setzen sich hin, legen das Baby auf Ihre geschlossenen Oberschenkel, seinen Kopf auf Ihre Knie, Beinchen hoch an Ihrem Bauch: Das entlastet Ihren Rücken, und vor allem wird der Babybauch durch die leichte Krümmung entspannt.

- Jetzt in der beschriebenen Lage – oder auf der Wickelkommode! – mit Kümmelöl aus der Apotheke massieren: ein paar Tropfen im Uhrzeigersinn (von Ihnen aus gesehen) mit sanftem Druck von zwei, drei gestreckten Fingern um den Nabel verteilen. Schon der Duft beruhigt – und oft knattert dann ein ansehnlicher Furz heraus, Ihr Baby schläft sofort ein. Das Öl bitte im dunklen Schrank aufbewahren, sonst verfärbt und zersetzt es sich. Mandelöl, was ich gerne ins Badewasser tue, können Sie auch nehmen. Pupsintensiver und ergo besser ist allerdings Kümmelöl – erst einmal die kleinste Flasche kaufen. Sie können es (es riecht stark!) ruhig auch verdünnen, etwa 1 Tropfen auf 20 Tropfen Oliven- oder Mandelöl.
- Zusätzlich oder auch ohne Öl: Föhnen! Auf sanftester Stufe mit Sicherheitsabstand aufs nackte Bäuchlein. Achtung, bitte den Jungs unbedingt ihre Windel anlassen, diese nur ein wenig runterschieben! Die warme Luft verführt zum Pinkeln, und dieser Strahl verträgt sich schlecht mit dem angeschalteten Elektrogerät … Sie können den Body aber auch ruhig anlassen. Wichtig: Bitte nicht zu heiß föhnen!
- »Rad fahren«: In der Oberschenkellage wie eben beschrieben die Hände um die Unterschenkel Ihres Babys legen und sanft mit seinen Beinen »in die Pedale treten«.
- Eine halbe Stunde das Baby in Bauchlage ablegen, wenn Ihr Arm von der Fliegerhaltung schmerzt. Achtung, das Baby sollte so jedoch nicht schlafen, sondern auf dem Rücken oder auf der Seite.
- Kümmeltee können auch Sie trinken (ich finde allerdings, er schmeckt grauslich), ebenso Fencheltee – aber sie helfen ebenfalls. Manche Mütter geben dem Baby vor dem Stillen einen Teelöffel Tee.
- Wenn sich bereits Furchen in Ihrem Teppich oder Ihren Holzdielen gebildet haben vom vielen Herumlaufen: Kaufen Sie sich einen großen aufblasbaren Gymnastikball. Auf dem können Sie sitzen und mit Baby im Fliegergriff oder über den Schulter wip-

pen, was Ihren Boden entlastet – und vor allem Ihren Rücken schont!
- Stillhaltung überprüfen: Schluckt Ihr Baby vielleicht zu viel Luft? Besprechen Sie mit Ihrer Hebamme, wie Sie es besser anlegen können. Oder schießt Ihre Milch mit gefühlten 100 Bar aus der Brust? Dann stillen Sie in Rückenlage! Sind Sie Fläschchenmami, wechseln Sie auf einen Sauger mit kleinerem Loch und halten bitte das Kind immer im 45-Grad-Winkel im Arm, nie ganz flach.
- Es gibt außerdem diverse Tropfen und Salben in der Apotheke, etwa sab simplex Tropfen, Tamany Windsalbe (auf Vaselinebasis, zieht schwer ein), Espumisan ...
- Wenn Sie eine sekundäre Sectio hatten, also einen ungeplanten Kaiserschnitt, kann es zudem sein, dass Ihr Kind dadurch eine Fehlstellung der Halswirbelsäule hat. Das kann natürlich auch bei einer vaginalen Entbindung passieren, etwa bei einer Quasi-Sturzgeburt, bei sehr kräftigen Kindern über vier Kilo, bei Übertragung oder Zwillingskindern, die sehr eng lagen. Es liegt also keineswegs das Problem immer im Darm: Es kann nämlich auch sein, dass sich durch eine Blockade im Becken- oder Nackenbereich viel Spannung aufgebaut hat, was sich wiederum auf den Darm auswirkt, so dass dieser nicht richtig arbeiten kann. Anzeichen sind zum Beispiel: Hält Ihr Kind das Köpfchen immer auf einer Seite schief beziehungsweise nach hinten, oder kann es das Köpfchen auch nach einigen Wochen noch nicht allein halten, streckt es sich, sogar im Schlaf, massiv nach hinten? Sprechen Sie mit Ihrem Kinderarzt, ob er Ihnen einen Osteopathen empfiehlt. Dieser kann den Atlaswirbel, den ersten Halswirbel, wieder richten (oder auch die nachfolgenden) – das lindert oft und wirkt Wunder! Es funktioniert bereits bei nur drei Wochen alten Babys. Früher hieß es meist: Das verwächst sich schon, etwa bei den sogenannten Schreibabys. Aber erstens stimmt es nicht – und zweitens geht eine Kopfgelenk-induzierte Symmetriestörung – so heißt das offiziell – viel schneller mit ärztlicher Hilfe weg. Immerhin bis zu zehn Prozent aller Babys sind betroffen.

Das alles sind keine Wundermittel bei Bauchschmerzen und Blähungen. Dennoch helfen die meisten schon gut weiter. Und auch das Probieren und das Wechseln zwischen zwei Varianten verschafft zumindest das Gefühl, Sie tun etwas Sinnvolles – was Sie bitte nicht unterschätzen sollten!

Jetzt wende ich mich noch einmal Ihnen als Mutter zu, mit drei Themen – der Rückbildung, dem Sex – nach dem Wochenbett steht dem ja nichts mehr im Wege – sowie der Verhütung in der Stillzeit. Danach gebe ich Ihnen meine Tipps zur Babypflege.

## Zurück zur Figur

Viele meiner Mütter wollen schnell wieder so aussehen wie vor der Schwangerschaft und fragen besorgt: »Wie lange dauert denn so die Rückbildung?« Nun, in etwa genauso lange wie die Schwangerschaft. Also haben Sie etwas Geduld und geben Sie Ihrem Körper Zeit. Verzweifeln Sie nicht, wenn Sie nach drei Monaten noch nicht wieder in Ihre schicken Sachen passen. Alles ganz normal.

Es gibt Hebammen, die zu Hause mit Ihnen Rückbildungsgymnastik machen. Ich nicht. Einige meiner Frauen aber haben tatsächlich zu Hause allein unter Anleitung einer Übungs-DVD trainiert. Die meisten jedoch haben sich zweimal so einen Film angesehen, dann staubte die silberne Scheibe in einer Ecke ein. Bitte starten Sie nicht, wenn Ihr Kind erst drei Tage alt ist, schon mit einem straffen Sportprogramm. Erst recht nicht, wenn Sie genäht wurden oder einen Kaiserschnitt hatten. Warten Sie das Wochenbett ab, legen Sie ruhig noch zwei Wochen drauf! Sie sollen nach der Geburt erst einmal Ruhe haben, sich ins Stillen einfinden, viel schlafen, viel ausruhen und ganz entspannt ins Muttersein hineinwachsen. Lediglich die »Fahrstuhlübung« können Sie ruhig schon ausprobieren und wiederholen – und zwar geht diese so: Sorry, Sie sitzen auf dem Klo. Wenn Sie müssen, anfangen, stoppen, sozusagen hochziehen innerlich, dann in drei Etappen weitermachen (na, gut: weiter

Wasser lassen, weiter pinkeln – wie auch immer Sie das ausdrücken möchten!). Klingt viel zu leicht und wenig herausfordernd? Dann versuchen Sie es mal. Gleich nach der Geburt ist das nicht easy. Diese Übung trainiert Ihren Beckenboden, und Sie können auch üben, ohne auf dem Klo zu sitzen, zum Beispiel beim Stillen. Durch die Geburtsanstrengungen kann es möglich sein, dass Ihr Beckenboden nicht mehr so straff ist wie zuvor; vielleicht bemerken Sie, dass Sie beim Niesen oder Husten ein paar Tröpfchen Urin verlieren. Das gibt sich wieder! Über Inkontinenz wird nicht gesprochen – ist aber, zumindest online, ein Riesenthema, übrigens auch einer der Angstgründe für einen Wunschkaiserschnitt. Ich kann es natürlich nicht beschwören, weil es sich ja eben um ein Tabu handelt – aber noch keine meiner Frauen ist durch eine vaginale Geburt inkontinent geworden, zumindest hat es keine erzählt (und sonst erzählen die Frauen mir ja wirklich viel). Jedenfalls können Sie verschiedene Kurse machen, Rückbildungsgymnastik, -yoga, -pilates. Ich finde es effektiver OHNE Baby dabei, denn eines schreit immer und steckt damit die anderen dann reihum an. Zehn Stunden Rückbildung ohne Kind sind so effektiv wie zwanzig Stunden mit Baby – so etwa das Fazit meiner Frauen. Ihr Mann kann inzwischen das Baby hüten. Und es ist auch in Ordnung, wenn Sie bis zum Abstillen warten mit dem Turnen. Es sei denn, Sie haben ein wirklich schwaches Bindegewebe – dann sollten Sie unbedingt ab der sechsten Woche nach der Entbindung mit der Gymnastik beginnen. Das sollte Ihnen aber eine gute Hebamme sagen. Am besten fragen Sie nach.

## Lust und Liebe

Das ist ein Essiggurken-Thema: Hier geht es ans Eingemachte. Es ist paradox, dass selbst ein Wunsch-Baby zwar statistisch die Dauer einer Partnerschaft verlängert – aber deren Qualität verschlechtert. Vor allem dort, wo die lieben Kleinen ja meist entstanden sind: im Bett.

Sex – ja, nein, wie? Vier Worte nur, aber manchmal füllen die Antworten Abende. Die Kurzversion meiner Meinung dazu habe ich ja bereits im ersten Teil zu diesem Thema gegeben (ab S. 100).

Nach der Geburt beginnt, auch sexuell gesehen, für viele meiner Neu-Eltern eine neue Zeitrechnung. Ich denke da an mein nettes Steuerberaterpärchen. Oh ja, es fing bei ihnen alles an, wie sich das gehört: In ihrem ersten Sommer miteinander stiegen sie am Wochenende nur aus dem Bett, um sich kurz vor Ladenschluss schnell etwas zu essen zu besorgen und Kraft zu tanken für neue Spiele. Anfang 30 waren sie damals; aus dem Rausch wurde Ernst, aus dem Verknalltsein eine Ehe, beide waren beruflich sehr erfolgreich und verspürten einen starken Kinderwunsch – perfekte Voraussetzung für die Familiengründung. Dennoch war aber harte Arbeit nötig, dass die beiden heute, acht Jahre und zwei Söhne später, noch zusammen sind. Und dass sie sagen können: »Ja, wir schlafen auch wieder miteinander.« Denn nach jedem Sohn hatte es lange Phasen komplett ohne Sex gegeben; genauer: gut drei beziehungsweise dann knapp zwei Jahre.

Nun ja, halt ein Einzelfall. Oder? Lesen wir nicht dauernd in Zeitungen und Zeitschriften diese Umfragen, denen zufolge deutsche Paare es mindestens zweimal die Woche machen (und Ost-Berliner zweimal pro Nacht), ein Drittel sich gar mit Sprühsahne oder Schampus beziehungsweise in Lack und Leder in den Laken aalt? Die Erfahrung mit meinen Paaren lässt mich anderes sagen: Alles gelogen, dass sich die Bettpfosten biegen! Wer mag schon zugeben, dass er nachts nur an der Matratze horcht, statt auf ihr wilden Sex zu haben?

Laut der großen Langzeituntersuchung »Paare werden Eltern« des Münchner Familienforschers Wassilios Fthenakis führte das erste Kind bei 80 Prozent der Befragten zu einer Verschlechterung der Beziehung. Lustkiller Alltag alias Arbeit plus Kinder plus Haushalt – meine erfahrene Frauenärztin sagt dazu: »So was höre ich täglich fünf Mal. Und nicht alle sind über so eine Josefs-Ehe, also eine enthaltsame Partnerschaft, unglücklich!«

Meine Steuerberater waren es auch gar nicht so sehr, wirklich. Bis die Frau nach dem ersten Kind anlässlich eines Klassentreffens ihre Jugendliebe wiedertraf und mit dem nun sehr attraktiven Mann im Bett landete. Fast jedenfalls. Da merkte sie, dass sie den Sex doch vermisste – aber den mit ihrem eigenen Ehegatten. Und ergriff zu Hause die Initiative. Nach der zweiten Geburt waren wirtschaftliche Probleme, nämlich der Verlust eines wichtigen Klienten, sowie ein Hausbau (nach meiner Erfahrung ein besonders schlimmer »Liebestöter!«) die wichtigsten Gründe für die sexlose Phase. Erst einige Monate nach dem Einzug in das neue Zuhause wurde auch das Schlafzimmer nicht mehr nur für sechs bis acht Stunden einträchtiger Nachtruhe nebeneinander genutzt. Auf die Gefahr hin, Sie zu langweilen: Alles ganz normal!

Sind die Wunschkinder da, werden sie im Schlafzimmer oft als Spaltpilz empfunden – oder wahlweise als Schutzwall: »Ich ›erlaube‹ meiner Tochter oft, bei uns im Bett zu schlafen – damit ich nicht mit ihm schlafen muss!«, gesteht mir mehr als eine Mutter. Da sage ich den Frauen schon, dass diese Taktik gefährlich ist und böse enden kann – mit einer Erstklässlerin im Elternbett plus einem Mann, der fremdgeht! Das finden Sie ein bisschen drastisch, ein bisschen zu schwarz gemalt? Aus meiner Erfahrung leider nicht.

Deswegen spreche ich bei meinen Paaren oft das Thema Sex von mir aus an, meistens erst einmal unter vier Augen mit der Frau. Ich erzähle zunächst ganz neutral, wie es anderen Paaren so ergangen ist, dass Lust wie Unlust auf beiden Seiten in der Regel ziemlich gleich verteilt sind, wenn diese Gefühle leider auch nicht unbedingt synchron vorkommen. Außer abwarten, sich nicht unter Druck setzen und versuchen, darüber zu reden (und sei es erst mal mit der Hebamme oder dem Arzt, danach miteinander), habe ich auch keine Patentrezepte. Leider! Aber die finden Sie nirgendwo, am wenigsten im Internet …

Sollten Sie zudem nach der Entbindung genäht worden sein, empfehle ich vier oder besser sechs bis acht Wochen etwa abzuwarten, auch, weil beim Sex die Gefahr einer Keimübertragung besteht. Da habe ich von meinen muslimischen Frauen dazugelernt: 40 Tage dauert bei den gläubigen Muslimen die Abstinenz nach der Geburt, in etwa also die Zeit des Wochenflusses. Zu DDR-Zeiten kamen übrigens öfters kurz nach ihrer Entbindung Frauen wieder zu uns in die Klinik, die sehr starke Blutungen und Schmerzen hatten. In den meisten Fällen hatten ihre Männer auf Sex bestanden – was man heute wohl zu Recht eine eheliche Vergewaltigung nennen würde. Damals ist es ein Tabuthema gewesen; aber auch heute noch ist die Unwissenheit und die Unsicherheit bei diesem Thema groß.

Wenn Sie also in dieser ersten Zeit nach der Geburt gar keine Lust haben, ist das okay und sogar gut so. In dieser Phase sind die Regeln fest umrissen worden – von anderen, deswegen stehen auch keine Gefühle auf dem Spiel. Ist der Wochenfluss jedoch vorbei, wird das anders. Wenn der Arzt bei der Nachsorgeuntersuchung feststellt, dass Ihr Muttermund geschlossen und abgeheilt ist und sich die Gebärmutter ausreichend zurückgebildet hat, wird er Ihnen verkünden, dass Sie nun wieder Sex haben dürfen. Dürfen! Nicht: sofort müssen! Wenn Sie sowieso unbedingt wollen und total heiß auf Sex sind, bestens, blättern Sie einfach weiter (oder gehen Sie mit Ihrem Mann ins Bett).

Aber ganz ehrlich, so etwas ist die Ausnahme. Die Regel ist: Der zauberhafte Winzling, der Ihr Leben nun bereichert, lässt Ihre Brüste tropfen (auch beim Sex). Sie finden, Ihr Bauch sieht noch aus, als sei ein Satz Winterreifen aufgezogen worden. Und generell sind Sie sowieso nicht in der Stimmung, sich mit irgendetwas anderem zu beschäftigen als mit Baby-Bedürfnissen, vor allem nicht mit den sexuellen des Baby-Vaters. (Eigentlich ein recht guter Schachzug der Natur, denn so werden Sie nicht gleich wieder schwanger.) Doch auch viele neue Väter sind verunsichert, wenn ihre Liebste sich, den Hormonen sei »Dank«, plötzlich ganz anders benimmt. Manche Männer sind fast ein bisschen eifersüchtig, »weil nun immer nur das Baby die erste Geige spielt«, wie einer zu mir sagte. Der junge Vater meinte es gar nicht böse, er war nur enttäuscht, weil er sich ausgeschlossen fühlte. Denn es ist nun einmal so, wenn das Neugeborene gestillt wird, kann ein Papa nicht mehr viel tun.

Aber immer öfter machen sich Paare heute trotzdem Stress, weil sie nicht bloß super im Job, cool in der Küche, Super-Mami und -Papi sein wollen, sondern auch noch Granaten im Bett. Sicher ist es toll, wenn Sie versuchen, in jedem Bereich 120 Prozent zu geben und superorganisiert zu sein, aber das wird einfach nicht überall klappen. Und das muss es auch nicht. Kuscheln, knutschen und das berüchtigte Fummeln wie als Teenie, das reicht erst mal. Wenn plötzlich mehr daraus wird, umso besser! Wenn Ihr Baby bei Ihnen im Schlafzimmer liegt und Sie es nicht stören wollen (oder umgekehrt!), dann gibt es ja noch die Couch.

Nicht wenige meiner Paare haben, Stichwort superorganisiert, das auch beim Sex versucht: Gut die Hälfte lebt wunderbar damit, wenn ihr Baby jeden Samstagnachmittag vom Babysitter zwei Stunden durch den Park geschoben wird und sie in dieser Zeit miteinander schlafen. Der andere Teil gibt diese oder eine ähnliche Regelung schnell wieder auf (eine meiner Frauen, eine echte Berlinerin mit dem entsprechenden Mundwerk, bezeichnete so was derb als »durchgeplantes Stressficken«). Dennoch, wenn's klappt, ist doch prima.

Gerade Frauen, die genäht wurden, haben oft Angst, dass sie Schmerzen bekommen, wenn ihr Partner zu tief eindringt. Die »Löffelchenstellung« hilft! Beim ersten und zweiten Mal Miteinander-Schlafen ist es jedoch immer sinnvoll, zu Hilfsmitteln zu greifen: Weil Ihr Östrogenspiegel sinkt, wird oft vorübergehend kaum Scheidensekret gebildet, vor allem, wenn Sie stillen. Dann ist Sex ohne Gleitmittel ziemlich schmerzhaft, selbst wenn Sie richtig Lust haben. Lassen Sie sich in der Apotheke ein Gleitgel empfehlen. Oder fragen Sie schwule Freunde, die sich über so einen Einblick in weibliche anatomische Besonderheiten erst amüsieren und dann die besten Tipps parat haben. Auch nach Ladenschluss.

## Jetzt wieder an Verhütung denken

Sie entsinnen sich daran, mal tollen Sex gehabt zu haben? Und möchten wieder? Aber sind nicht der Typ für zwei Babys im Abstand von zwölf, vierzehn Monaten? Dann müssen Sie nach dem Wochenbett verhüten. (Wenn Sie gar keine Lust haben – nicht weiterlesen, schlafen legen!) Die Minipille erfordert wegen der niedrigen Dosierung eine Disziplin, die junge Mütter nicht immer haben – jeden Tag zur gleichen Zeit einnehmen, hm … Sie schadet Ihrem Baby nicht. Wenn Sie auf täglich Chemie nicht stehen, gibt es Kondome und Diaphragma. Und natürlich eine Spirale, zu der viele Frauenärzte jetzt raten (anders als vor dem ersten Kind). Der Nachteil, so sagen viele meiner Spiralen-Mütter: Die Menstruation ist stark, und man braucht manchmal wirklich zwei Tage Tampon und Binde gleichzeitig, was ganz schön nervt. Tausend Prozent sicher ist auch die Spirale übrigens nicht – erst kürzlich hatte ich wieder eine Entbindung, wo in der Eihaut der Plazenta eine Spirale hing. Und das habe ich nicht zum ersten Mal erlebt! Behalten Sie also Ihre fruchtbaren Tage im Auge – sonst treffen Sie Ihre Hebamme früher wieder, als Sie es geplant haben!

# Alles dreht sich jetzt ums Baby

Natürlich kümmert sich Ihre Hebamme in den ersten Wochen auch um Ihr Baby. Das ist einerseits völlig hilflos und auf Sie angewiesen, andererseits kann es schon ein paar Dinge. Und ständig kommen neue hinzu – das erste Lebensjahr ist sozusagen voller Premieren.

## Was Ihr Baby schon alles kann

- Es kann trinken. Und das gerne und oft!
- Es kann zunehmen. Dennoch: Nicht erschrecken, nach der Geburt nehmen Babys erst einmal ab, und zwar bis zu zehn Prozent ihres Geburtsgewichts. Nach zehn Tagen spätestens allerdings sollten wieder täglich einige Gramm mehr auf die Rippchen kommen (manche kleine Vielfraße erreichen auch schon nach fünf Tagen ihr Startgewicht wieder – alles ganz normal). Wir Hebammen wiegen das Baby und kontrollieren, ob alles in Ordnung ist und gut verläuft. Dabei verlassen wir uns nicht nur auf Tabellen, sondern nutzen auch unsere Erfahrungswerte und Kenntnisse über die Entwicklung Ihres Babys im Mutterleib und unter der Geburt. Sie müssen auch heute nicht mehr nach jedem Stillen Ihr Kind wiegen – früher war das so und irrsinnig aufwendig.
  Bis zum ersten Geburtstag wird Ihr Kind etwas geschafft haben, was uns Erwachsenen grässliche Alpträume bereiten würde: Es wird sein Geburtsgewicht in etwa verdreifachen!
- Es wächst und wächst, allein im ersten Lebensmonat bis zu vier

Zentimeter in die Länge. Daher wirkt es manchmal, als würde es zu wenig zunehmen, doch das täuscht – es streckt sich ja!
- Es kann greifen, zumindest als Greifreflex: Wenn Sie mit dem Finger in seine Handfläche tippen, schließt es seine kleinen Finger, und zwar eindrucksvoll kräftig. Warten Sie ab, bis es einmal Ihr Ohr oder Ihren Zopf erwischt und »zieht«, also die Beute fest im Griff, mit seinem Arm hin und her fuchtelt ... Aua! Das koordinierte und konzentrierte Nach-etwas-Greifen, was es sieht, entwickelt sich aber erst um den dritten Lebensmonat herum. Bis dahin kaut es auch gerne auf seinen Fäustchen herum – oder, wie im Stillkapitel beschrieben, lutscht an Ihrem Finger.
- Es kann lächeln! Anfangs ist es noch das sogenannte Engelslächeln, also keine bewusste Freude. Aber schon von vier bis sechs Wochen wird es ganz bewusst SIE anlächeln, wenn es ein totaler Überflieger ist, ansonsten gedulden Sie sich noch ein bisschen.
- Es hört ausgezeichnet – schon im letzten Schwangerschaftstrimester verbessert sich Babys Gehörsinn, nimmt es die Geräusche im Mutterleib wahr, vor allem Ihre Stimme. Die ist ihm deshalb gut bekannt, vertraut, das gibt ihm nach der Geburt ein Sicherheitsgefühl. Sie sollten also viel mit ihm sprechen oder ihm vorsingen; es kann auch ein Song von Rihanna sein, und Sie müssen nicht jeden Ton perfekt treffen. Viele meine Mütter haben sich angewöhnt, einfach über das zu reden, was sie gerade machen, »So, jetzt öffne ich die Schublade mit dem Besteck, Mist, die klemmt schon wieder, nun nehme ich die Gabel heraus, dann testen wir mal, wie lecker Tante Lauras Reissalat schmeckt.« Und so fort. Sie müssen ihm also keineswegs Fontanes Frühwerk oder Goethes Gedichte vorlesen, aber alles Gehörte ist eine sehr gute Vorbereitung und Frühförderung für das spätere Sprechenlernen.
- Es kann fühlen: Wer im Biologieunterricht nicht träumend aus dem Fenster geschaut hat, wird sich erinnern, dass die Haut unser größtes Sinnesorgan ist. Ihr Baby liebt es, gestreichelt zu werden, liebt es, Hautkontakt mit Ihnen zu haben. Wenn Sie

zwischen Frühjahr und Herbst entbinden, sollten Sie Ihr Kind möglichst oft halbnackt im Arm halten und mit ihm kuscheln (also: auch Sie sollten halbnackt sein. Wenn der Paketbote klingelt, nicht vergessen, etwas überzuwerfen; einige meiner Mütter sind da schon unfreiwillig zu Exhibitionistinnen geworden …). Sind Sie in der kälteren Jahreszeit Mutter geworden, können Sie das Kuscheln auch unter die Decke verlegen. Oder auf die Heizkosten pfeifen und die Thermostate aufdrehen. In einer wärmeren Jahreszeit kann sich auch ein Baby-Massagekurs lohnen; in der kalten halte ich es eher für sinnlos, weil der Aufwand des Anziehens, Baby-Austüdelns und alles wieder retour doch sehr groß ist. Warten Sie einfach, bis es draußen gemütlicher ist, dann sind zudem auch nicht so viele Krankheitskeime unterwegs. Und immer fragen, wie viele Kleinstkinder im Kurs dabei sind – je weniger, desto besser!
- Es erforscht gern: Die meisten Tastnerven haben Babys (und auch wir) im Mund. Daher das Alles-in-den-Mund-Nehmen, das ist Forscherdrang. So erkunden Babys gerne neue Gegenstände. Um im Rahmen der Frühförderung dem Tastsinn Futter zu geben, können Sie Ihrem Baby unterschiedliche Objekte zum Erforschen reichen (und etwa 169 Mal aufheben und wieder anreichen). Egal was, nur sauber und ohne scharfe Kanten sollte es sein – und so groß, dass das Teil nicht verschluckt werden kann. Gerade fürs Wickeln können Sie sich etwa eine Stoffrassel, einen Frotteewaschlappen in Tierform oder einen Plastikgreifring auf dem Wickeltisch bereitlegen – am besten Dinge, die Sie leicht sauber halten können.

## Was Ihr Baby noch nicht kann

- Sein Köpfchen halten. Bei uns Erwachsenen beträgt das Gewicht des Kopfes ein Zehntel des Gesamtgewichts – bei Ihrem Baby aber noch ein Viertel. Also ganz schön schwer im Verhältnis zum Rest. Dazu sind seine Nackenmuskeln noch schwach. Sehr wichtig daher: Immer gut abstützen, mindestens im ersten Monat hält eine Hand immer Kopf und Nacken, wenn Sie das Baby tragen – oder es liegt gut unterstützt im Wiegegriff in Ihrer Armbeuge. Wenn es etwa vier Wochen alt ist, sollte es in der Rückenlage mal kurz den Kopf heben können und ihn von einer auf die andere Seite drehen. Das Hochnehmen in dieser allerersten Phase geht am besten und sichersten so: Baby liegt auf dem Rücken, Sie schieben beide Daumen unter die Achseln, die gestreckten Finger halten das Köpfchen links und rechts, dann hoch.

- Alleine aufs Klo … Im Gegenteil, es muss quasi dauernd, denn seine Blase ist winzig und kann nur 60 bis 100 Milliliter Flüssigkeit fassen. Den Schließmuskel beherrscht es natürlich auch noch lange nicht. Alles zum Wickeln, zum Windelinhalt, ein unter Eltern unendlich interessantes Thema, und dem lästigen Wundpopo erzähle ich später.
- Hunger aushalten: Sie wissen ja, wie klein ein Hühnerei ist, oder? Etwa so groß ist der Magen Ihres Winzlings. Und jeglicher Inhalt wird schnell verdaut und wieder ausgeschieden – logo, Ihr Kind hat praktisch ununterbrochen Dursthunger oder auch Hungerdurst. Deswegen bin ich auch gegen fixe »Essenszeiten« in der Anfangsphase – alle vier Stunden reicht oft einfach nicht beim Stillen, erst recht nicht, wenn Sie, wie immer mehr meiner Frauen, ein Kind zur Welt gebracht haben, was an die Vier-Kilo-Marke herankommt oder die gar überschritten hat. Da heißt es nur: Anlegen, aber nicht jede Stunde!
- Gut sehen: Farben kann es noch nicht erkennen, schwarz-weiße Kontraste aber schon ganz gut und Muster gehen auch prima. Scharf sieht es allerdings nur, wenn das Objekt nicht weiter als eine gute Handspanne entfernt ist, um die 25 Zentimeter. Babys Sehschärfe beträgt nur etwa drei bis fünf Prozent der unsrigen. Es mag daher (zunächst) tief aufgehängte Mobiles über dem Wickeltisch. Wenn Sie beim Wickeln kurz dagegen pusten, wird es

ganz fasziniert hochstarren. Aber vor allem liebt es Gesichter! Schon bald wird es sogar versuchen, Sie nachzuahmen, wenn Sie Grimassen schneiden, und auch neue Gesichter spannend finden.

## Nabelpflege

Ich kümmere mich in der ersten Zeit um den Nabel und den Nabelschnurstummel. Meist fällt der in den ersten zehn, vierzehn Tagen nach der Geburt ab, bei manchen sogar schon nach zwei Tagen. Einige meiner Frauen bewahren ihn auf, anderen ist das egal und sie werfen ihn weg. Ich säubere den Nabel mit sterilem Wasser und beobachte, ob noch Wundsekret austritt. Wichtigste Regel: Der heilende Nabel muss trocken sein! Also bitte die Windel vorne umklappen, sonst scheuert sie womöglich oder es kommt vielleicht, wenn die Windel mal randvoll sein sollte, Urin mit dieser Stelle in Kontakt und führt so zu einer Infektion. Wenn der Nabelschnurrest berührt wird, tut es dem Baby nicht weh. Es sind ja, wie erwähnt, keine Nerven darin. Früher benutzten Hebammen eine Nabelbinde oder eine kleine Kompresse, um den Nabel zu schützen. Heute wird nicht mehr gewickelt, Luft heilt am besten.

Wenn alles prima verheilt und der Stummel abgefallen ist, übernehmen Sie selbst die Nabelpflege: Bitte nach dem Baden oder Abwaschen immer darauf achten, dass der Nabel trocken ist. Dafür spreizen Sie dessen Haut mit zwei Fingern ein wenig und tupfen mit der anderen Hand innen die Haut im Nabel trocken, so dass sich hier keine Keime ansiedeln können. Manche Babys finden das nicht so lustig – anderen ist es egal.

Wenn Sie bemerken, dass der Nabel immer noch »schmiert« oder gar ein wenig blutet: Sofort die Hebamme anrufen! Es muss nichts Schlimmes sein, aber die Hebamme sollte es sich ansehen. Gegebenenfalls, wenn auch die Haut um den Nabel gerötet ist, Ihr Baby dazu fiebert, müssen Sie natürlich zum Arzt, damit er diese

Entzündung behandelt. Ebenso, wenn plötzlich der Nabel vorsteht, der sieht dann aus wie ein Kirschkern oder wie ein runder Knopf – es könnte ein Nabelbruch sein. Keine Angst, entweder verwächst er von alleine in ein paar Monaten – auch ohne die früher verwendeten Nabelpflaster – oder er lässt sich mit einer kleinen Operation beheben.

## Die Windelfrage: Einweg oder Mehrweg?

Jetzt aber zu dem, was Sie in den nächsten Jahren sehr sehr oft machen müssen: WICKELN! Die zwei Grundsatzfragen schnell vorab: Wegwerf- oder waschbare Windeln? Wenn Sie sich für die Papierwindeln entscheiden, machen Sie es wie rund 95 Prozent meiner Eltern (und gesamtstatistisch sieht es ebenfalls so aus). Pro: praktisch, da »aus den Augen, aus dem Sinn« einfach im Hausmüll zu entsorgen. Kontra: teurer, Baby ist später trocken, weil es kein unangenehmes Gefühl hat, selbst wenn die Windel randvoll ist, und es dauert echt lange, bis die Biester verrotten. Stoffwindeln sind im Gebrauch sooo öko nun auch wieder nicht, denn Sie verbrauchen ja Waschpulver und Wasser und Strom, um die Windeln sauber zu kriegen. Pro aber: Babys sind schneller trocken, und zwar um die drei bis immerhin neun Monate (weil so ein nasser Baumwolllappen am Po ja nicht das Angenehmste ist); und die einmaligen Anschaffungskosten von happigen 250, 300 Euro bleiben dennoch weit unter der Geldsumme, die über die Jahre für Wegwerfwindeln ausgegeben wird. Allerdings haben viele Eltern einfach keine Zeit und keine Lust auf Einweichen, Waschen, Trocknen und Falten von Stoffwindeln – und wenn Sie früh wieder anfangen zu arbeiten, finden Sie mal Krippenerzieherinnen, die Ihre Stoffwindelentscheidung total begeistert mittragen ...

Ein Kompromiss wären vielleicht Biomodelle, etwa die von wiona, deren Papierwindeln dank spezieller Folie zu 100 Prozent kompostierbar und ohne Chlor gebleicht sind. Sie können ja ausprobieren, was Ihnen (und Ihrem etwaigen grünen Gewissen) am meisten zusagt. Bei Tests, egal ob von der Stiftung Warentest oder von den Kollegen, die mehr auf öko achten, schneiden übrigens regelmäßig die teuren Wegwerfmodelle am besten ab, also die von Pampers. Die Eigenmarken von Aldi und Rossmann rücken aber dicht auf, nicht nur, weil sie ebenfalls gut sind, sondern auch weil sie deutlich Portmonee-freundlicher sind.

Zum Abschluss: Es gibt ja Eltern – ich schätze deren Zahl mal, durchaus etwas bissig, auf 0,000001 Prozent – die ganz auf Windeln verzichten und schon ihre Neugeborenen abhalten, über dem Becken, dem Klo oder einem, nun ja, mobilen Pipi-und-mehr-Topf. Wenn auch Sie sich dafür interessieren, sollten Sie mal das schöne Wort »Ausscheidungskommunikation« bei Google eingeben, oder auch »topffit« sowie »Asia-Töpfchen«.

## Perfekt gewickelt

Ich gehe jetzt mal davon aus, dass auch Sie zur Einwegfraktion gehören. Anfangs wird damit nicht immer alles perfekt klappen. Mal sitzt sie schief, mal zu locker – in beiden Fällen läuft raus, was drinnen bleiben sollte. Manchmal haben Sie die Windel zu fest zugeklebt, und Ihr Baby hat dann zwei rote Ringe um die Oberschenkel. Alles ganz normal, Übung macht sehr schnell den Meister! Der »Sitz-Trick« geht so: Passt Ihr Zeigefinger noch seitlich in die Windel, ist alles okay. Und darauf, dass Sie manchmal angepinkelt werden, sollten Sie sich einstellen – vor allem bei Jungs. Etwa sieben Mal am Tag sollten Sie die Windel wechseln, nachts eher nur, wenn die Windel nach einem »großen Geschäft« riecht.

Das Wichtigste vorab ist der Rundblick, ob alles da ist, was Sie brauchen: feuchte Reinigungstücher (Packung offen) oder Waschlappen mit lauwarmem Wasser in einer Schüssel; Spuck-, Softfrottee- oder Pikeetuch zum Abtrocknen/Tupfen; Creme (Tube aufgedreht), falls Ihr Baby einen rötlichen Popo hat; frische Windeln, bitte am besten schon aufgefaltet. Sowie sicherheitshalber neuer Body/Strampler.

Los geht's. Das Baby liegt, natürlich brav und gut gelaunt, vor Ihnen auf dem Wickeltisch auf dem Rücken. Das Mobile dreht sich, oder Sie haben eine Spieluhr aufgezogen oder das Wickelspielzeug ausgegeben. Eine Hand bleibt bitte immer am Baby – das ist keine Binsenweisheit, mich haben einfach schon zu viele Mütter angerufen, denen das Kind von der Kommode gerollt ist! Lösen Sie die Klebestreifen der alten Windel, kleben Sie diese jeweils leicht zusammen, so dass sie nicht an der Haut haften bleiben. Kurz vorne aufklappen und Inhalt besehen: wenig, mittel, viel – Katastrophe? Entfernen Sie die alte Windel aber noch nicht, sondern klappen Sie sie wieder zu.

Jetzt gibt es drei Möglichkeiten: Heben Sie den Popo Ihres Babys vom Wickeltisch, indem Sie mit Ihrer rechten Hand den – von Ihnen aus gesehen – rechten Oberschenkel umfassen und über den rechten Unterarm Babys linken Oberschenkel zusammen mit der ganzen Hüfte anheben. Sie können auch mit der einen Hand unter Babys Rücken fassen und seinen Po etwas anheben, mit der anderen Hand die volle Windel zu Ihnen hin wegnehmen, mit dem – meist – sauberen vorderen Teil der Windel Babypo schon etwas abwischen, wenn Stuhlgang in der Windel ist. Manche Hebammen empfehlen auch, das Baby nicht an den Beinen anzuheben, sondern auf die Seite zu drehen, und dann den Po zu säubern. Entscheiden Sie, wie es Ihnen am besten erscheint und am besten funktioniert!

Jetzt den Po saubermachen, also die Haut mit warmem, feuchtem Waschlappen oder Reinigungstuch säubern. Ja, ja, große altbekannte Debatte: Ich bin für Waschlappen, kaufen Sie günstig einen Zehnerpack oder gleich zwei davon. Die meisten meiner Mütter nehmen aber Feuchttücher – inzwischen schneiden die allermeisten, auf denen »sensitiv« steht, sogar bei Ökotest mit Note eins ab. Trotzdem: Das kostet auf die Jahre gerechnet ganz schön viel. Aber ich gebe gerne zu – Feuchttücher sind vor allem unterwegs unglaublich praktisch. Bewährt hat sich auch eine Kombilösung:

Feuchttücher für Stuhlgang, Waschlappen zum Nachreinigen oder wenn lediglich Urin in der Windel war.

Wenn Sie eine Tochter haben, von vorn nach hinten wischen, damit keine Keime vom Darm in die Scheide gelangen. Ist Stuhlgang auf den Schamlippen, vorsichtig die Krümelchen »abheben«. Bei Jungen beachten, dass die Hautfalten beim Hodensack sorgfältig von Schmutz befreit werden. Unter der Vorhaut nicht reinigen – erst wenn Ihr Sohn anfängt, mit seinem Penis zu spielen und selbst die Vorhaut hin und her zieht (was wirklich früh passiert!), können Sie die Gunst dieser Minute nutzen und vorsichtig abtupfen. Achtung: Beide Geschlechter animiert der leichte kühle Luftzug der Windelfreiheit dazu, Pipi zu machen. Vor allem bei einem Sohn kann es dazu führen, dass Sie sich selbst komplett umziehen müssen UND noch den Boden saubermachen dürfen UND schon wieder die Waschmaschine anschmeißen ... Die meisten meiner Jungsmütter legen daher aus leidvoller Erfahrung gerne ein Tüchlein oder einen Extra-Waschlappen auf den kleinen Penis, das hält dann das Schlimmste auf beziehungsweise ab.

So, nun bitte trocken tupfen. Dick eincremen und (darauf noch) pudern machte man früher, heute nicht mehr. Zu häufiges oder zu intensives Eincremen, gar Einölen, kann leider genau das bewirken, was Eltern vermeiden wollen: Die Haut wird gereizt, reagiert mit Rötung und Wundsein. Denn unter einer dicken Cremeschicht kann sie nicht atmen, und die Hitze staut sich in der Windel – Keimgefahr! Ich finde es daher generell unnötig, jedes Mal zu cremen – nur, wenn der Popo gerötet ist (mehr dazu später). Nun die obere Hälfte der aufgefalteten frischen Windel (also die Seite mit den Klebestreifen) unter den Po bis ins Kreuz schieben, und die untere Hälfte durch die Beine Ihres Babys nach vorne hochklappen. Achten Sie darauf, dass sich zwischen den Beinen nichts aufbauscht; die »Rüschen« zeigen immer nach außen!

Fast fertig! Ging doch ganz leicht. Nun noch die Druckknöpfchen vom Body schließen. Sie können jetzt Ihre Hände vorsäubern mit einem Feuchttuch, dann legen Sie Ihr Baby vom Wickeltisch auf den Boden. Jetzt wird die gebrauchte Windel zusammengefaltet, vorher die Klebestreifen wieder lösen, zupappen und das ganze Windelpaket im Windeleimer versenken. Danach waschen Sie sich noch einmal gründlich die Hände!

Wenn Ihr Kind schon sitzen oder krabbeln kann und die Windel supervoll hat (ich spreche hier von mittelschweren Überschwemmungen à la Elbhochwasser und Schlimmerem), ist es am einfachsten, wenn Sie es gleich in der Badewanne ausziehen und lauwarm abduschen, dabei immer am Arm festhalten! Wenn es beides, wie jetzt am Anfang, noch nicht kann, müssen Sie versuchen, es möglichst so auszuziehen, dass es nicht den Stuhl überall hin verteilt. Daher finde ich in den ersten Monaten Bodys praktischer, die vorne seitlich gebunden werden – so heben Sie Ihr Baby einfach aus dem Desaster heraus und waschen die Verkrustungen mit einem Waschlappen weg (zum Baden komme ich dann gleich).

Ein paar Worte zum Stuhlgang. Ihr Baby bekommt Muttermilch und hat, wie erwähnt, einen winzigen Magen, also verdaut es oft und viel. Viel davon ist Urin. Für Stillbabys gilt folgende grobe Hebammenregel, die Sie sicher wahnsinnig exakt finden werden: »Fünf Mal am Tag – oder ein Mal alle fünf Tage!« Bei manchen ist es so, bei manchen so, bei den meisten irgendwo dazwischen. Nun zur »Farbpalette«: Der allererste Stuhlgang ist, nicht erschrecken, quasi schwarz-grün, total zäh und klebt furchtbar; er heißt auch Kindspech oder Mekonium und besteht noch aus dem, was Ihr Baby noch in Ihrem Bauch geschluckt hat. Wenn erst einmal Muttermilch verdaut wird, ist der Windelinhalt anfangs bräunlich-breiig, dann hellt er sich langsam ins Gelblich-Senffarbige auf. Er riecht eher süßlich und stinkt nicht (warten Sie aber die ersten Windeln ab, nachdem Ihr Kind Fleisch gegessen hat). Fläschchenkinder dagegen sollten pro Tag ein Mal eine fester befüllte Windel haben. Also Achtung, wenn nichts kommt! Der Farbton ist eher bräunlich, fester, außerdem riecht er säuerlicher.

## Erste Wehwehchen

Probleme kann es natürlich leider auch geben. Zum Beispiel: Durchfall! Das ist unangenehm für alle Beteiligten; vor allem für Ihr Baby. Anzeichen: mehr als fünf Mal täglich ist etwas in der Windel, was unangenehm riecht und geradezu schaumig ausschaut. Wenn so etwas länger als 24 bis 36 Stunden anhält, Ihr Kind apathisch wirkt, sollten Sie zum Arzt gehen, wegen der Gefahr einer Austrocknung. Bis dahin können Sie Ihrem Kind kleine Mengen (teelöffelweise) stilles Wasser oder verdünnten Kamillentee geben.

Und dann gibt es das viel seltenere Gegenteil – Verstopfung! Ebenso unangenehm für alle. Ihr Baby verzieht sein Gesichtchen, scheint zu drücken, aber nichts kommt? Und wenn, sind es harte Kügelchen? Dann sollten Sie versuchen, etwas Wasser zu geben. Und auch hier gilt, wenn es nicht besser wird: bitte zum Arzt. Beides ist allerdings bei Stillbabys deutlich seltener als bei Fläschchenkindern. (Verstopfung stellt sich dann allerdings gerne beim Zufüttern ein – aber so weit sind wir ja noch lange nicht. Die viel gepriesenen Bananen und Karotten verstopfen ziemlich. Was dann hilft, sind Milchzucker oder Aprikosenmus – oder aber kaum Banane.)

Das Hauptproblem ist meist der wunde Popo: Gerade noch samtig weiß, leuchtet er plötzlich stellenweise, als habe Rotkäppchen etwas verloren. Und Ihr Kind leidet, weil es am und um den Po juckt, kribbelt, schmerzt. Es leidet zudem laut, es weint vermehrt, es schläft schlechter. Vielleicht war eine volle Windel zu lange umgebunden und Keime haben sich in der ziemlich luftdichten Verpackung gebildet, vielleicht mag seine Haut eine neue Windelmarke nicht, vielleicht hat bestimmtes Essen von Ihnen das Unheil angerichtet – das ist jetzt aber erst mal nicht so entscheidend (obwohl Sie sich darüber Gedanken machen müssen). Jetzt läutet die Alarmglocke und das bedeutet: sofort Gegenprogramm einleiten! Denn sonst wird aus den roten Flecken womöglich eine richtige Entzündung. Das zuverlässigste Heilmittel heißt: unten ohne! Luft ran! Nehmen Sie viele Handtücher und die wasserdichte

Windelunterlage, breiten Sie diese dort aus, wo Ihr Baby liegt, und lassen es halbnackt liegen, den Body ein wenig eingerollt und dicke Söckchen an den Füßen; notfalls (vor allem bei Jungs) legen Sie ein Mulltuch über das Geschlecht. Klar, nun werden Sie öfters Ihre Waschmaschine anwerfen müssen – aber dafür ist sie ja da.

Wenn Sie trotzdem Windeln verwenden wollen, dann diese wirklich häufig wechseln. Beim Reinigen nur lauwarmes Wasser nehmen und keine Feuchttücher, nur sauber tupfen, nicht wischen, dann gut trocken tupfen, eventuell föhnen. Sie können auch mit lauwarmem schwarzen Tee oder Kamillentee den Popo reinigen, vorsichtig mit einem Tuch auftupfen und trocknen lassen. Wenn Sie mögen, können Sie es auch mit einer Art Sitzbad versuchen, zum Beispiel Tannolact oder mit Eichenrindensud aus der Apotheke, das sowohl schmerzlindernd als auch heilend wirkt.

Und danach auf die trockene Haut eine heilende Salbe auftragen, bitte nur dünn. Ich schwöre auf Calendula, also Ringelblumensalbe; und auch meine Mütter waren damit bislang sehr zufrieden. Eine zinkhaltige Creme geht auch, allerdings finde ich die meisten sehr fett. Einige meiner Mütter schwören auf Rosenwasser (aufsprühen und trocknen lassen) und danach Rosencreme/-balsam. Und dann gibt es das Heilmittel, das Sie ohnehin stets bei sich haben: Muttermilch! Etwas abpumpen oder ausstreichen, dann mit einem sauberen Tuch auf die wunden Stellen auftupfen und trocknen lassen. In den meisten Fällen ist der rote Spuk nach 24 bis 48 Stunden vorbei. (Und Sie überlegen bitte, ob Sie zum Beispiel etwas mit Zitrusfrüchten gegessen oder viel Orangensaft getrunken haben? Oder scharfen Currychiliketchup?) Und auch wenn alle Ärzte sagen, das stimme nicht – meine Mütter und ich wissen aus leidvoller Erfahrung, dass ein wunder Popo gerne im Zusammenhang mit dem Zahnen auftritt.

Der Popo ist nicht wieder hell und glatt geworden? Es bilden sich stattdessen noch Pusteln und Knötchen, Schuppen und Schwellungen, die Röte dehnt sich gar über den Windelbereich hinaus aus, Richtung Bauch und Oberschenkel? Vielleicht hat Ihr Baby sogar leichtes Fieber? Dann könnte es sich um Windelsoor handeln, Hefepilze aus dem Darm, die sich auf den schon geröteten Stellen breit und dick machen. Auch nichts Superschlimmes und gut behandelbar beim Arzt: Der »bläut« meist die Haut, das bedeutet Bepinseln mit einer Spezialtinktur gegen Hefepilze namens Gentianaviolett. Dabei verfärbt sich die Haut violett (keine Bange, das geht wieder weg). Und er untersucht, ob Ihr Süßes vielleicht auch Mundsoor hat – dann springt die Candida-Infektion auf Ihre Brustwarzen über (aber vielleicht kommt sie auch dorther, feuchte Stilleinlagen sind zumindest ein guter Nährboden, also bitte oft wechseln). Mundsoor erkennen Sie bei Ihrem Baby oder bei sich an weißen Pünktchen-Belägen, auch auf der Zunge – und am Mundgeruch! Mit Cremes und Tinkturen und penibler Hygiene bei Ihnen beiden geht alles aber wieder weg. Einige meiner Mütter haben auch nur Borax-Globuli genommen, aber dann dauert die Heilung etwas länger.

Manche Neugeborenen entwickeln auf dem Kopf eine schuppige klebrige Schicht. Vielen Eltern gefällt das gar nicht, sie ist allerdings völlig harmlos: Dieser sogenannte Milchschorf bildet sich, weil die kindlichen Talgdrüsen noch nicht richtig arbeiten. Wenn das dann der Fall ist, verschwindet auch der Schorf. Sie wollen nicht so lange warten? Dann können Sie diese Kopfflächen mit Linola-Fettsalbe einreiben, am besten über Nacht einwirken lassen, und morgens die gelösten Beläge sehr vorsichtig – wirklich sehr, sehr vorsichtig – mit einer mittelharten Bürste oder einem sehr schräg, fast parallel zur Kopfhaut geführten Kamm entfernen. Danach das Köpfchen mit lauwarmem Wasser abwaschen; gegebenenfalls wiederholen. Auch mit dem Allheilmittel Muttermilch kann man die Krüstchen betupfen. Jeden Morgen den Kopf bürsten.

Generell sollten Sie bitte bedenken, dass die Schädeldecke von Babys noch nicht vollständig geschlossen ist. Die »große« und die »kleine« Fontanelle gewährleisten die nötige Elastizität des Kopfes, damit das Gehirn wachsen kann. Die kleinere am Hinterkopf schließt sich relativ schnell, während die größere vorne unterschiedlich lange Zeit dazu braucht, manchmal 12 Monate, manchmal sogar doppelt so lange, was aber noch völlig normal ist. Bitte also sehr zärtlich und vorsichtig mit dem Köpfchen sein! Wenn Ihr Baby unter der Milchschorf- Kruste zu leiden scheint, wenn diese nässt oder sich im Nacken ausbreitet und wenn sie nach einigen Wochen nicht von allein verschwunden ist: Gehen Sie bitte zum Arzt, es könnte ein Ekzem sein.

Ihr wunderschöner Sohn hat plötzlich rote Pickelchen!? Nanu, schon in der Pubertät? Nein, daran sind SIE schuld – genauer: Ihre Hormone. Diese kreisten schon in seinem Körper, als er noch im Mutterleib war. Und jetzt werden sie abgebaut. Gegenmaßnahmen: Keine – vor allem bitte nicht daran herumdrücken – einfach warten. Die »Babyakne« tritt bei etwa 20 Prozent aller Kinder auf, sehr viel häufiger bei Jungen, und zwar in den ersten sechs Lebenswochen. Der Spuk dauert meist zwei Wochen, selten auch mal doppelt so lange. Einen teuren Profi-Fototermin sollten Sie also erst machen, wenn alles abgeklungen ist.

Manchmal hat Ihr Baby verklebte Augen? Früher säuberte man die Augen vorsichtig mit einem Wattebäuschchen, das mit Kamillentee beträufelt war. Heute verwende ich nur abgekochtes lauwarmes Wasser sowie ein gebügeltes (also steriles) Mulltuch und wische die Augen von außen zum inneren Augenwinkel aus. Es empfiehlt sich, drei- bis viermal täglich die Augen zu reinigen, bitte immer ein neues steriles Tuch verwenden. Meine Mütter haben dafür einfach ein altes Mulltuch, was vielleicht schon Löchlein hatte, in vier Teile zerschnitten – es reicht ja ein kleines Stück aus. Und immer neues Wasser verwenden. (Sie können es auch einmal pro Tag vorkochen und in einer Thermoskanne aufbewahren). Das ist übrigens keine Entzündung: Die Tränenkanäle der Kinder sind noch zu, deshalb weinen die Kinder am Anfang auch ohne Tränen. Sie können es auch mit Euphrasia-Augentropfen versuchen. Allerdings ist deren

Anwendung – Unterlid vorziehen, einträufeln – bei Babys nicht ganz einfach; zu zweit geht das besser: Einer hält das Kleine und schäkert beruhigend, der andere tropft. Auch hier können Sie Muttermilch benutzen, ein Teelöffel pro Auge zum Auswischen. Wenn das Auge dennoch nicht besser wird, sondern gar noch Eiter auftritt, sollten Sie zum Kinderarzt.

Gegen eine verstopfte Nase hilft, Sie ahnen es, ebenfalls Muttermilch oder aber Kochsalzlösung aus der Apotheke, die Sie mit einer Pipette einträufeln.

## ... und freitags wird gebadet

Oder am Dienstag oder auch an beiden Tagen. Ich sagte es ja schon: Es genügt, wenn Ihr Baby ein oder zwei Mal pro Woche gebadet wird. Die meisten Babys finden das toll, schließlich erinnern sie sich durchaus noch, wie nett sie es bis vor kurzem im Mutterleib im Fruchtwasser hatten.

Zunächst zum Drumherum. Babyhaut ist nur circa ein Fünftel so dick wie Ihre und daher sehr empfindlich. Deshalb sollte das Bad auch nicht länger als zehn bis zwölf Minuten dauern. Ich prüfe mit dem Ellenbogen (meine Männer wetten ja gerne dagegen, dass ich das schaffe – zu 95 Prozent verlieren sie), ob das Badewasser die idealen 37 Grad erreicht hat. Sie sollten ein Badethermometer nehmen. Geben Sie einige Tropfen Mandelöl in das Badewasser. Außerdem haben Sie vorher das Badezimmer oder aber Ihre Küche schön vorgeheizt – mein Tipp: Sie drehen die Heizung im Badezimmer auf, wenn Sie das vorletzte Stillen des Tages vor der (angedachten!) Schlafengehzeit erledigen; außerdem hängen Sie gleich Ihr schickes neues Babyhandtuch mit der angenähten Kapuzenecke über die Heizung zum Vorwärmen. Denn am besten baden Sie zwischen zwei Mahlzeiten, da ist Ihr Kind ausgeglichen. Und Baden als Teil des Zu-Bett-gehen-Rituals ist ja ein zu Recht bewährter

Klassiker, es entspannt, macht schön schläfrig. Und anschließend noch einmal Stillen – da ist Ihr Baby rundum zufrieden und das Einschlafen funktioniert meist bestens. Natürlich können Sie mit Ihrem Kind, sobald Ihr Wochenfluss vorbei ist, auch in der großen Wanne baden. Anfangs sollte aber bitte noch Ihr Mann dabei sein, denn das Einsteigen und erst recht das Aussteigen mit einem glitschigen Zappelfischchen im Arm ist nicht so leicht. Oder aber Ihr Mann geht mit Töchterchen oder Söhnchen »schwimmen«, und Sie reichen ihm alles Nötige. Sie können es sich dabei sogar richtig romantisch machen mit gedimmter Beleuchtung und Kerzen – darauf stehen schon Kleinstkinder, wegen der flackernden Schatten. Aber wie gesagt: Es genügt vollkommen, wenn Sie Ihr Kleines in der Babywanne baden. Manche meiner Mütter hatten diese modernen Riesenwaschbecken, in denen auch ein Neugeborenes gebadet werden kann (wenn der Hahn wegschwenkbar ist). Sinnvoll ist es, erst heißes, dann lauwarmes Wasser einzufüllen. Und das Thermometer erst, wenn der unterste Pegelstand erreicht ist, einlegen. So können Sie bei der Wassertemperatur »nachjustieren«! In jedem Fall reicht ein Wasserpegel im Waschbecken oder in der Babywanne zwischen fünf bis zwölf Zentimetern völlig aus. Wenn das Baby auf Ihrem Arm im Wasser liegt, sollte das Wasser bis zu seinen Schultern reichen. Die Wanne kann auf einem Gestell über der großen Wanne stehen oder auch auf dem Fußboden, dann am besten mit einem gummierten Vorleger darunter, der das Rutschen verhindert und Ihre Knie schont. Folgende Sachen sollten bereitliegen: Waschlappen neben der Wanne, auf dem Wickeltisch neue Windel und Schlafstrampler. Am besten ziehen auch Sie selbst ziemlich viel aus, derweil »parken« Sie Ihr Baby auf einem Handtuch am Boden oder auf dem Duschvorleger.

So weit, so einfach, oder? Jetzt kommt der Teil, der vielen jungen Eltern zunächst schwerfällt und Schweiß auf die Stirn treibt, und das ist auch ganz normal. Hier steht, wie's geht: Baby ausziehen, den kleinen Nacktfrosch zur Wanne tragen (und sein Handtuch von der Heizung mitnehmen). Der »Badegriff«, den Sie am besten vorher ein paar Mal mit dem angezogenen Baby geübt haben, geht so: Bei Rechtshändern umfasst Ihre linke Hand hinterm Rücken hindurch den linken Oberarm Ihres Babys, sein Köpfchen liegt fest und sicher auf Ihrem Unterarm. So können Sie Ihr Baby in der Wanne sicher mit einer Hand halten und haben die rechte Hand zum Waschen frei. Jetzt ab ins Wasser: Zum Hineinheben in die Wanne greifen Sie mit der rechten Hand unter Babys rechtem Oberschenkel durch und fassen den linken Oberschenkel. Jetzt haben Sie Ihr Baby sicher in beiden Händen. (Linkshänder verfahren entsprechend umgekehrt.) Langsam lassen Sie zuerst seine Füße Kontakt zum Wasser bekommen. Die meisten Babys strampeln nun schon voller Vorfreude – das spritzt Mamis toll nass! Während Ihr Baby auf Ihrem Arm liegt, der gleichzeitig seinen Kopf stützt, lassen Sie es immer weiter in das Wasser gleiten. Nachdem Ihre kleine Wasserratte etwas Zeit zum Planschen hatte, schnappen Sie sich den Waschlappen und säubern es mit der anderen freien Hand sanft. Von oben nach unten: erst das Gesicht, dann die Arme, Bauch und Rücken, die Beinchen und zum Schluss den Genitalbereich. Für Fortgeschrittene: Wenn Sie mögen, können Sie Ihr Baby auch gern einmal auf den Bauch drehen – mit der freien Hand herumrollen. Aber das lassen Sie sich am besten erst einmal live zeigen! Versuchen Sie Ihr Kind so zu halten, dass es sich mit den Füßen an der Wanne abstoßen kann. So merkt es, dass es schön übersichtlich und eng ist – wie im Bauch – und fühlt sich gleich viel sicherer. Nach dem Baden wickeln Sie Ihr Baby in das angewärmte Handtuch. Trocknen Sie es gut ab und ziehen ihm dann die neue Windel und die frischen Sachen an.

Achtung: Bis der Nabel komplett geheilt ist, dürfen Sie nicht baden, sonst besteht die Gefahr einer Infektion!

Ich finde Haarewaschen in den ersten Wochen ganz unnötig, fettige Haare hat eigentlich kein Kind. Es reicht, wenn Sie mit dem Waschlappen über den Flaum fahren, hinterher sanft mit beziehungsweise unter der Kapuze abtupfen. Wenn alles trocken ist, ein wenig mit der Bürste drüberstreichen. Die meisten Babys finden das sehr schön, so eine Art Kopfmassage! Ich würde mit »richtigem« Haarewaschen warten, bis Ihr Baby sein Köpfchen sicher halten kann. Wenn Sie es versuchen möchten: Nehmen Sie ein mildes Babyshampoo, davon ein Cent-großes Tröpfchen auf dem mit dem Lappen angefeuchteten Haar verteilen, ein wenig einmassieren. Danach ausspülen (das ist der schwierige Teil!): erst mit einem nassen Waschlappen von der Stirn zum Nacken darüberstreichen, dann mit dem Zahnputzbecher schöpfen und gießen, dabei versuchen, dass das Köpfchen ein bisschen überstreckt auf Ihrem Arm ruht, also das Kinn nach oben zeigt. Falls Sie keine Marmorstatue zur Welt gebracht haben, wird Ihr Badeengel sich allerdings dabei winden und Wasser übers Gesicht und in die Augen bekommen. Manche Kinder mögen das, viele weinen aber. Es ist sinnvoll, bereits beim Baden immer wieder das Gesichtchen leicht mit Wasser zu benetzen, damit sich Ihr Kind daran gewöhnt.

Die zarten Öhrchen reinigen sich von allein, bitte keine Stäbchen verwenden. Nach dem Baden oder Waschen sollten Sie die Ohrmuschel mit einer Handtuchecke sanft trocknen. In den ersten sechs Wochen ist Finger- und Fußnägelschneiden tabu, weil Sie die Nagelhaut verletzen könnten, die sich dann entzündet. Die Nägel sind noch sehr weich, sie müssen erst einmal aushärten. Sollte sich Ihr Säugling mit seinen Nägeln das Gesicht zerkratzen, die Hebamme schneidet dann die Fingernägel. Nach dieser Zeit schneiden Sie die Fingernägel etwa einmal pro Woche, die Zehennägel seltener (komisch, aber die wachsen irgendwie langsamer). Am besten, wenn das Kleine schläft. Trick: Streichen Sie mit zwei Fingern vom Handgelenk Ihres Babys Richtung Knöchel, dann streckt es die Finger lang.

Besonders weich und daher gut zu schneiden sind die Nägel nach dem Baden. Sie hatten sich ja eine gute Baby-Nagelschere mit abgerundeter Spitze gewünscht, die kommt nun zum Einsatz: Sie drücken Babys Fingerkuppe vom Nagel weg und schneiden den Nagel entlang der natürlichen Biegung der Fingerkuppe. Dagegen sollten Sie die Zehennägel gerade abschneiden, sonst können diese einwachsen. Ich kenne Mütter, die auch noch Sechsjährigen so die Nägel schneiden, also im Schlaf. Die meisten Mütter wechseln auf »wachschneiden«, wenn das Kind etwa drei Jahre alt ist. Ansonsten hat sich für besonders schlechtgelaunte und hibbelige kleine Zappelphilipps bewährt (Superober-Pädagogen hören nun bitte mal kurz weg): Nägel schneiden, während eine DVD läuft – zehn Minuten *Shaun das Schaf* in den Player geschoben, so lange dauert ein Filmchen mit diesem süßen Knettierchen, und die Kinder-Maniküre und Pediküre ist mit dem ultrabrav-fasziniert dasitzenden Nachwuchs ein Kinderspiel. Wetten, dass die Kleinen jetzt scharf aufs Nägelschneiden sind? Ein Filmchen pro Woche reicht aber in diesem Alter, finde zumindest ich!

Bevor wir zu den großen Themen kommen, nämlich zu, TUSCH!, Stillen und Schlafen, noch ein kleines Plädoyer fürs Rausgehen an die frische Luft: In den ersten zehn Tagen bis zwei Wochen, erst recht, wenn Sie mit Dammnaht oder Kaiserschnittnarbe laborieren, kann das Ihr Mann übernehmen. Aber dann sollten Sie versuchen, möglichst regelmäßig jeden Tag mindestens eine Stunde rauszugehen. Okay, nicht bei sibirischem Frost oder Gewitter – sonst immer! Weder Sie noch Ihr Baby sind aus Zucker. Wenn Sie sich zu schlapp fühlen oder finden, Sie sehen aus wie die Mittelalterdarstellung einer gepeinigten Heiligen, dann reicht es auch, Ihr Baby im Wagen auf die Terrasse oder auf den Balkon zu stellen; Tür auf Kipp, damit Sie hören, wenn es aufwacht. Meine Jungs haben so ihren Mittagsschlaf absolviert (und ich meinen in der Stube auf dem Sofa, wenn ich nicht gerade Dienst hatte).

# Richtig stillen – auch das lernen Sie

Die Milch beginnt im Kopf. Das klingt irgendwie schräg, es ist aber so.

Neun Monate hatte Ihr Baby im Bauch sozusagen bestes Fast Food: Es brauchte einfach nur den Mund aufzumachen und das Fruchtwasser zu schlucken. Weil Sie zusammengerechnet 61,7 Stunden im Internet gesurft und sich richtig schlau über Schwangerenernährung gemacht haben, konnten Sie ja Ihren eigenen Speiseplan zu einer Art Baby-Doping umbauen; Mineralstoffe wie Magnesium (tagsüber), Folsäure, Eisen (nachts; das Eisen immer zusammen mit Orangensaft für das Vitamin C einnehmen), außerdem Zink, dazu Omega-3-Fettsäuren ... Logisch, dass Sie also einen richtig fitten Wonneproppen zur Welt gebracht haben, oder – wissenschaftlicher ausgedrückt – ein Baby, dessen neurologische Entwicklung, Nervensystem, Blutbildung und Knochenaufbau schon in Ihrem Bauch Spitzenwerte erreicht haben!

So. Nun aber lebt Ihr fitter Wonneproppen plötzlich in einer ganz neuen Umgebung – nämlich draußen. Das enge und dunkle, aber sehr sehr bequeme Restaurant mit Superservice, in dem er um die neun Monate verbracht hat, wurde auf ewig geschlossen. Er muss sich umstellen: Geräusche machen, um anzuzeigen, dass er hungrig ist (Jetzt! Jetzt! Ja, genau JETZT hungrig ist!), er muss sich anstrengen, die Brustwarze richtig tief in den Mund zu bekommen und die Zunge darunter legen, danach daran saugen und zugleich kauen, um erst dann die Milch herunterschlucken zu können. Auch die ist Super Food, klar – aber sie kommt nicht mehr »fast«, nicht schnell, sondern langsam! Und viel komplizierter! Manchmal hilft es schon, einmal zu versuchen, sozusagen die Perspektive Ihres Neugeborenen einzunehmen, um zu sehen, dass diese Form der Nahrungsaufnahme ganz schön anstrengend sein kann.

## Das Grundsätzliche – Brust oder Flasche?

Brust oder Flasche? Die Diskussion darüber läuft seit Jahrzehnten und ist leider immer noch nicht abgeschlossen. Inzwischen kennen Sie mich ja schon gut und wissen, dass ich es nicht so mit dem Kategorischen habe. Deswegen finde ich auch beide Extrempositionen sehr anstrengend: Also das alleinige Stillen (mindestens sechs Monate voll, weitere 6 bis 18 Monate zusätzlich zur Flaschennahrung) oder die ausschließliche Pulver-Anrühren-Fütterung. Und ich finde es nicht nur anstrengend, sondern falsch, in solcher Absolutheit über all jene zu Gericht zu sitzen und den Stab zu brechen, die gemäßigter sind, die anders handeln, die nicht so absolutistisch sind, sondern, salopp formuliert, auch mal herumeiern. Und das sind ganz sicher die meisten der jungen Mütter bzw. Eltern. Die beiden Maximal-Lager versinken dagegen nur allzu oft im Treibsand ihrer Selbstgerechtigkeit, anstatt für den jeweils individuellen Fall Hilfestellung, Tipps und Anregungen geben zu können. Ich bin der Meinung: Jede Mutter, jedes Elternpaar hat das Recht, selbst zu entscheiden, wie sie es mit dem Stillen, Fläschchen geben und Zufüttern machen wollen.

Bis vor zehn, fünf Jahren tobte die Auseinandersetzung noch mit ganz harten Bandagen, inzwischen – meine ich zu beobachten – herrscht eine gewisse Feuerpause, eine Art Waffenstillstand zwischen »Breast is best!« und der Gegenseite. Für den Satz, den Sie gleich lesen, schlägt mir jedenfalls aus der ganz »harten« Stillfraktion nicht mehr ganz so viel Empörung entgegen: Besser die Flasche mit Liebe geben als die Brust mit Hass!

Und dass Flaschenkinder später im Leben benachteiligt sind, kann ich aus meiner Erfahrung nicht bestätigen. Darum erzähle ich Ihnen, wie es damals bei meinen beiden Kindern war – nämlich sehr unterschiedlich. Beide Söhne habe ich gestillt; den ersten 1969 lediglich acht Wochen. Dann musste ich – ja, musste ich, und ich wollte es auch – wieder arbeiten gehen: Mein damaliger Mann studierte noch beziehungsweise stand am Anfang seines Berufslebens. Und einer von uns, nämlich ich als bereits fertig ausgebildete Hebamme, musste einfach Geld verdienen. Meine Mutter hat daher tagsüber auf den Kleinen aufgepasst. Wir haben damals auch in ihrem kleinen Häuschen im ersten Stock gewohnt. Nur wenig später ist unsere junge Familie nach Bautzen gezogen, wo mein Mann und ich im dortigen Krankenhaus Arbeit bekommen hatten. Allerdings beide im 12-Stunden-Schichtdienst – wir Eltern haben uns praktisch nur die Klinke in die Hand gegeben. Wir zogen in eine Zweieinhalb-Zimmer-Wohnung in einem neu errichteten Plattenbau gleich neben dem Krankenhaus. Das war damals ein ziemlicher Luxus: die erste eigene Wohnung, noch dazu mit Bad und funktionierendem Innenklo und keinem Häuserl im Garten! In Bautzen kam unser Kleinstkind in die Ganztagskrippe um die Ecke. Natürlich war er ab seinem dritten Lebensmonat bereits ein Flaschenkind, anders wäre unser Leben zu dieser Zeit nicht möglich gewesen. Er hatte die üblichen Kinderkrankheiten, aber heute keine Allergien.

Erst 1976 habe ich meinen zweiten Sohn bekommen – ganz bewusst mit diesem langen Abstand. Zu dieser Zeit hatte ja die DDR angesichts sinkender Geburtenraten die Möglichkeit eröffnet, dass Mütter (keine Väter) zumindest ab dem zweiten Kind ein Jahr zu Hause bleiben konnten und eine Art Elterngeld erhielten. Damals habe ich dann auch länger die Brust geben können, dann das Kind innerhalb von zwei Wochen abgestillt. 1978 wechselten wir an das große katholische Krankenhaus des Malteserordens im kleinen Dorf Räckelwitz, das zwischen Bautzen und Kamenz liegt. (Sie sehen, ich bin viel innerhalb Sachsens umgezogen, vor allem innerhalb der schönen Oberlausitz!) Der Große ging bereits in die Schule, der Kleine kam in die Krippe – und wir Eltern hatten am Krankenhaus beide interessante Aufgaben, dazu sogar ein Haus mit Garten, was wir alle großartig fanden. Mein jüngerer Sohn hat heute auch keine Allergien, er hatte ebenfalls die üblichen Kinderkrankheiten. Große Unterschiede im Ergebnis Flaschen- versus Brustkind habe ich also persönlich bei meinem Nachwuchs nicht beobachten können. Ich selbst, die ich ja auch nur sehr kurz gestillt und dann mit einem wilden Mischmasch ernährt wurde, habe übrigens auch keine Allergien.

Aber zurück zum Allgemeinen: Ich mag nun einmal, vielleicht, weil ich sie lange in der DDR ertragen musste, keine erhobenen Zeigefinger. Und keine jungen Mütter, die sich benehmen, als könnten sie eigentlich allen altgedienten Kinderärztinnen noch eine Menge beibringen – und anderen jungen Müttern sowieso. Ich mag auch meine Kolleginnen nicht sehr, wenn die sich so benehmen. Ich mag kein: Sie MÜSSEN aber stillen! Selbst wenn das Baby dabei genauso viel Blut schluckt wie Milch, weil Mamis Brustwarzen so wund und entzündet sind. Und ebenso mag ich auch kein: Sie MÜSSEN jetzt aber abstillen und die Flasche geben.

Ich mag es lieber pragmatisch: Ich sehe mir jede meiner Frauen an, höre ihr genau zu und erfahre, was sie möchte, wie sie ihr Leben gestalten will, welche Probleme sie mit dem Stillen, dem Zufüttern oder dem Abstillen hat.

Ich finde es toll und wichtig und wunderbar, wenn Mütter stillen, durchaus auch länger stillen als die viel zitierten sechs Monate voll, denn dafür sprechen viele gute Gründe, zu denen ich gleich komme. Ich finde aber, keine Frau versagt oder ist eine schlechtere Mutter, wenn sie gar nicht oder nur kurze Zeit stillt, denn auch hierfür gibt es gute Gründe. Ich fand und finde zum Beispiel meine Entscheidung von 1969, für die Familie finanziell zu sorgen, richtig, und es war daher auch absolut in Ordnung, meinem Sohn die Flasche zu geben.

Selbstverständlich hat das Stillen, wenn es klappt, sehr viele Vorteile: Muttermilch ist ein universeller Supercocktail. Sie gibt dem

Baby Abwehrstoffe, schützt es vor Allergien, hilft gegen Übergewicht des Babys (und das Stillen lässt zudem auch Ihre Schwangerschaftspfunde purzeln), schützt vor Diabetes und Brustkrebs bei Ihnen. Und damit nicht genug; auch das Seelenheil des Kindes wird mit der Muttermilch verbessert: Der Säugling, so die Aussagen wissenschaftlicher Forschungen, lernt beim Stillen, was Nestwärme bedeutet. Die enge Bindung zur Mutter ist wiederum ein Grundpfeiler für spätere psychische Stabilität.

Angeblich soll das Stillen sogar die Intelligenz des Kindes fördern (dazu gibt es aber bislang keine fundierten Studien, nur Behauptungen in Dutzenden Internetforen und Zeitungsartikeln). Eine große Studie der Universität von Edinburgh nahm den Zusammenhang Stillen/Intelligenz unter die Lupe und wertete die Daten von mehr als 5000 Babys und ihren rund 3000 Müttern aus. Das Ergebnis zeigte jedoch: Die Intelligenz des Kindes hängt nicht vom Stillen ab, sondern vom IQ der Mutter und der sozialen Herkunft der Eltern. Insbesondere bei Geschwistern, wo das eine gestillt worden war und das andere nicht, konnten keine Unterschiede bei den Ergebnissen der Intelligenztests festgestellt werden.

Zudem ist das Stillen, da die Muttermilch ja kostenlos fließt, viel preiswerter als die Flaschennahrung. Und grundsätzlich praktischer: Sie müssen nicht ein Gefäß mit abgekochtem, perfekt temperiertem und sterilem Heißwasser, abgemessene Pulverportionen sowie Rührlöffel mit sich herumschleppen. Ihre Milchquelle ist immer verfügbar. Die Stillrate liegt hierzulande auch bei 90 Prozent – kurz nach der Geburt zumindest. Nach vier Monaten aber haben zwei Drittel der Mütter ganz oder teilweise abgestillt, nur zehn Prozent stillen sechs Monate voll – so die Aussagen verschiedener groß angelegter Untersuchungen. (Dafür, dass seit den Achtzigern, also fast seit 30 Jahren, großflächig »Stillwerbung« betrieben wird, sind die realen Zahlen nicht so eindrucksvoll, oder?) Vergleiche ich meine Erfahrung als Hebamme mit den Aussagen der offiziellen Statistik, sieht es so aus: Von meinen Frauen stillen prozentual mehr von Anbeginn gar nicht. Es sind zumeist die vielen Freiberuflerinnen

Das Grundsätzliche – Brust oder Flasche?

und Selbständigen, die schnell wieder in den Job müssen, weil sonst kein Geld verdient wird. Aber ebenso stillen deutlich mehr meiner Frauen sechs Monate voll oder auch länger.

In der Brust ist die beste Milch, klar – aber nicht die bessere Moral! Es ist nicht sehr fair, Müttern, die nicht stillen können oder wollen, ständig zu sagen, sie müssten sich mies und minderwertig fühlen, weil sie nicht die beste Gesundheitsvorsorge für ihr Baby leisten oder gar ihm nicht die größte Liebe geben.

Nein, liebe nichtstillende Mütter, Ihre Babys werden nicht automatisch zu dicken, doofen, physisch wie psychisch kranken Kindern und Sie ein Opfer von Brustkrebs!

Und nein, liebe langzeitstillende Mütter, Ihre Kinder werden keine ewig am Rockzipfel hängenden Muttikletten mit schwerer Fehlstellung der Schneidezähne, wie sie sonst nur das Dauerlangzeitschnullern verursacht. Sonst sind globale Appelle ja meine Sache nicht, aber hier plädiere ich jetzt doch, und zwar für weniger Fanatismus auf allen Seiten und mehr Toleranz. (Und im konkreten Zweifelsfall: Einfach schweigen anstatt ungefragt zu kommentieren).

*Stillen – nicht nur innige Zweisamkeit*

In den Stillberatungen und Hebammenpraxen wird (werdenden) Müttern vielfach nicht die ganze Wahrheit gesagt: Stillen ist natürlich sehr gesund fürs Baby, aber dass es für seine Mutter auch sehr zeitaufwendig und sehr kräftezehrend sein kann, wird gern verschwiegen. Vor allem anfangs und wenn das Kleine einen seiner vielen Wachstumsschübe hat und ständig, auch nur zum Nuckeln, angelegt werden will, ist Stillen sehr anstrengend. Und es wird den jungen Müttern zu wenig gezeigt, wie sie richtig anlegen, erst recht, wie die Brustpflege funktioniert. Wunde Warzen, Pilzbefall, Milchstau, gar die seltene Brustentzündung und Abszessbildung sind einige der Folgen, gekoppelt mit Schmerzen, manchmal Fieber, Erschöpfung, Schlaf- und Mutlosigkeit – das alles lässt natürlich die Milch weniger fließen. All dies sind, ebenso wie auch das Verlassenwerden durch den Kindsvater oder die frühe Rückkehr zur Arbeit, grundsätzlich lauter gute Gründe, die eine Frau dazu führen können, sich gegen das (Weiter-)Stillen zu entscheiden.

Auch der Druck, den besorgte Schwiegermütter, andere Mütter, Verwandte – und wildfremde Menschen in Cafés oder Parks! – durch ihre allermeist ungebetenen Kommentare aufbauen, kann eine Frau so verunsichern, dass es mit dem Stillen nicht – mehr – klappen will. Wie war mein erster Satz: Die Milch beginnt im Kopf. Mit einer positiven Einstellung gibt es weniger Probleme. Binsenweisheit? Ja, aber mit Betonung auf den letzten beiden Worten. Wenn Sie sich verkrampfen, weil Sie beim Stillen Schmerzen haben, weil Sie Stress haben oder familiäre Belastungen, kommt weniger Milch. Das Milchbildungshormon Prolaktin (was auch für die Vergesslichkeit verantwortlich ist, den berüchtigten »Stillsheimer« – dazu sage ich später noch etwas), und Oxytocin, das Milchspendehormon, werden dann vom Gehirn via Blutkreislauf nicht mehr in ausreichender Menge an Ihre Milchdrüsen ausgeschüttet. Also haben Sie noch weniger Milch, das Baby nuckelt noch heftiger, weil es noch häufiger angelegt werden muss, denn es ist ja nicht satt geworden. Sie wiederum werden immer genervter, Ihr Gehirn reagiert auf Ihre negativen Gedanken und Gefühle dergestalt, dass es die Hormonproduktion immer weiter runterfährt … ein echter Teufelskreis!

Meiner Meinung nach müssen bei der Entscheidung für die eine oder andere Möglichkeit, für das Stillen oder für das Fläschchengeben, alle Faktoren einbezogen werden. Dazu gehören: Gesundheit und Wohlbefinden des Kindes, ebenso Gesundheit und Wohlbefinden der Frau und des Vaters, Zustand der Partnerschaft, Soziales, Berufliches, Ökonomisches und mehr. Die Summe aller Aspekte kann dann den Ausschlag geben für die eine oder andere Entscheidung. Und die Umgebung sollte diese Entscheidung, sollte Ihre Entscheidung, mit Toleranz und Respekt aufnehmen.

Ich finde, ich bin dazu da, meine junge Mutter zu beraten, wie sie es ganz persönlich in ihrem Leben machen soll – und nicht, ihr dogmatisch etwas vorzuschreiben und so ihr Dilemma womöglich noch zu vertiefen! Natürlich versuche ich, schon vor der Entbindung alle meine Mütter von den Vorzügen der Muttermilch zu überzeugen. Aber wenn sie sich anders entscheiden, dann bedränge ich sie nicht. Wie gesagt: Besser die Flasche mit Liebe als die Brust mit Hass.

So. Ganz schön lange Vorrede, oder? Aber es geht ja auch um eine Zeit, die fast so lange dauert wie die Schwangerschaft, nämlich die erste Ernährungsphase Ihres Babys, wo es noch gar keine feste Nahrung bekommen darf.

## Auch wer nur Fläschchen gibt, muss abstillen

Sie haben sich für das Fläschchen entschieden. Jetzt gehe ich einmal davon aus, dass Sie meine Hilfe nicht brauchen, um die Anweisungen für das Milchpulver-Anrühren zu verstehen. Anfangs- oder Pre-Milch steht auf den Packungen, und ich möchte hier keine Werbung für eine bestimmte Marke machen. Schauen Sie in die aktuellsten Tests, welche Milch die besten Noten bekommen hat, und fragen Sie vor allem Ihre Hebamme. Und besprechen Sie mit dem Vater, wer wann das Fläschchen gibt. Bei meinen Frauen hat sich die Aufteilung ziemlich bewährt: sie in der Woche und er am Wochenende, wenn sie noch nicht wieder gearbeitet hat.

Wichtiger ist aber, dass Sie mit Ihrer Hebamme oder Ihrer Ärztin besprechen, wie Sie das Abstillen meistern. Oft wird Ihnen geraten, ein Medikament zu nehmen, das Bromocriptin enthält. Dieser Arzneistoff hemmt die Prolaktinsekretion und dadurch die Milchbildung. In Deutschland beziehungsweise in deutschsprachigen Ländern werden meist Pravidel-Tabletten verschrieben, oder Umprel, Parlodel oder Kirim. Nebenwirkungen wie Übelkeit und Erbrechen, Kreislaufschwächen sind häufig – bitte unbedingt genau die Dosierungen einhalten und im Zweifelsfall gleich zum Arzt, wenn es Ihnen nicht gut geht. Außerdem gibt es die sogenannte Abstillspritze, zumeist gekoppelt mit Elektromassage der Brust, um alle Milch herauszupumpen. Diese wird, so meine Erfahrung, oft eingesetzt, wenn die Frau schon einige Zeit gestillt hat, nun aber aufhören möchte oder muss. Ich hatte zum Beispiel den Fall, dass eine meiner Mütter ins Krankenhaus musste. Bei ihr wurde plötzlich ein potentiell sehr bösartiger Tumor festgestellt und entfernt. Es ging alles gut aus, aber sie musste über längere Zeit recht starke Medikamente nehmen und durfte auf keinen Fall ihre Tochter stillen.

Die Behandlung mit der Abstillspritze/Elektromassage ist etwas schmerzhaft (aber dafür sehr schnell vorüber), und die Brüste sehen zudem danach aus wie leergetrunkene Capri-Sonne-Tütchen, was die Frauen ganz schön schockiert. Der Busen sieht aber bald wieder normaler aus!

Bitte denken Sie auch darüber nach, vielleicht auf natürlichem Wege abzustillen, etwa mit Phytolacca-Tropfen – der Wirkstoff aus der giftigen Wurzel der Kermesbeere wird auch bei Brustentzündungen angewandt – in tiefen D-Potenzen, also D1 bis D4. Weiter helfen Salbeitee, dazu Kühlwickel und nötigenfalls ein Ausstreichen der Brust unter der warmen Dusche (bitte nicht abpumpen, weil das die Milchbildung anregt). Damit habe ich gute Erfahrungen bei meinen Frauen gemacht.

All dieses funktioniert natürlich auch, wenn Sie sehr viel länger gestillt haben und nun damit aufhören möchten.

## Das erste Anlegen

Stillen hingegen ist – zumindest anfangs – doch viel komplizierter als das Fläschchenmachen. »Alles fließt«?! Ja, vielleicht beim griechischen Philosophen Heraklit – aber eben nicht immer und sofort auch bei Ihnen. Zum Glück haben Sie ja Ihr Baby! Das kann zwar noch nicht so viel, aber es kann ganz ausgezeichnet riechen. Und es schnuppert gleich in den ersten 30 bis 120 Minuten, nachdem es auf die Welt gekommen ist, nach Nahrung. Weil Ihre Brustwarze in der Schwangerschaft dunkler geworden ist, kann Ihr Neugeborenes sie besonders gut erkennen, denn es sieht schwarz-weiß beziehungsweise erkennt nur den Kontrast hell/dunkel. Die Erst- oder Vormilch, die es dann bekommt, sieht ganz anders aus als Ihre reguläre Milch, die nach ein paar Tagen produziert wird. Sie heißt Kolostrum, ist dickflüssiger und gelblicher und enthält rund 1000 verschiedene Nährstoffe.

Übrigens, noch einmal zurück zu Heraklit: Schon in der Antike wusste man, wie gesund diese Flüssigkeit ist – und trank gerne das Kolostrum der Kühe, die sogenannte Biestmilch, zur Verlängerung des Lebens. Auch der Leibarzt von Goethe, Schiller und dem Preußenkönig Friedrich Wilhelm III., Christoph Wilhelm Hufeland, erster Chef unserer Charité-Universitätsklinik, schwor darauf. Er selbst trank diese Milch und wurde für die damalige Zeit stattliche 74 Jahre alt (es gibt seit 1960 sogar einen nach ihm benannten Preis auf dem Gebiet der Präventivmedizin). Heute bieten übrigens diverse Firmen das in unterschiedlichen Formen behandelte und aufbereitete Kuh-Kolostrum als Nahrungsergänzung an – ich persönlich habe es aber noch nicht ausprobiert und bin mit meinen 66 Jahren dennoch ziemlich fit.

Nach dieser kleinen historischen Abschweifung aber zurück zur Milch: Wie kriegen Sie nun dieses Wundermittel Kolostrum in Ihr neugeborenes Wunderkind hinein? Auch hier gilt: Zum Glück macht Ihr Baby meistens selbst einen prima Job. Es liegt nach der Entbindung ja sowieso auf Ihnen (auch nach einem normal verlaufenen Kaiserschnitt), also direkt an der Quelle. Und sein Such- und Saugreflex ist gerade jetzt besonders stark. Dann bewegt es nach 30, 35, 60 Minuten ein bisschen sein Köpfchen, es öffnet dazu den Mund, es streckt die Zunge ein wenig heraus, es schmatzt leise – und Sie schieben es dann sanft an die Brust. Bitte nicht sofort Ihr Baby anlegen; warten Sie, bis Sie beobachten, dass es die Brust möchte. Nur wenn es – vielleicht weil die Entbindung sich sehr lange hingezogen hat? – sehr erschöpft ist und so gar keine Anzeichen erkennen lässt, dass es trinken möchte, können Sie nach gut einer Stunde erstmals ein wenig nachhelfen und Ihre Brustwarze zur Anregung an seine Lippen legen.

Das allererste Mal stillen Sie meist im Liegen oder halbliegend, also auf dem Rücken oder auf der Seite, damit Ihr noch weicher Beckenboden nicht durchs Sitzen belastet wird. Ihre Hebamme sorgt dafür, dass Ihr Rücken, Ihr Kopf und der Arm, den Sie um Ihr Baby gelegt haben, gut abgestützt sind, damit Sie sich nirgendwo verkrampfen (auch Männer sind übrigens ideale Kissen-Anreicher und -Richtig-Hinstopfer!). Ihr Baby ist Ihnen zugewandt, Sie beide haben Augen- und Hautkontakt, sind »Bauch an Bauch«. Das Baby liegt also auf einer Seite und quasi fast quer über Ihnen. Mein Tipp: Stellen Sie sich eine gerade Linie vor, die über Babyohr, -schulter und -hüfte verläuft – genauso liegt es richtig, ohne nach vorne oder hinten abgeknickten Kopf! Klassisch ist der Wiegengriff, überhaupt auch später die häufigste Stillposition: Köpfchen liegt in Ihrer Ellenbeuge, Ihr Unterarm stützt den Rücken des Neugeborenen und Ihre Hand hält Popo oder Oberschenkel, je nachdem, wie lang das Baby geraten ist.

Ihr Gehirn funkt jetzt an Ihre freie Hand, dass die sich schon auf den C-Griff vorbereiten soll: Die vier Finger liegen dabei locker gekrümmt unterhalb von Busen und der Brustwarze, der Daumen ebenso darüber – so können Sie, ohne Milchkanäle abzudrücken, Ihre Brustwarze samt Busen gut bewegen. Den Griff sollten Sie auch schon vor der Entbindung mal öfter ausprobieren: Erstmal so tun, als schauten Sie durch ein Fernrohr, dann Handgelenk drehen und rechte Hand um die linke Brust legen beziehungsweise umgekehrt.

Da Sie sowieso komplett verliebt Ihr Baby anstarren, sehen Sie auch, wie es seinen Mund dann auf einmal viel weiter öffnet. Tipp: Das sieht wirklich aus wie das Schnäbelchen eines hungrigen Jungvogels im Nest. So! Jetzt winkeln Sie sofort den Arm etwas stärker

## Das erste Anlegen

an, der Ihr Baby hält – Merksatz: Das Baby kommt zum Busen, nicht umgekehrt. Und zack, schon hat es Ihre Brustwarze recht tief im Mund: Seine Lippen sind ein wenig aufgeschürzt und beide gut sichtbar, nicht »eingerollt«, seine Zunge liegt unter der Warze, Nase und Kinn berühren den Busen. (Ich kenne einige Frauen, die das mit einem Weinkorken zwischen den Lippen und einem Spiegel vorab selbst probiert haben – gar keine schlechte Idee, um zu sehen, wie es dann später beim Baby ausschauen soll.) Dann legt Ihr Baby los. Ob es wirklich saugt, sehen Sie ganz einfach an seinen Öhrchen: Die wackeln dann nämlich rhythmisch vor und zurück, was entzückend aussieht.

Manche Babys ziehen die Milch gleich von Anfang an wie kleine Staubsauger, andere sind langsamer und genüsslicher, wieder andere trinken nur ein paar Schlucke und schlafen dabei ein – alles ist okay. Haben Sie einen aus der Staubsaugerfraktion an der Brust, kann es in den ersten Momenten durchaus wehtun, weil es so ungewohnt ist (ich hatte aber auch schon ein, zwei Mütter, die einen totalen Lachanfall bekommen haben, weil sie es als sehr kitzlig empfanden. Deren Männer guckten darauf so extrem verdattert, dass auch ich plötzlich haltlos zu kichern begann, was wiederum die Mütter irrsinnig lustig fanden …). Jetzt kommt wieder einmal einer meiner Lieblingssätze: Alles ist normal! Und: Alles geht auch wieder vorbei, meistens schnell.

Viele Mütter haben wie erwähnt Nachwehen bei den ersten Stilleinheiten, die sind zwar kurz schmerzhaft – aber im Ergebnis gut: Ihre Gebärmutter zieht sich dadurch wieder zusammen. Stellen Sie sich mal ein kugeliges Gebilde vor, das nach 40 Wochen Schwangerschaft locker bis zu einem Kilo wiegt. Diese dicke Melone soll und muss nun wieder auf ein 50-Gramm-Birnchen schrumpfen. Und das ist nach den sechs Wochen auch meist der Fall. Dann hat Ihre Gebärmutter wieder die Vor-Schwangerschaftsgröße erreicht (zumindest nach dem ersten Kind, je mehr Kinder Sie bekommen, umso weniger schrumpft sie, wie Ihr Hosenbund Ihnen dann mittelfristig leider mitteilen wird).

Auch Ihre Brustwarzen können anfangs wehtun – selbst wenn Sie Ihr Baby absolut perfekt und wie aus dem Lehrbuch »angedockt« haben. Eine Zeitlang war es »in« – einer der vielen Trends beim Kinderkriegen –, dass die Brustwarzen schon in der Schwangerschaft abgehärtet werden sollten: Massagen mit weichen Bürsten, mit Johanniskrautöl, Wechselduschen, Einreiben mit 10 Minuten lang gezogenem Schwarztee (der soll sozusagen gerben), ähnlich soll eine aufgelegte Zitronenscheibe funktionieren. Na ja – all das schadet vermutlich nicht. Jedenfalls nicht sehr: Ihre Brustwarze ist ein empfindliches erektiles Gewebe, das soll auch so bleiben – und kein Mann käme doch je auf die Idee, sein eigenes erektiles Gewebe mit Schwarztee zu behandeln und Zitronenscheiben draufzulegen …

Ich habe jedenfalls nicht feststellen können, dass diese Methoden etwas nützen, und rate also davon ab. Das Einzige, was Sie für Ihre Brustwarzen vorab tun können, ist: Stellen Sie sich vor, wie der Kieferdruck Ihres Kindes sich an der Brust auswirkt. Greifen Sie öfters einmal Ihre aufgerichtete Brustwarze mit Daumen und Zeigefinger und rollen Sie diese hin und her. Bitte nicht zu kräftig, weil Sie sonst unter Umständen Wehen auslösen – früher machten viele Hebammen einen solchen »Nippel-Test«, um die Geburt ein wenig anzukurbeln, heute lassen wir der Natur lieber ihren Lauf.

## Sie und Ihr Kind – ein gutes Still-Team

Das richtige Anlegen, das richtige »Abdocken« (dazu gleich) und ein Öfter-mal-die-Stillhaltung-Wechseln sind wesentlich effektiver, um die Brustwarzen zu schonen. Die Klassikerposition hatten wir ja oben schon: im Wiegegriff. Zu Hause haben Sie dafür ein (Still-) Kissen als Unterstützung; ich persönlich finde es auch sinnvoll, sich meist auf den gleichen Platz zu setzen, wo Sie auch schon ein großes Glas Wasser zu stehen haben.

Sehr entspannt stillt es sich auch horizontal, vor allem anfangs nach Dammriss oder Kaiserschnitt sowie nachts, wenn Sie sich auf die Seite legen und das Baby Ihnen zugewandt ebenfalls. Ihre Schulter liegt auf der Matratze, Ihr Kopf liegt auf einem Kissen, oder auf einem Ende des Stillkissens, dessen langes Stück Ihr Baby im Rücken stützt, sonst halten Sie es mit Ihrem freien Arm. Sein Mund ist auf Brusthöhe. Achten Sie auch hier auf die gerade Linie Ohr/Schulter/Hüfte beim Baby! Wollen Sie, dass an beiden Brüsten getrunken wird, drehen Sie sich einfach schräg ein bisschen vor, also weiter auf den Bauch, und geben dem Kind so auch noch die obere Brust. Achtung: Gerade nachts ist Liegendstillen natürlich sehr bequem – aber Mutter wie Kind schlafen dabei oft ein. Wenn Sie nicht mit Ihrem Baby in einem Bett schlafen möchten, müsste Ihr Mann es dann »umtopfen«. Oder Sie stillen nachts nur sitzend.

Auch der Rückengriff beim Baby ist prima, vor allem, wenn Sie außen an den Brüsten Knötchen spüren, also verhärtete Milchdrüsen, denn diese werden so besser leer getrunken (Merksatz: Wo der Unterkiefer des Babys ist, fließt die meiste Milch). Gut funktioniert er zum Beispiel auf niedrigeren Sofas oder Armlehnsesseln. Sie sitzen so, dass Ihr Oberkörper etwas vorgebeugt ist, aber die Oberschenkel sind gerade, der Winkel beträgt also weniger als 90 Grad. Ihr Baby ist sozusagen unter den Arm geklemmt – weswegen man diese Haltung auch den »Fußballer« nennt – und es liegt an Ihrer Seite entlang. Sie halten in der Hand das Köpfchen und mit dem Arm seinen Körper. Sie brauchen ein dickes Kissen zum Abstützen, sonst ermüdet Ihr Arm zu schnell! So kann man übrigens auch Zwillinge gleichzeitig stillen.

Der Vierfüßler-Stand ist ähnlich wie der Rückengriff sinnvoll, wenn sich ober- oder unterhalb der Brustwarze Verhärtungen finden. So geht's: Ihr Baby liegt auf dem Rücken, durch Kissen auf eine gute Höhe gebracht, Sie knien hinter seinem Kopf oder seinen Füßen, beugen sich dann über das Kind und geben ihm die Brust, während Sie sich mit einer oder beiden Händen abstützen. Der Vierfüßler-Stand geht natürlich auch, wenn Sie Ihr Baby zum Beispiel auf den Ess- oder Wickeltisch legen (natürlich auf allen Seiten gut gesichert gegen Wegrollen) oder mitten auf Ihrem Bett, das schont Ihre Knie. Diese Stellung wirkt bestens bei Verhärtungen, schon weil die Schwerkraft den Milchfluss unterstützt. Allerdings sieht es schon ein bisschen komisch aus, weswegen ich den Vierfüßler jetzt nicht unbedingt vor Publikum empfehle. Auch nicht vor dem eigenen Mann.

Einer meiner Väter – er war auf einem Bauernhof mit Schweinezucht aufgewachsen – sagte angesichts des Vierfüßlerstillens mal spontan: »Das sieht ja aus wie eine Sau, die ihr Ferkel säugt.« Nun hat er damit zwar theoretisch nicht sooo unrecht, allerdings kam der Satz nicht sooo gut an ... Und auch wenn das Schlichten von Ehekrächen durchaus ab und zu in den Aufgabenbereich einer Hebamme fällt, könnte ich mir dafür sinnvollere Anlässe vorstellen.

Das Anlegen des Babys selbst ist in jeder Position gleich, sprich: C-Griff! Und auch das »Abdocken«, wenn Sie es von der Brust lösen wollen: Von allein lässt kaum ein Baby die Brustwarze ganz los – selbst wenn es beim Stillen einschläft, schließt es reflexartig fest den Mund. Nehmen Sie Ihren kleinen Finger und schieben ihn sanft in den Mundwinkel des Kindes, zwischen seine Zahnleisten. Es gibt ein ganz leises Plopp, Saugschluss und Vakuum werden schmerzfrei gelöst, die Mahlzeit ist zu Ende, und Sie können sozusagen wieder alles einpacken.

*Gourmet oder Barracuda?*

Eine bis heute anerkannte große Untersuchung eines amerikanischen Kinderarztes (1953 an der Yale-Universität durchgeführt) unterscheidet fünf »Stilltypen« beim Baby: den Zauderer, den Gourmet und Genießer, den Aufgeregt-Uneffektiven, den Träumer und den Barracuda. Schon als Neugeborenes zeigt Ihr Baby also bereits seinen Charakter, nämlich beim Trinkverhalten. Das wiederum hat Auswirkungen auf die Art und Dauer des Stillens und damit auf Ihren Körper und Ihr Nervenkostüm. Mischtypen gibt es natürlich auch, zudem verwächst sich einiges recht schnell wieder.

Um also ein gutes Still-Team zu werden, beobachten Sie Ihr Kind:

Leckt es sich genüsslich die Lippen, schmatzt und schleckt erst ein paar Mal, bevor es loslegt; macht Pausen, um sich seine Glücksquelle anzusehen, nuckelt auch nach dem Sattwerden gerne weiter? Eindeutig Typ zwei! Macht praktisch keine Probleme, wird bloß sauer, wenn Sie drängeln.

Schnappt es geradezu nach der Brustwarze, kann es ihm gar nicht schnell genug gehen, saugt es fest und kraftvoll ohne Pausen (geradezu »auf ex«)? Glückwunsch, ein barschartiger Raubfisch … Bei so einem Kind müssen Sie Ihren Busen besonders gut pflegen, denn die Warzen werden leichter wund – erst recht, wenn die ersten Zähnchen an der Kauleiste jucken und Ihr Kind deswegen besonders kraftvoll zubeißt: Benetzen Sie nach jedem Stillen Ihre Brustwarzen mit Muttermilch und lassen Sie diese an der Luft trocknen. Und so ein Baby schluckt auch mehr Luft als ein verträumtes, deswegen sollte es unbedingt ein Bäuerchen machen, um Blähungen zu vermeiden, auch zwischen zwei Brüsten – so eine Pause führt allerdings gerne mal zu laut geäußertem Unmut, warum muss denn jetzt so ein doofer Trinkstopp eingelegt werden? Prima ist natürlich, dass Sie ruck-zuck mit jeder Stillmahlzeit fertig sein werden und sich Ihr Barracuda-Baby von nur sehr wenigen Dingen ablenken lässt, Sie also quasi überall stillen können, in der Drogerie auf dem Trittschemel, auf den Stufen des Finanzamtes, im proppevollen Bus …

Ja, wo ist sie denn bloß? Und nehme ich nun die rechte? Oder doch mal links testen? Oh nee, schwupp, ist mir die Brustwarze doch wieder aus dem Mündchen gerutscht. Jetzt muss ich aber mal weinen! So einer ist dann Typ drei. Oft macht es Sinn, Ihren kleinen Hektiker erstmal abzudocken, zu beruhigen und ihn dann nochmals anzulegen. Das Stillen so eines Babys dauert anfangs recht lange – aber meistens legt sich das Aufgeregtsein schon nach ein paar Lebenswochen. Da müssen Sie mit Geduld durch. Und bitte möglichst ohne Ablenkungen beim Stillen, wie viel Besuch, Telefonieren oder angeschalteter Fernseher und so weiter. Hörbücher und Klassikradio gehen aber!

Der Zauderer erwartet in seinen ersten Lebenstagen anscheinend eine Art Schalter, nach dessen Antippen die Milch fließt, ohne dass er sich anstrengen müsste. Oft ist er in den ersten Tagen kaum dazu zu bewegen, selbst kräftig am Busen zu saugen. Nicht drängeln, bitte – nein, er verhungert nicht und meldet sich schon, wenn er so weit ist. Haben Sie Geduld, legen Sie ihn oft und kurz an, notfalls pumpen Sie ein bisschen ab, um den Milchfluss anzuregen – denn nach dem richtigen Einschuss hat es Ihr Zauderbaby leichter, weil die Milch dann schneller fließt, und ist dann auch nicht mehr so zögerlich (nun verwandelt er sich oft in den Träumer oder den Genießer).

Vier, fünf Schlucke, ach, erst mal ein bisschen ausruhen, jetzt wieder trinken, wegnicken, aufwachen, weitertrinken … So verhält sich ein Träumer an der Brust. Vorteil: Er trinkt gut, Nachteil: dies aber langsam. Sie sollten versuchen, nach 30 Minuten »abzudocken« und dann schon nach 1,5 Stunden wieder anlegen, diese Pausenphase aber Tag für Tag um 10, 15 Minuten zu verlängern (siehe dazu Aufschreiben der Stillzeiten!) – dann vertreibt Babys Hungergefühl die Träumerei, es saugt zügiger und Sie sitzen nicht gefühlt endlos wartend und dauernd mit entblößter Brust da.

Im Internet surfend und lesend bekommt man ja manchmal das Gefühl, es gäbe bei 80 Prozent der jungen Mütter Probleme beim Stillen. Meine wirklich umfassende Erfahrung ist aber genau umgekehrt! Zu dem, was mal nicht so gut laufen kann und wie Sie es in den Griff kriegen, etwas später – jetzt genießen Sie erst einmal, dass es klappt und Ihr Baby prima gedeiht. Wissenschaftlich gesagt sieht man es daran, dass die orofaziale Muskulatur des Babys durchs Stillen ziemlich gut trainiert wird – ich nenne das aber lieber so: Die wirklich süßen dicken Stillbäckchen bilden sich heraus!

Und auch, wenn Sie es sich in den ersten sieben Tagen nicht vorstellen können: Nach weiteren vierzehn Tagen werden Sie so routiniert sein, dass Sie sogar im Stehen und beim Gehen stillen können!

## Das schmeckt Mama und Baby

Okay, jetzt haben wir darüber geredet, wie die Milch in Ihr Kind kommt. Was aber essen und trinken Sie während der Stillzeit? Wichtig: Nicht zu wenig, denn Ihr Körper braucht jetzt etwa bis zu 600 kcal mehr pro Tag. Und Ähnliches wie in der Schwangerschaft, also fast alles, aber bitte in Maßen, nicht in Massen, rate ich meinen Frauen. Eiweiß- und Vitaminreiches brauchen Sie jetzt. Nichts zu Scharfes, möglichst wenig Blähendes – auch wenn Sie noch so einen Jieper auf ein toll gewürztes, Tränen verursachendes Chili con Carne mit ordentlich Zwiebeln haben.

Sie sollten viel Wasser ohne, meinetwegen auch ab und zu mit Medium-Kohlensäure, verdünnte Saftschorlen und Früchtetee trinken. Wenig Koffein; denn das belebt auch Ihr Baby, und zwar meist länger, als Ihnen lieb ist. Wenn, dann gönnen Sie sich morgens einen Latte macchiato direkt nach dem Stillen, denn nach etwa drei Stunden ist der Koffeingehalt in Ihrer Milch wieder abgebaut – mit Glück also vor dem nächsten Anlegen. Malzkaffee schmeckt aber auch nicht schlecht. Einige meiner Mütter haben sich den mit Milchschaum in ihrem Lieblingslatteglas serviert, damit er zumindest optisch perfekt aussah – und schworen, dann schmecke er auch »fast wie echt«! Zwei Schlucke Champagner oder Prosecco verdoofen Ihr Baby keineswegs auf ewig, erheitern aber Sie.

Wenn Sie meinen, Sie müssten jetzt ganz speziell kochen, will ich Sie nicht davon abhalten. Bedeutet aber Mehrarbeit und kostet Kraft. Und oft finde ich diese Spezial-Rezeptsammlungen wenig inspirierend, zu »brave Hausmutti«, wenig alltagstauglich (also auch für später ungeeignet). Ich denke, dass Sie das Geld für diese Werke besser in Ihrem liebsten Café mit Ihrer besten Freundin oder Ihrem Mann ausgeben sollten. Recht gut gefallen hat mir allerdings das

Buch *Nestküche* von Jacqueline Rupp und Sven Christ. Die Autoren sind Zwillingsgeschwister, die später fast gleichzeitig auch Eltern wurden – so gossen sie ihre Erfahrungen als junge Mutter und Neupapa in ein Kochbuch der etwas anderen Art. Ich finde, viele Rezepte für die Stillzeit sind so originell und lecker (Mango-Zucchini-Ragout! Mmh!), dass man sie sicher auch nach dem Abstillen gerne weiter für die ganze Familie und die Freunde zubereiten wird. Und mir gefällt außerdem der Mix aus Einhand-(!)Kochideen, ausgefallenen Fast-Food-Snacks plus absolut alltagstauglichen Vorkoch-Gerichten, die Ihnen auch später nützen, wenn Sie wochentags im Drei-Schicht-System (erst Kinder/Haushalt – dann der Job – dann noch mal Kinder/Haushalt) rotieren. Hier können sich auch Großmütter einbringen, mit vorgekochten leckeren Nudel- oder Reissaucen (Achtung, rechtzeitiges Auftauen nicht vergessen).

## Stillzeiten – verwirrte Zeiten

Apropos vergessen, gutes Stichwort für die berüchtigte Stillblödheit, die Stilldemenz oder auch den Stillsheimer. Ja, es gibt sie und sie fügt sich quasi nahtlos an die bereits geschilderte, hormonell bedingte Verwirrtheit in der Schwangerschaft. Auch Sie werden von diesem Wie-hieß-das-doch-gleich-noch-mal-Zustand nicht verschont bleiben. Es gibt leichte bis schwere Fälle, und die Gedächtnisstörung dauert unterschiedlich lang – manchmal allerdings bis zu einem Jahr. Ihre Ursachen sind eine Mischung aus Schlafmangel und hormoneller Umstellung. In den ersten Wochen und Monaten nach der Geburt werden die Mütter nachts ja häufig aus den Tiefschlafphasen gerissen, denn der kleine Milchsauger will auch zu nachtschlafender Zeit gefüttert werden. Normalerweise erholen sich in diesen Tiefschlafphasen auch die Gehirnzellen. Bekommt die Mutter nicht genug Schlaf oder wird dieser ständig unterbrochen, können sich auch ihre Gehirnzellen nicht erholen und bedingen die nachlassende Gedächtnisleistung. Da fällt es nicht ganz so leicht, sich auf die neuesten Entwicklungen im UN-Sicherheitsrat zu konzentrieren – oder schlichter, aber dringlicher, wo man nun wieder diesen Hausschlüssel gelassen hat. Es gibt Hunderte Geschichten zu diesen Konzentrations- und Gedächtnisschwächen zu erzählen, hier ein paar aus meinem Leben. Ich fand sie lustig, Sie finden das hoffentlich auch – nur meine betroffenen Frauen, die haben nicht sooo sehr gelacht (erst mit ein bisschen Zeitabstand). Und mit Humor lässt es sich viel leichter ertragen, wenn man losgeht, um zwei Liter Milch und ein Stück Butter zu kaufen, aber mit Zahnpasta, Kloreiniger und Schokolade zurückkommt …

Ich beginne mal mit zwei Klassikern: Wir befinden uns in Berlin-Mitte, Hort der Hipness mit der dazu passenden Technik wie etwa dem allerneuesten iPhone und dem iPad. Diese Utensilien hatte meine Mutter, Graphikerin und vor fünf Wochen entbunden von einer wirklich süßen Tochter, natürlich auch! Das Wetter war frühlingshaft herrlich, also schob sie, ausgerüstet mit ihrer Technik, Kinderwagen samt Baby in den Weinbergspark. Töchterchen schlief brav, Mama sortierte deren Digitalfotos auf dem iPad, verschickte andere als So-toll-sieht-meine-Kleine-gerade-aus!-SMS per iPhone, ging dann noch schnell in den Bioladen Essen shoppen. Schnitt. Abends. Verzweifelt suchen sie und ihr Freund iPhone und iPad. Kinderwagen, Netz, Wickeltasche, Jackentaschen, Hosentaschen – null, nichts. Auf einmal sagt er: Du, ich hör da die ganze Zeit was – so ein ganz leises dumpfes »Ding, Ding«. Das Paar ging dem Ding-Ding nach. Endlich war es lokalisiert: Es kam aus dem Tiefkühlschrank! Und in dem lagen, ordentlich gestapelt auf dem Biohack, iPad und iPhone. Es gab dann eine kompliziertere Garantieproblematik (anscheinend stehen technische Geräte nicht so auf stundenlang minus 18 Grad).

Ebenso klassisch: Die junge Mutter wickelt, und tüdelt nach dem Entfernen der vollen Windel ihren Sohn liebevoll wieder an, man schäkert ein bisschen, stillt ein paar Minuten, dann schläft das Kind ein, und sie legt es in den Stubenwagen. Als die Mutter es jedoch nach dem Nickerchen aufnimmt, ist das Baby total nass. Und klebrig. Sehr klebrig. Bräunlich klebrig. Und auch das Laken ist nass und bräunlich-klebrig, das Spucktuch ebenso. Igitt! Große Umzieh- und Waschaktion! Tja, dagegen hilft, nach dem Wickeln und vor dem Anziehen doch wieder eine neue Windel umzubinden …

Der nächste Vorfall verlief sozusagen umgekehrt: Eine meiner Mütter, es war ein glühend heißer Hochsommertag, packte perfekt die Wickeltasche inklusive Ersatzstrampler und Lichtschutzfaktor-100-Creme, zog liebevoll ihrer Tochter den allerneusten, schicksten dünnen Body plus Sonnenhütchen an, schnappte für sich noch eine Flasche Wasser und ein Buch, verstaute alles im Kinderwagen und schob los Richtung Park – ganz stolz, endlich mal gar nichts vergessen zu haben! Schon auf dem Weg wunderte sie sich allerdings ein wenig über die vielen Blicke der Passanten und deren Grinsen mit hochgezogenen Augenbrauen. Doch erst als sie sich im Baumschatten auf die gusseiserne Parkbank setzte und sofort entsetzt wieder aufsprang, weil die saukalt war, merkte sie, warum: Sie trug unten nur einen Slip – ihren Rock hatte sie vergessen.

Zum Abschluss noch eine ganz verrückte Geschichte: Bei uns im Virchow-Klinikum in der Charité werden ja deutschlandweit die meisten Kinder geboren, auch daher gibt es praktischerweise eine Außenstelle des Standesamtes, direkt gegenüber von der Entbindungsstation. Eine meiner Mütter checkte aber so schnell und am Sonntag aus, dass sie mit ihrem Töchterchen erst sechs, sieben Wochen später ins Rathaus fuhr, um deren Geburt offiziell anzumelden und die Anzeige zu unterschreiben. Wofür man, klar in Deutschland, richtig viele Unterlagen dabei haben muss: Personalausweis, eigene Geburtsurkunde, Vaterschaftsanerkennung und Sorgerechtserklärung oder Heiratsurkunde, Abschrift aus dem Familienstammbuch und so weiter. Leider war viel los im Amt, dann weinte die Kleine, Hunger, Wachstumsschub, laute, ungewohnte Umgebung, der Mutter fiel die Mappe mit den Dokumenten run-

## Stillzeiten – verwirrte Zeiten

ter, alles flog auf den Boden – jedenfalls: Hektik. Endlich war sie dran (niemand hat sie vorgelassen, ich verkneife mir jetzt: typisch Berlin!). Und konnte endlich die Vornamen des Mädchens eintragen lassen und schwungvoll unterschreiben. Leider hat sie nicht die Namen gesagt, auf die ihr Freund und sie sich unproblematisch geeinigt hatten, sondern versehentlich die von den beiden Omas angegeben. Dass nachträglich zu ändern wurde leider sehr teuer, weil die Beamten komplett humor- und verständnisfrei den korrekten Dienstweg beschritten haben wollten. Der schließt – jetzt bitte tief Luft holen – ein: das Namensänderungsgesetz vom 5.1.1938 (inklusive späterer Änderungen), die Erste Verordnung zur Durchführung des Gesetzes über die Änderung von Familiennamen und Vornamen vom 7.1.1938 (inklusive späterer Änderungen) sowie die Allgemeinen Verwaltungsvorschriften zum Gesetz über die Änderung von Familiennamen und Vornamen vom 11.08.1980. Puh! Aber auf ewig »Elfriede Hannelore« fanden meine Neu-Eltern für ihr Kind nicht so schön. Was wiederum bei den Großmüttern der Kleinen auf Unverständnis stieß und zu gewissen Familienkabbeleien führte … Vorsicht also bitte, wenn Sie während der Stillzeit ein offizielles Dokument ausfüllen!

Es ist übrigens reiner Zufall, dass drei Mädchenmütter und nur eine Jungsmutter bei den Vergesslichkeitsgeschichten vorkommen. Nicht, dass Sie denken, weil Sie einen Sohn haben, sind Sie weniger gefährdet.

Gerade bei der Stilltätigkeit, die diese Ausfälle verursacht, möchte und sollte man sich als Mutter merken, an welcher der beiden Brüste das Baby zuletzt getrunken hatte, denn diese wird ja meist nicht komplett geleert. Beide Brüste sollen aber möglichst gleichmäßig leer getrunken werden und sich entsprechend wieder füllen. So wird nicht eine Seite übermäßig belastet, während die andere knallvoll ist, hart wird und schmerzt. Auch hierfür gibt es viele Methoden. Die einfachste ist natürlich, es sich zu merken: »Habe letztes Mal bei links aufgehört, aber mein Kind hat nur noch wenig getrunken, also fange ich beim nächsten Mal links an.« Grundsätzlich und theoretisch sehr einfach. Bloß praktisch, da klappt es eben nicht mit links und rechts. Deswegen gibt es diverse Tricks und Hilfsmittel.

Da wäre etwa der Stillmerker für den BH, ein Stoffbändchen, das per Druckknopf um den Träger befestigt wird – und zwar (das entscheiden natürlich Sie) entweder auf der zuletzt gestillten Seite oder eben auf der, wo Sie Ihr Baby beim nächsten Stillen anlegen. Nicht vergessen, für welche Variante Sie sich entschieden haben!

Praktisch fand ich die Idee einer meiner Frauen mit dem Frotteehaargummi: Das hat sie immer an dasjenige Handgelenk gemacht, auf deren Seite es bei der nächsten Mahlzeit losgehen sollte (und es anfangs, klar, öfter mal verwechselt). Einige meiner Frauen hatten Miniwäscheklammern aus dem Spielwarengeschäft an ihren BH-Trägern befestigt, andere diese kleinen bunten krallenartigen Haarclipse, beides allerdings zeichnet sich unter engeren Oberteilen ab.

Noch mehr Tipps meiner Frauen: Einige hatten immer ihren Ehering umgesteckt – dazu muss man allerdings verheiratet sein UND Ring tragen UND der muss einem passen, was bei Wassereinlagerung oder starkem Zunehmen manchmal nicht der Fall ist. Eine hat sich stets selbst während des Stillens eine Erinnerungs-SMS geschickt, »rechts«, »links« – sie hatte allerdings auch ein unbegrenztes SMS-Kontingent! Eine andere lackierte sich die Nägel ihrer kleinen Finger unterschiedlich und fing morgens immer auf der »Fingerseite« an zu stillen, die den helleren Ton trug.

Diese Liste ließe sich endlos fortsetzen. Ebenso endlos oft versagt leider jeder dieser Tricks. Ehrlich – das ist auch nicht wirklich schlimm. Es mendelt sich schon aus, hat meine Ausbilderin immer gesagt. Und es stimmt auch, auf die Woche verteilt gesehen. Hauptsache, Sie sind entspannt – und wenn Sie sich sorgen, welche-Seite-denn-nun-wieder-verdammich-noch-mal-ich-habs-vergessen-dran-ist, dann sind Sie, wupps, schon ein bisschen weniger entspannt.

Wieder andere Frauen haben es sich auf langen Listen aufgeschrieben. Aufschreiben ist natürlich viel umständlicher, es hat aber den großen Vorteil, dass Sie die Uhrzeit dazuschreiben können und so die Stillabstände beziehungsweise die -dauer im Blick haben – ich empfehle es manchmal bei Kindern, die nur wenig, gar zu wenig, zunehmen. Auch hier gibt es eine große Bandbreite: von der Mutter, die mit Montblanc-Füller in eine eigens angefertigte Tipptopp-Tabelle schrieb, bis zu der, die die Rückseiten ihrer Aldi-Quittungen benutzte und jeden Stift, der gerade so herumlag – notfalls auch mal ihren Kajalstift.

## Wie oft – wie lange?

Wie oft sollen Sie stillen? Grundsätzlich: So oft das Kind will. Neugeborene möchten im Schnitt acht bis zwölf Mal innerhalb von 24 Stunden trinken; die Mehrzahl tendiert sogar Richtung zwölf Mahlzeiten. Zum Abschluss der ersten Lebenswoche, wenn Sie gerade denken, Sie haben alles im Griff, möchte es plötzlich noch viel öfter Milch – oder auch »nur« nuckeln. Mit vier Wochen Lebensalter werden die Abstände zwischen den Mahlzeiten ein wenig größer (rechtzeitig, bevor Sie denken, Sie sind ja nur noch Akkordstillerin und -wicklerin, und eine große Krise kriegen, was übrigens ganz normal ist!). Es kommen aber noch einmal zwei harte Phasen. Satt und ausreichend versorgt ist ein Baby, wenn es pro Tag fünf, sechs nasse Windeln hat (Stuhlgang kann in jeder Windel sein – oder auch mal bis zu acht, zehn Tage in keiner), wenn es pro Woche gut 100 bis 200 Gramm zunimmt, was Ihre Hebamme kontrolliert, der Kopfumfang und die Körperlänge größer werden – und es generell lebhafter und aufmerksamer wird für das, was um es herum passiert.

Ihr Baby ist nun einmal kein Automat, der jedes Mal brav in 16,9 Minuten pro Seite alles leer trinkt, dann exakt zwei Stunden Ruhe gibt. Mal mag es nur eine Brust, mal nippt es nur, dämmert dann kurz weg, will wieder, dämmert, und so fort – das sogenannte Clusterfeeding, eine Art Dauerstillen, was wirklich anstrengend ist für Sie, auch, weil es meist abends oder nachts dazu kommt. Der Grund sind meist die Wachstumsschübe, von denen es im ersten Lebensjahr sehr viele gibt: Ungefähr mit knapp zwei Wochen, zwischen der fünften und sechsten Lebenswoche, dann – sehr hart, weil länger – in der Phase zwischen dritten und viertem Monat, weil jetzt der schmerzhaft-juckende Zahneinschuss stattfindet. In diesen Phasen sollten Sie, um die Anstrengungen für alle möglichst gering zu halten, Ihr Baby stets schon sehr früh anlegen, also dann, wenn Sie beobachten, wie es das Mündchen auf und zu macht, strampelt, mit den Ärmchen fuchtelt und die Zunge vorstreckt. Wechseln Sie – wenn Ihr Kind gut trinkt – schon früher als sonst auf die andere Brust, mit einer kleinen Pause dazwischen. Bevor Ihr Baby wütend brüllt, legen Sie es wieder an. Oft trinkt es dann auch die zweite Brust intensiv leer, ist wirklich satt – auch emotional, sozusagen! –, und Sie haben Pause.

In diesen Clusterfeeding-Zeiten brauchen Sie die Unterstützung von Familie und Freunden, brauchen Sie nette Menschen, die Ihnen das Einkaufen, Putzen und Kochen abnehmen, die das Kind mal eine Stunde ums Karree schieben, während Sie sich kurz hinlegen, etwas lesen, spazieren gehen oder das tun, was auch immer Sie erfreut. Bewährt hat sich auch, in ruhigeren Phasen abgepumpte eingefrorene Milch aufzutauen, die der Vater verabreicht. Bitte lassen Sie sich nicht einreden, dadurch würde das Stillen hinterher schwerer, weil das Baby eine sogenannte Saugverwirrung bekäme: Von 100 Prozent meiner Kinder, die zwischendurch mal via Fläschchen und Gummisauger abgepumpte Milch oder steriles Wasser (oder notfalls Fencheltee, von allen anderen Sorten halte ich nicht so viel) bekommen haben, nahmen 99,9999 Prozent danach wieder vollkommen unproblematisch die Brust. Achtung: Tee füllt nur den Magen, aber er sättigt nicht.

Manchmal will Ihr Baby einfach nur (weiter)nuckeln. Der Fachmann nennt das »non-nutritives Saugen«, also eines, was nicht der Ernährung dient, sondern der Beruhigung und dem sehr verständlichen Kuschelbedürfnis. So etwas hat Ihr Kind bereits im Mutterleib veranstaltet – da allerdings mit dem eigenen Daumen. Sie sollten Ihr Baby machen lassen, solange Sie es aushalten, denn für Ihr Kind ist es wichtig. Wenn Sie es nicht mehr aushalten, dann sind Sie keine Rabenmutter. Eine recht verzweifelte Mutter hat es mir gegenüber mal so beschrieben: »Er hockt die ganze Zeit auf mir wie ein festgesaugter Tintenfisch auf seiner Beute!« Natürlich hatte sie davon eine wunde Brustwarze und, noch schlimmer, geradezu eine richtige Wut auf ihr Baby bekommen. Nicht gut, nicht entspannt. Wenn Sie sich auch bei solchen Gefühlen erwischen, dann rufen Sie gleich Ihre Hebamme an! Vorher aber docken Sie ab und geben Ihrem kleinen Supersaugnapf stattdessen das abgeknickte Mittelgelenk Ihres kleinen Fingers in den Mund (das kann auch Papa übernehmen!), was oft als Ersatz akzeptiert wird. Hilft auch das nichts mehr? Dann versuchen Sie, ob es auch mit einem Spucktuch geht, in dessen einen Zipfel Sie einen Knoten machen, den Sie anfeuchten. Und wenn das auch nicht funktioniert, Sie es aber nicht aushalten, als lebender zweibeiniger Schnuller benutzt zu werden? Tja, dann …

## Babys erstes Accessoire – der Nuckel

… dann kommen wir jetzt zu einem weiteren, heiß umstrittenen Thema: dem echten Schnuller! »Unbedingt« und »Niemals« heißen auch hier die jeweiligen Maximalpositionen. Weniger Fanatische wie ich sagen, na ja, manchmal schnullern, aber erst ab dem zweiten Monat und nur bis zur zehnten Klasse – Achtung, Letzteres war jetzt ironisch gemeint!

Schweden hat, zusammen mit Norwegen die höchste Stillrate Europas, 72 Prozent der Babys werden noch am Ende des vierten Monats gestillt. Gleichzeitig kaufen die Eltern dort die meisten Schnuller pro geborenem Kind (Letzteres ist den Verkaufsstatistiken einer bekannten Schnullerfirma zu entnehmen).

Zur Erinnerung: In Deutschland werden im vierten Lebensmonat nur noch etwas über 40 Prozent der Babys ausschließlich gestillt. Und was das volle sechs Monate Nur-Stillen angeht, liegt unser Land auf Platz acht: hinter Österreich, Italien, Ungarn, Schweden, Spanien, der Tschechischen und der Slowakischen Republik – so eine ausführliche EU-Untersuchung von 2003. Neuere europaweite Studien gibt es nicht, allerdings neuere aus deutschen Bundesländern: Danach sind die deutschen Zahlen gleich niedrig geblieben.

Zurück zum Schnuller: Schwedische Mütter beweisen also, dass auch mit Schnuller bestens und lange gestillt werden kann. Und genau diese Erfahrung habe ich mit meinen in Deutschland lebenden Müttern auch gemacht: Es gab komplette Schnuller-Verweigerer-Babys, die ihn stets sofort und in hohem Bogen ausgespuckt haben, aber dennoch mit fünf Monaten abrupt die Brustmilch verweigerten und stattdessen ständig gierig nach den Löffeln und Gabeln grabschten, die ihre Geschwister oder ihre Eltern für deren »größeres« Essen hatten. Es gab die begeistert am Schnuller schmatzenden Kinder, die dennoch sieben Monate ausschließlich und voll gestillt wurden. Und es gab – alles Mögliche dazwischen!

Also lassen Sie sich bloß nicht wahnsinnig machen von den Kommentaren Ihrer Umwelt. Dieser Beruhigungssauger muss ja nicht permanent benutzt werden, dafür sorgt bereits Ihr Kind! Eine weitere Studie – Sie merken, ich sichere mich bei umstrittenen Themen gerne zusätzlich ab – hat ergeben: Ein Säugling spuckt seinen Schnuller meist relativ bald nach dem Einschlafen wieder aus – bereits nach durchschnittlich 11,2 Minuten. Dennoch hat zum Beispiel Österreich den Schnuller in die Liste der SIDS-Präventionsmaßnahmen aufgenommen, der Maßnahmen gegen den plötzlichen Säuglingstod im Schlaf (SIDS – Suddenly Infant Death Syndrom). Denn Untersuchungen aus den letzten 30 Jahren haben, zumindest ansatzweise, gezeigt, dass Schnullern das Risiko senken kann, ein Opfer von SIDS zu werden.

Der Schnuller kann, wenn das Stillen bereits problemlos funktioniert und sich etabliert hat, eingesetzt und bis zum Ende des ersten Lebensjahres verwendet werden. »Verweigerer« sollten allerdings nicht zum Gebrauch »gezwungen« werden. Und einen ausgespuckten Schnuller müssen Sie keinesfalls dem schlafenden Säugling zurück in den Mund stecken. Aber wenn Sie Ihr brüllendes Baby tagsüber ein bisschen beruhigen müssen, damit nicht die Scheiben der U-Bahn zerspringen oder Sie mal ohne Hintergrundsound zehn Minuten mit Ihrer Personalabteilung telefonieren können, wann und wie Sie wieder starten, da ist der Schnuller okay. Nur eben nicht als Dauerlösung – weil Sie dann nur noch schlecht erkennen, ob Ihr Baby nun Hunger hat oder nicht.

Und eine relativ frühe Entwöhnung, also zum Beginn der Sprechphase, ist am besten – je später, umso anstrengender wird es für alle Beteiligten (und teurer, diese shoppingverliebte Schnullerfee, bei der Ihr Kind den Schnuller gegen ein Wunschgeschenk eintauschen kann, bringt merkwürdigerweise immer teurere Präsente). Mit Loben (»Toll, jetzt hattest du den ganzen Tag keinen Schnuller«) erreichen Sie mehr als mit Schimpfen; ein kleines Abschiedsritual ist nett. Weder schön noch gut finde ich, wenn Kinder mit Schnuller im Mund sprechen dürfen; das ist aber leider ziemlich verbreitet und der Sprachentwicklung abträglich. Sonst halte ich mich in Erziehungsfragen bei meinen Müttern zurück – aber wenn ich sehe, dass der Vierjährige noch den ganzen Tag mit dem Schnuller im Mund herumrennt, während ich das Neugeborene betreue, sage selbst ich schon mal einen kritischen Satz.

Ich kenne aber auch einige wohlgeratene und perfekt sprechende acht-, neunjährige Herren und Damen ohne größere Zahnfehlstellungen und schwere psychische Verformungen, die nachts ab und zu noch schnullern, was aber außer ihnen, ihrer Mutter und mir, keiner weiß. Genauer: wissen darf! Denn sonst würde man ja wieder überschüttet mit wahnsinnig vielen guten Ratschlägen, die man so gar nicht will. Weil diese Herren und Damen, ihre Mütter (und ich) ja bereits genau wissen, dass so etwas nicht der Norm entspricht. Aber nicht immer und nicht alles muss das ja.

Permanentes Daumenlutschen verformt den Kiefer übrigens viel mehr und ist viel schwerer abzugewöhnen. Auch hier: Loben, nicht schimpfen, keine Tinkturen pinseln! Eine »Daumengarage« bauen, also das dicke Umwickeln des Fingers, sollten Sie wirklich erst in Erwägung ziehen, wenn ein über Vierjähriger noch am Daumen lutscht. Denn dann wird er auch im Kindergarten gehänselt werden, was mindestens so fies ist wie eine Tinktur.

Mein Favorit ist der Kirschkernsauger, und zwar kann der in der Größe für Neugeborene auch später benutzt werden: Er hat die Form einer Brustwarze. Und die ist ja wohl kiefergerecht, oder? Er sollte natürlich einmal täglich unter fließendem Wasser gesäubert werden, sterilisieren muss nicht sein. Und bitte anfeuchten mit Wasser (nicht mit Ihrer Spucke!), bevor das Baby ihn bekommt.

Aber wie gesagt: Nicht! Zu! Lange! Sonst kann es tatsächlich zum »Schnullergebiss« beim Kind führen. Leichte Lücken zwischen den Schneidezähnen sind ganz normal und verwachsen zu 99 Prozent sowieso, wenn erst alle anderen Zähne da sind – und der Schnuller komplett weg ist.

Mein einer Sohn hat seinen Schnuller dann selbst in den Ofen geworfen, mein anderer ihn seinem Teddy geschenkt; beide waren etwa eineinhalb Jahre alt. Zwei, drei Nächte war es beim Einschlafen anstrengend für alle, danach hatte sich die Lage beruhigt. Apropos Teddy: Eine meiner Mütter, Schneiderin, hatte die halbe Schnullerkette samt Schnuller am Kuscheltier festgenäht – so konnte ihre Tochter eh nur zum Einschlafen den Sauger benutzen, denn sonst hätte sie ja permanent ein großes Steiff-Teil herumschleppen müssen. Fand ich einen ganz guten Trick!

## Von Brustwarzen bis Tattoos – Probleme beim Stillen

Jetzt beschauen wir mal Ihre Papilla mammaria, zu Deutsch Brustwarze genannt. In dieser enden die Milchgänge der bis zu zwölf Milchdrüsen in jeder Ihrer Brüste. Die Brustwarze ist von der

Areola, dem Warzenhof, umgeben, der sehr empfindlich ist (was Sie von kalten Duschen und heißem Sex bereits wissen). Wird er stimuliert, richtet sich die Brustwarze auf und sieht aus wie der Radiergummi am Ende eines Bleistiftes – so dass Sie also bestens stillen können. Nun haben aber einige Frauen, aus meiner Erfahrung (seriösere Statistiken habe ich dazu keine gefunden), maximal um die 15 Prozent, sogenannte Schlupf- oder Hohlwarzen: Ihre Brustwarzen sind nach innen gestülpt. Der englische Ausdruck »inverted nipple«, also seitenverkehrter, umgedrehter, verkehrter, vertauschter Nippel, macht dies noch viel deutlicher. Meistens sind es beide, manchmal nur einer, und meistens ist das angeboren. Manche Schlupfwarzen richten sich auf, wenn Sie stillen wollen, die meisten jedoch nicht. Auch Flachwarzen richten sich nur schwer auf.

Dann kann das Stillen deutlich kniffliger werden, weil Ihr Baby die Brustwarze schwerer zu fassen kriegt und sie falsch in den Mund nimmt, was wiederum zu Entzündungen führen kann. Hier kommt der im ersten Teil bereits erwähnte Brustwarzenformer zum Einsatz, er kann nämlich nicht nur in Vorbereitung, sondern auch nach der Geburt eingesetzt werden (eine halbe bis eine Stunde vor dem Stillen anlegen). Bitte nicht nachts tragen, um wunde Brustwarzen zu verhindern! Gereinigt werden die Teile einfach in der Geschirrspülmaschine oder in kochendem Wasser.

So super überzeugt von der Erfolgsquote bin ich nicht – aber öfters funktioniert es.

Nipletten gibt es auch in einer Art Pump-Variante, rezeptfrei in der Apotheke erhältlich: Sie setzen einen Kunststofftrichter auf Ihre Brustwarze, dann wird mit einer Pumpe Unterdruck erzeugt, der die Warze herauszieht. Meine Frauen fanden aber meist die Brustwarzenformer praktischer, weil diese »den Job machen« – also die Warze herausdrücken, ohne dass sie selbst etwas tun mussten.

Wenn Sie während der Schwangerschaft mit Ihren Hohlwarzen nichts gemacht haben, benutzen Sie Stillhütchen, wenn Sie mit dem Stillen beginnen wollen. Oft wird geschrieben, dass Ihr Baby davon eine Saugverwirrung bekäme – kann ich aus meinen Erfahrungen gar nicht bestätigen. Das Stillhütchen ähnelt einem Sombrero (daher wohl auch der Name) und ist in drei Größen erhältlich: S, M, L je nach Umfang der Brustwarze – ich empfehle aber immer S oder maximal M. Die Krempe liegt auf der Warze und der »Hut« selbst umschließt sie. So werden auch wunde Warzen geschützt und können heilen, was allerdings manchmal ein bisschen länger dauert, wenn die Stillhütchen verwendet werden. Nachteile: Gerade anfangs, wenn Sie schon mit dem »Handling« des Babys genug zu tun haben, auch noch das Saughütchen aufzusetzen, ist gar nicht so leicht. Und es muss natürlich nach jedem Gebrauch perfekt mit warmem Wasser gereinigt werden, man muss es immer dabei haben (am besten Ersatzpaar in den Kinderwagen oder ins Auto legen!). Zudem kann – muss nicht –, da eine direkte Stimulation verhindert wird, der Milchbildungsreflex verringert werden, also Ihre Milch weniger werden. Öfters dauert es auch länger, bis Ihr Baby fertig ist, als wenn Sie ohne Hütchen stillen. Beraten Sie sich mit Ihrer Hebamme!

Nützlich finde ich die Hütchen übrigens auch, wenn gerade die Milch voll einschießt oder aber Sie wirklich sehr viel Milch haben (nicht wenigen meiner Frauen geht das so, Stichwort: E-Körbchen!): Stellen Sie sich vor, Sie selbst müssten aus einem prallen, randvoll mit Wasser gefüllten Luftballon trinken – ginge nur sehr schwer, oder? So ähnlich geht es Ihrem Kind bei einer extrem gut gefüllten Brust. An der rutscht es sozusagen ab – oder die Milch schießt dermaßen raus, dass es sich verschluckt, sich erschreckt, die Brustwarze loslässt und eine Muttermilchdusche bekommt. Und weint, klar. Die Hütchen »bremsen« dann das Ganze etwas und sorgen dafür, dass Ihr Baby besser trinken kann.

Mein liebster »Fall« zum Thema »Stillprobleme« ist ein kleiner Junge – selbst ich habe es nicht geschafft, ihn an die Brust zu bekommen: Schon als Neugeborener brüllte er geradezu angeekelt den Busen an, fuchtelte mit den Ärmchen und kniff die Lippen zusammen, wenn sich die Brustwarze näherte. Die Mutter war total bestürzt. Sie wollte ja unbedingt stillen, also pumpten wir ab. Anfangs kam nur sehr wenig Muttermilch, die er allerdings mit großem Behagen aus dem Fläschchen trank. Also fütterten wir – jawohl – einige Tage mit Pre-Milch zu, damit sein Gewicht sich stabilisierte. Dann sprudelte es nur so aus der Brust – der Junge trank weiter begeistert, nun 100 Prozent Muttermilch. Aus dem Fläschchen. In der ersten Zeit machten wir noch ein paar Stillversuche, aber: nur brüllen, fuchteln, Lippen zusammenkneifen! Dann gaben wir es auf. Sie pumpte, die Eltern wechselten sich beim Fläschchengeben ab. Nach drei Wochen fand ich, es sei an der Zeit, es ein letztes Mal zu versuchen. Und, oh Wunder, der junge Herr schnappte sich die Brustwarze und legte los, als habe er nie etwas anderes gemacht! Er wurde dann sieben Monate voll gestillt. Nach knapp drei Jahren kam übrigens seine Schwester auf die Welt – wir alle hatten uns schon innerlich warm angezogen für eine Wiederholung, die elektronische Pumpe war bereits auf Rezept ausgeliehen. Und? Nichts. Null Probleme, ab Stunde eins saugte sie langsam, aber stetig. Und die Abpumpmaschine wanderte zurück in die Apotheke.

Auch fürs Stillen gibt es in Deutschland eine Kommission, schon seit 1994. Die Nationale Stillkommission hat sich zum Ziel gesetzt, das Stillen von Säuglingen in Deutschland zu fördern. Sie ist beim Bundesinstitut für Risikobewertung angegliedert, früher beim Institut für gesundheitlichen Verbraucherschutz und Veterinärmedizin – über beides muss ich immer ein bisschen lächeln. Diese Nationale Stillkommission ist strikt gegen Stillhütchen, das wollte ich der Vollständigkeit halber erwähnen (in Sachen Schnullereinsatz vertritt sie inzwischen ähnliche Ansichten wie ich).

Bei Babys, die sich beim Stillen nach hinten überstrecken wie ein Flitzbogen, aufbäumen oder um sich schlagen, hat es sich bewährt, sie zu »bündeln«. Beim Bündeln oder auch Pucken (siehe Shopping-Kapitel) wickeln Sie das Baby gut in eine Decke ein, so dass seine Schultern nach vorne geneigt und die Arme unterhalb der Brust gekreuzt sind. So kann es den Kopf nicht zurückwerfen. Bei manchen Babys bewährt es sich, wenn die Decke unten offen steht, so dass die Füße frei bleiben. Wenn Sie Ihr Kind auf diese Weise eingepackt haben, sieht es ein wenig wie der Buchstabe »C« aus, mit dem Kinn auf der Brust und angezogenen Beinchen. Manche Babys brauchen anscheinend das Gefühl, umhüllt und gehalten zu sein. Oder Sie nehmen in so einem Fall ein Steckkissen wie das Cosyme zum Stillen, auch das beruhigt und funktioniert meist gut.

Ihr fertig gestilltes Kind spuckt beim Bäuerchen oder ohne im größeren oder kleinen Bogen wieder Muttermilch aus? Es ist ein alter Spruch, aber er stimmt wirklich: Speikinder sind Gedeihkinder! Ihr Baby verhungert und verdurstet nicht. Sie können ruhig den Test machen, nämlich es noch einmal anzulegen – es wird nichts wollen. Auch mein älterer Sohn hat unglaublich gespuckt beim Stillen, anfangs auch bei der Flasche (ich hatte gar das Gefühl, er spuckt mehr aus, als er überhaupt getrunken hätte) – und er ist dennoch proper geworden und hat lehrbuchmäßig zugenommen.

Platzieren Sie dort, wo Sie stillen (am besten also nicht auf einem schick bezogenen Sofa, was man maximal nur teuer reinigen lassen kann!), sicherheitshalber Küchenrolle und einen Stapel alter Handtücher. Meine Mütter haben oft die »ollen« genommen, die ihre Männer mit in die gemeinsame Wohnung eingebracht hatten – bislang hatten sie sich nicht getraut, diese wegzuwerfen. Und wickeln sollten Sie erst, wenn Baby schon gespuckt hat – dann lohnt es sich, weil Sie nicht bloß die Hälfte der Anziehsachen, sondern meist alle wechseln müssen. Wenn Sie unterwegs sind, sollten Sie auf jeden Fall zwei Sicherheitsgarnituren dabei haben, mindestens eine komplette für das Baby – und ein Oberteil für Sie!

Anfangs werden Ihre Brustwarzen öfters gerötet sein, leicht rissig, vielleicht brennen sie auch. Etwa zehn von meinen 100, 120 Frauen, die ich pro Jahr entbinde, haben damit länger Probleme, also über die ersten 10, 14 Tage hinaus – aber mehr nicht. Es betrifft oft blonde oder rothaarige Frauen mit zarter Sommersprossenhaut. Ich schwöre auf Wollwachssalbe, zum Beispiel die von Medela, und zwar ruhig gleich zu Anfang prophylaktisch zwei, drei Mal täglich auftragen. Zum Stillbeginn zieht es manchmal so in den Brustwarzen, dass es Sie schmerzt, aber dann pegelt es sich ein. Das Wollwachs kann man am Busen lassen, es ist völlig ungiftig für Ihr Baby. Das Johanniskrautöl, was früher empfohlen wurde, musste hingegen vor jedem Stillen abgewischt werden – und das Wegwischen hat natürlich nahezu den ganzen Heileffekt wieder zunichte gemacht. Viel Sonne auf die nackten Brüste wirkt auch wunderbar, aber nicht jedes Baby wird nun mal zwischen Mai und September geboren.

Wenn es schlimmer wird und die ganze Brust röter, wärmer und härter an einigen Stellen, sollten und können Sie natürlich jederzeit Ihre Hebamme anrufen. Dann ist Kühlen wichtig, um die Milchkanäle zu schließen. Wickel aus Quark – verstreichen Sie 20-prozentigen Speisequark auf Spucktüchern – wirken gut, ebenso solche mit Kohlblättern. Allerdings sind beide recht aufwendig in der Zubereitung, nässen alles ein. Und getrockneter Quark krümelt zudem alles voll, was zum Anwerfen des Staubsaugers zwingt, worauf Sie vermutlich sowieso gar keine Lust haben.

Praktischer: Nehmen Sie eine Windel Ihres Babys, klappen diese auf, lassen innen kaltes Wasser rüberlaufen, frieren das Ganze für ein paar Stunden ein und wickeln sich dann dieses hausgemachte Spezialkühlpack um den Busen. Es hat exakt das richtige Format, und es dringt auch fast kein Wasser heraus, krümeln tut auch nichts. Die oft empfohlenen Kühlakkus, die Sie sich in den BH schieben sollen, finde ich dagegen gar nicht gut: Sie sind unhandlich und vor allem viel zu kalt. Denn vor jedem Stillen – und Weiterstillen müssen Sie unbedingt, in möglichst vielen Positionen – muss ja Ihre Brust wieder erwärmt werden, mit einem heißen Waschlappen. Je kälter sie aber ist, umso länger dauert dies und umso länger sind Sie nur mit Stillvorbereitungen und Brustgeben und Stillnachbereitungen beschäftigt.

Hat eine Frau in drei Wochen ebenso oft eine Entzündung, steckt meist etwas anderes dahinter als »nur« verstopfte Milchkanäle.

Meist liegt ihr etwas auf der Seele, und ihr Körper signalisiert: »Du brauchst jetzt Ruhe.« Dann rate ich auch mal zum Antibiotikum (was beim Arzt und in der Klinik leider meist sofort verabreicht wird) –, und vor allem dazu, sich einmal mit einem vertrauten Menschen auszusprechen und bei demjenigen ausgiebig auszuheulen. Wie gesagt: Die Milch beginnt im Kopf – und manchmal, wenn die Seele wehtut, funktioniert der Kopf nicht so, wie es für das Stillen gut wäre.

Eine sehr schlimme Mastitis, die unbedingt ein Fall für Arzt/Krankenhaus ist, habe ich in den Jahren als Beleghebamme nur ein einziges Mal erlebt, heftige Milchstaus vielleicht 20, 25 Mal in dieser ganzen Zeit. Ich weiß: Surft man im Internet, bekommt man geradezu das Gefühl, bei der Hälfte der Stillenden schießen nicht Milch-, sondern Blutfontänen aus den Brüsten, so viele Entzündungen gibt es da draußen. Um es jetzt mal deutlich auszudrücken: Quatsch! Das stimmt nicht! Lesen Sie so etwas gar nicht erst, gucken Sie lieber auf eBay nach etwas Nettem, bestellen Sie sich eine CD, anstatt sich deprimieren und vor allem verunsichern zu lassen. Und: Cremen, cremen, cremen!

Oft entbinde ich Frauen mehrfach, dann ist es natürlich ein Thema, wie man mit dem größeren Geschwisterkind umgeht, auch beim Stillen. Viele kleinere Geschwisterkinder wollen gerne noch einmal Muttermilch kosten – warum nicht? Mädchen stillen gerne ihre Puppe, das sieht dann sehr süß aus, wenn auf dem Sofa links die Kleine und rechts die »große« Mutter stillend sitzen. Jungs sind meiner Erfahrung nach eher technisch interessiert. Ich erkläre es ihnen so: In der Brust sind bis zu zwölf kleine, dünne Flüsse, und die münden alle in der Brustwarze. Super war der Spruch eines Rackers, der dann meinte: »Mami, dann schleppst du ja zwei Wasserfälle mit dir rum!« Alle kleinen Kinder lieben ja außerdem Geschichten aus der Zeit ihrer Geburt und kurz danach – vor allem, wenn es darin um lautes Pupsen, Donnerrülpser und Wie-du-mal-beim-Wickeln-Papi-total-angepinkelt-Hast geht …

Zum Schluss noch ein ganz anderes Thema. Seit circa 20 Jahren ist das Tätowieren- sowie Piercen-Lassen modern. Aus der DDR kannte ich weder das eine noch das andere. Lediglich eine Frau hatten wir, auf deren Bauch ein riesiger Tiger gestochen war (sie erzählte, den habe ihr Mann angefertigt, er habe sich selbst auch viel tätowiert). Diese Frau hieß bei uns nur *Der Tiger von Eschnapur*, nach dem Fritz-Lang-Filmklassiker von 1959, den vermutlich keine von Ihnen mehr kennt (aber fragen Sie mal die älteren Frauen in Ihrer Familie nach dem Schauspieler Paul Hubschmid!). Sie hat bei uns insgesamt acht Kinder entbunden, und es war schon unglaublich zu sehen, wie sich ihr Raubtier ausdehnte, bis es wirkte wie ein gestreifter Heißluftballon mit dürren Beinchen – und vor allem, wie furchtbar faltig-verkrumpelt das Tattoo dann nach jeder Geburt aussah.

Jedenfalls, Tätowierungen an der Brust und auch im Intimbereich – liebe Leserinnen, das haben heute mehr Menschen, als Sie vielleicht glauben, auch solche, die angezogen ultraseriös anmuten! – sind medizinisch kein Problem. Sie sollten aber bitte nicht während der Schwangerschaft und der Stillzeit gestochen werden, wegen der immer vorhandenen, wenn auch geringen Gefahr, sich mit Hepatitis B/C oder anderen Krankheiten zu infizieren.

Piercings am Nabel sind sehr verbreitet und heilen extrem langsam. Sie sollten diese ab Mitte der Schwangerschaft entfernen. Denn durch den wachsenden Bauch wird die nun zu kurze Schmuck- »Banane« herausgedrückt oder aber sie wächst ein. Es gibt ja aber fast nix, was es nicht gibt – also kann man inzwischen auch längere flexible Kunststoffstäbe speziell für Schwangere kaufen. Ein Brustwarzen-Piercing kann ab dem sechsten Monat, wenn sich der Busen sehr vergrößert, Schmerzen verursachen. Es macht in den meisten Fällen aber keine körperlichen Probleme beim Stillen, Stillen ist also möglich. Das Schmuckstück müssen Sie aber bitte zum Stillen entfernen, damit sich Ihr Baby nicht verletzt oder es gar verschluckt; auch aus hygienischen Gründen rate ich dazu. Wenn Sie den Schmuck für die gesamte Stillzeit weglassen, kann das Loch wieder zuwachsen – durch das ständige Entfernen und Wiedereinsetzen kann wiederum der Stichkanal wund werden. Ein Intim-Piercing (Schamlippen, Klitoris) wird Ihnen spätestens zur Entbindung im Krankenhaus entfernt, wenn Sie es nicht vorher selbst tun. Manche Frauen empfinden am Ende der Schwangerschaft den Druck des Babyköpfchens auf den Intimschmuck als nicht sehr angenehm.

Immer mehr Frauen haben auch vergrößerte Brüste mittels Implantaten (auch hier gilt: mehr Frauen, als man glaubt!). Reden Sie in diesem Fall unbedingt mit Ihrer Hebamme und einem Arzt; Stillen ist grundsätzlich möglich. Es hängt viel davon ab, wie die Vergrößerung gemacht wurde, ob das Implantat durch einen Schnitt um den Warzenhof – unter Umständen problematisch fürs Stillen – innerhalb der Falte unter der Brust oder unter dem Arm eingesetzt wurde.

*Milchstau – Abpumpen hilft*

Ist der Milchstau im Anmarsch oder leider gar schon da, ist die Brust schon hart und heiß, muss abgepumpt werden. Das kann sehr schmerzhaft sein. Wenn jedoch eine andere Person dies übernimmt (zum Beispiel Ihre Hebamme), kann die Stillende dabei ihre Arme seitlich hochnehmen, die Ellenbogen abwinkeln und die Hände auf die Schultern legen. In dieser Position lässt sich der Schmerz einigermaßen aushalten – fürs Selbstabpumpen ist sie aber natürlich komplett ungeeignet (es sei denn, Sie besitzen das, wovon viele Mütter oft träumen: drei Arme!).

Meine Erfahrung ist leider, dass meine jüngeren (kinderlosen) Kolleginnen ihre Frauen nicht abpumpen, sondern die jungen Mütter damit alleine lassen. Sprechen Sie deshalb Ihre Hebamme an und bitten Sie um Unterstützung. Ich habe schon öfters abends um 21 Uhr, auf dem Rückweg vom letzten Termin, in zweiter Reihe mit Warnblinklicht geparkt und schnell noch eine meiner Mütter abgepumpt, damit sie in der Nacht schlafen kann und sich nicht mit Brustschmerzen herumwälzen muss. Besonders schön ist, wenn dann der Vater die so abgepumpte Milch im Fläschchen nachts dem Baby gibt, so dass meine Frau wirklich mal gut durchschlafen und sich erholen kann. Beides wirkt Wunder bei der Genesung!

Wollen Sie öfters abpumpen, lohnt es sich, eine Pumpe aus der Apotheke auszuleihen. Dafür brauchen Sie ein Rezept von Ihrem Hausarzt. Die Ausleihe kostet Sie pro Tag nur einen Euro, was aber Ihre Kasse übernimmt, nur das Zubehörset zahlen Sie selbst; und die Kaution bekommen Sie natürlich bei der Rückgabe wieder. Sie können auch eine Pumpe kaufen. Komplette Handmodelle – ich habe immer ein ganz altmodisches dabei, auf das ich aber schwöre – sind zwar sehr günstig, aber die finden viele meiner Frauen anstrengend; es gibt jedoch raffinierte Versionen, sogar mit Zwei-Phasen-Rhythmus, also Bruststimulieren (schnell) und Pumpen (langsamer). Und auch kleine Elektromodelle, etwa Medela Mini Electric oder Medela Symphony, können Sie kaufen, da sind Sie allerdings mit 60 bis 70 Euro dabei.

## Das Abstillen – mein Busen gehört jetzt wieder mir

Nach etwas sechs Monaten, so steht es in vielen Ratgebern, sollten Sie langsam abstillen. Um diese Zeit bricht meist der erste Zahn durch – ein großer Moment! Dieser nur reiskornkleine Knochen, der da aus dem Gaumen schaut, ist erstaunlich scharf, daher stillen die meisten Frauen nun ab, denn ein Biss von Baby in die Brustwarze, vorher unproblematisch, kann nun höllisch wehtun. Anderen macht es gar nichts aus, deren Milchbubis und -mädchen sind halt keine Zuschnapper. Vielleicht aber sind Sie es leid, sich wie Meta, die preisgekrönte Holsteiner Milchkuh, vorzukommen und würden die Pumpe am liebsten in den Müll werfen? Oder möchten gerne mal mit Freunden ein kühles Weizen im Biergarten zischen? Wie oben beschrieben: Phytolacca-Globuli, Salbeitee, vielleicht ein Kühlwickel helfen Ihnen, die Brustnahrung zum Versiegen zu bringen. Und Ihr Mann: Er bringt nun den Nachwuchs ein paar

Abende ins Bett, er gibt das Fläschchen oder einen Abendbrei (je nach Alter Ihres kleinen Schätzchens), er steht in der Nacht auf. Und Sie schlafen mal wieder so richtig durch!

Es gibt aber auch einige unter meinen Müttern, die genießen das Stillen so sehr und finden es so praktisch, dass sie weitermachen: Ich kenne zahlreiche Kinder, die erst mit 14, 16, 19 Monaten komplett gefüttert wurden, denn so lange wurden sie zumindest am Abend oder am Morgen noch einmal angelegt.

Vorteile: Sie müssen Ihr Baby nicht von Brustwarze auf Sauger und angerührtes Pulver umgewöhnen, sparen so viel Geld – denn ab anderthalb Jahren braucht Ihr Kind sowieso kein Nachtfläschchen mehr, da reicht dann Wasser aus der Schnabelflasche. Und tagsüber kann es Kuhmilch trinken.

Nachteile des Lang-Stillens: Sehr lange wenig bis null kühles Weizen für Sie, Ihr Mann kann nur selten die schöne Aufgabe übernehmen, auf seine Weise, also per Fläschchen zu »stillen« (was manche Männer allerdings durchaus als Vorteil empfinden). Ist aber völlig Ihnen überlassen, wie Sie es halten. Hauptsache, alle Beteiligten können mit der gefundenen Lösung gut leben!

## Schlaf, Kindchen, schlaf! Doch endlich ein! Und durch!

Vor vielen Jahren habe ich im Fernsehen nachts einen amerikanischen Film gesehen, den Titel habe ich natürlich längst vergessen. Nicht aber, was die etwas hektische müde Mutter im Film erzählt. Sie und ihr Mann waren zu einem formellen Abendessen eingeladen, bei dem sie, wichtigwichtig, neben dem Boss ihres Mannes sitzen musste. Sie war natürlich etwas aufgeregt. »Na ja, ich hatte so viel Zeit zu Hause mit den Kindern verbracht, dass ich mir nicht wirklich sicher war, ob ich mich noch einigermaßen intelligent mit jemandem würde unterhalten können, der älter ist als drei Jahre.« Und weiter erzählt sie danach ihren Freundinnen: »Sie lief wirklich gut, unsere Unterhaltung – bis ich bemerkte, dass ich ihm währenddessen ganz automatisch das Essen auf seinem Teller in mundgerechte Häppchen geschnitten hatte.«

Sehen Sie, so etwas kann Schlafmangel anrichten und so werden bösere Menschen als ich jetzt vielleicht denken: typisch – das pure Hausfrauendasein.

So weit wollen wir es ja nicht kommen lassen, oder? Ich vertrete beim Schlafenlernen eine ziemlich klare und konsequente Linie. Manche von Ihnen werden das Folgende lesen und danach denken: Nee, das ist mir zu hart! Und dann werden Sie Google anwerfen, wo Sie innerhalb von zwei Sekunden unter Stichworten wie etwa »Familienbett« mindestens 10 000 Hits finden, wie man es gaaanz anders macht, viiiel natürlicher – so wie früher auch oder heute noch bei den Naturvölkern. Nichts gegen früher, nichts gegen Naturvölker. Aber ich denke, wir leben heute und in einem hoch industrialisierten Land, wir beackern nicht das Feld, von dessen Ertrag wir uns ernähren, wir gehen ins Büro; und auch unsere Männer gehen nicht Bären angeln, sondern sitzen am Schreibtisch oder bedienen Hightech-Maschinen. Wir können also auch moderner. Und moderner funktioniert ziemlich gut. Meistens zumindest. Ich will Sie hier nicht veräppeln wie bestimmte Buchtitel, die Ihnen den Jahrmarkt im Himmel versprechen, wie zum Beispiel, jedes Kind könne schlafen lernen. Das kann nämlich, zumindest bei etwa fünf Prozent der Babys, wirklich irrsinnig lange dauern. Bei weiteren zehn Prozent der Kleinkinder existieren handfestere Einschlaf- oder Durchschlafstörungen – wie bei Erwachsenen auch! Nicht ohne Grund gibt es inzwischen diverse Schlaflabore an Kliniken, gibt es eine Deutsche Gesellschaft für Schlafforschung und Schlafmedizin (DGSM) mit Sitz in Berlin, die auch eine Abteilung Pädiatrie hat. Ich glaube daher: Wir lesen uns hier wieder, so in ein paar Monaten vermutlich, wenn Ihr Baby mal wieder die Nacht zum Tag gemacht hat und Sie am Ende Ihrer Kräfte sind.

Hier also mein Schlafprogramm für Ihren Schatz (und für Sie und Ihre Nerven). Zuerst ein paar »Basics«, die Sie wissen sollten, denn manchmal tröstet das in schlimmen Situationen. Und danach die Dinge, die Sie einhalten sollten, wenn Sie zu einem Rhythmus kommen möchten, der die ganze Familie glücklich macht. Übrigens halte ich mich ziemlich an das, was Professor Hufeland oder auch der Medizinprofessor Adolph Menke, der darüber geforscht hat, schon Mitte des neunzehnten Jahrhunderts erkannt hatten (ja, auch damals gab es schon eine Moderne!):

»*Auch darf keine zärtliche Mutter fürchten, daß sie dem Kinde dadurch schade, wenn sie ihm nicht sogleich jedesmal, wenn es erwacht oder schreiet, die Brust reiche. Hat die Mutter Überwindung und Ausdauer genug dem Kinde nur einige Nächte hindurch die Brust nicht zu geben, und es auf andere Art zu beschwichtigen, so gewöhnet es sich meistens sehr bald daran.*«

Was man heute anders macht, zu Recht: Säuglinge schlafen auf dem Rücken am gesündesten; der lange propagierte Bauchschlaf erhöht das Risiko für den Plötzlichen Kindstod um etwa das Sechsfache. Im ersten Lebensjahr sollen sie ohne Kopfkissen auf einer festen luftdurchlässigen Matratze liegen, ohne Decke, im Body im Schlafsäckchen – und bitte nachts bei einer Raumtemperatur unter 18 Grad in einem vorher gut stoßgelüfteten Zimmer. Und in einem abgedunkelten Zimmer! Tagsüber, wenn Ihr Baby wach ist, sollten Sie es aber auch mal auf den Bauch legen oder in die Seitenlage, mit einem Seitenlagerungskeil/-kissen oder einfach mit einem zusammengerollten Handtuch links und rechts, damit sein hübscher Hinterkopf nicht »verplattet«. Ansonsten: Rücken, Rücken, Rücken! Sein Köpfchen lassen Sie dabei auch mal nach links, mal nach rechts zeigen. »Co-Sleeping«, also das Kinderbettchen im Elternschlafzimmer so wie bereits im Krankenhaus, finde ich in der ersten Phase sinnvoll und praktisch.

## Der erste Monat

Schlafverhalten ist erblich. Waren oder sind also Sie oder Ihr Mann schlechte Schläfer, dann kann es sein, dass Ihr familiärer Neuzugang es ebenso ist. Das gilt auch für Langschläfer, Frühaufsteher, Murmeltiere und Nachteulen. Und was Hänschen gelernt und Hans praktiziert hat, macht der kleine Hans weiter: Schon in den letzten vier Wochen im Mutterleib bildet Ihr Kind Schlaf-, Träum- und Wachmuster aus. Und die behält es in seinem ersten Lebensmonat bei. Da ist also gar nichts zu wollen – Ihr Kind bestimmt, wann es schläft und wann nicht (und damit auch, wann Sie schlafen). Punkt. Das ist richtig anstrengend. Auch mal eine gute Nachricht, Babys schlummern im Schnitt – also nicht alle! – 16,5 von 24 Stunden, und zwar verteilt auf sechs Abschnitte. Die schlechte: Die Wachstunden sind noch gerecht verteilt auf Tag und Nacht.

Was können Sie in dieser ersten Phase tun? Nur mitmachen. Sich selbst hinlegen, idealerweise auch schlafen, wenn das Baby schläft, oder wenigstens dösen, lesen. Notfalls schläft derjenige, der morgens fit zur Arbeit muss, mal eine Nacht woanders oder mit Ohrstöpseln. Ihr kleiner Schatz darf auch am Busen oder auf dem Arm einschlafen – kein Thema. Es gibt in dieser Phase kein »Zu sehr verwöhnen«. Und bitte nie länger schreien lassen!

## Der zweite und der dritte Monat

Ab seiner vierten bis sechsten Lebenswoche merkt Ihr Schatz, dass es Tag und Nacht gibt. Außerdem braucht er ungefähr eine Stunde weniger Schlaf insgesamt. Viele Kinder beginnen jetzt, abends zur ungefähr gleichen Zeit einzuschlafen. Das ist schön! Vom Durchschlafen sind wir aber noch weit entfernt. Ihr Baby wird allerdings nun meist zur selben Zeit nachts wach und möchte gestillt werden oder sein Fläschchen haben. Es entwickelt sich ein gewisser Rhythmus. Sie können erkennen, wann es richtig müde wird: Es gähnt verstärkt, es versucht, sich die Äuglein zu reiben (aber patscht sich dabei auf die Stirn), es wird auch mal ein wenig grantig.

Was Sie tun können: sanftes Steuern! Die Uhr ist jetzt Ihr Freund – und Ihr Feind. Sie können sich ein Schlafprotokoll anlegen, wann und wo Ihr Kind wie lange geschlafen hat. Das macht gerade ab diesem Monat Sinn. Häufig überschätzen meine Eltern den Schlafbedarf ihres Kindes. Das Kind verbringt dann mehr Zeit im Bett, als es wirklich schlafen kann. Dabei brauchen auch junge Babys in ihren Wachphasen bereits Anregung und Beschäftigung, möchten sich »unterhalten« und spielen. Sie können aber nun langsam versuchen, die Zeit vor dem abendlichen Zubettgehen auf vier Wachstunden auszudehnen, mehr schaffen die allermeisten Kinder nicht, ohne richtig schlechte Laune zu bekommen, weil sie übermüdet sind – und schlechte Laune wollen wir nicht! Wenn Sie merken, dass Ihr Kleines regelmäßig mittags von 12 bis 16 Uhr schläft, versuchen Sie, es sanft jeden Tag fünf Minuten früher zu wecken, mit Küsschen, über den Kopf pusten, sanft am Ohrläppchen ziehen – dann ist es danach nämlich dennoch ausgeschlafen, geht aber zwischen 19 und 19.30 Uhr »richtig« ins Bett.

Sie können außerdem anfangen, langsam nicht mehr in den Schlaf zu stillen, indem Sie vielleicht nur eine Brust geben, dann noch einmal bei Licht wickeln und das Kind satt und sauber und zufrieden in sein Bettchen legen. Sie können anfangen, kleine Rituale einzuführen: die Spieluhr oder das Schlaflied im halbdunklen Zimmer, dann Gebet oder Gutenachtkuss – was Sie da für richtig halten. Dann Licht aus, Tür zum hellen Flur kann ruhig halb angelehnt sein. Und Sie sitzen neben dem Bett und streicheln sein Köpfchen, genauer: mit dem Zeigefinger von der Nasenwurzel die Stirn hoch, das beruhigt. Oder Sie halten seine Hand und streicheln die.

Wenn Ihr Baby gar nicht in den Schlaf findet, dürfen Sie es auch aus dem Bettchen nehmen und zur Ruhe wiegen. Versuchen Sie aber, jeden Abend ein paar Minuten länger damit zu warten. Und versuchen Sie entweder zu tragen/zu wiegen oder zu stillen. Nie länger schreien lassen!

Ach so, und in der letzten Stunde vorm Zubettgehen bitte keine wilderen Kitzelspiele mehr (das gilt vor allem für Väter, die ja meist genau in dieser Zeit von der Arbeit nach Hause kommen).

Baby wacht nachts auf? Schon ganz kleine Säuglinge verfügen meist über eine gewisse Fähigkeit, sich selbst zu beruhigen und selbständig einzuschlafen (zum Beispiel, indem sie an ihren Händchen saugen oder sich räkeln). Diese Fähigkeit entwickelt sich in den ersten Lebensmonaten weiter. Sie ist aber auch von Kind zu Kind unterschiedlich ausgeprägt und hängt von der Persönlichkeit des Babys ab – sowie vom Verhalten der Eltern: Wenn Sie beim kleinsten Bä-Bä sofort Ihr Kind hochnehmen, geben Sie ihm ja gar keine Chance, es vielleicht selbst zu schaffen. Und durch das Hochnehmen wird es wacher! Also setzen oder stellen Sie sich zwar bereit, am besten natürlich so, dass Baby Sie nicht sieht oder hört, aber warten einige Minuten, ob Ihr Quakfrosch wieder alleine einschlummert. Wenn ja, super. Sonst gehen Sie hin, streicheln es, sprechen mit ihm, leise natürlich und ohne Licht. Babys brauchen die Gewissheit, dass jemand, dass seine Eltern da sind.

Wenn nein, überlegen Sie: Sind erst ein, zwei Stunden seit dem Einschlafen vergangen? Dann sollte nun am besten Ihr Mann ran, denn der riecht nicht nach Muttermilch. Er kann beruhigend streicheln und Händchen halten und singen, als letzte Rettung auch aus dem Bettchen nehmen und wiegen und tragen (aber bitte nicht ins Helle!). Sind dagegen bereits drei, vier, gar selige fünf Stunden seit dem Einschlafen vergangen? Dann könnte es jetzt Hunger haben – also mal anlegen. Oder das Fläschchen machen.

Hier habe ich übrigens für alle Nichtstillenden noch ein, wie meine Mütter und ich finden, praktisches neues Produkt entdeckt, was – nicht nur – nachts Ihr Leben erleichtert: Der »Cool Twister« sorgt dafür, dass Sie in kürzester Zeit perfekt auf Trinktemperatur abgekühlte Nahrung haben. Er wohnt normalerweise im Kühlschrank und hat im Innern eine mit Wasser umgebene Kühlspirale. Über diese Wassermenge können Sie vorab in Ruhe die gewünschte Zieltemperatur, also die auf der Pulverpackung angegebene, frei einstellen (viel kühlt viel – weniger wenig, sage ich mal ganz laienhaft-unphysikalisch). Das Kühlwasser kommt natürlich zu keiner Zeit in Berührung mit dem Wasser für die Babypulvernahrung, da es zwei getrennte Kreisläufe sind. Man schraubt den Twister, wie der Name andeutet, einfach auf die Babyflasche. Geht sehr viel schneller und genauer, als wenn Sie die Flasche unter laufendem kaltem Wasser abkühlen, und gerade aufgewachte hungrige Babys haben ja wenig bis kein Verständnis, wenn sie länger auf ihre Milch warten müssen oder die gar zu heiß ist! Das Ding spart also viele Nerven, Schweißausbrüche, Geschrei und zudem – auch im Wortsinne – Energie. Es kostet um die 22 Euro. Und nein, ich bekomme keine Werbeprovision; ich wünschte aber, ich selbst hätte damals schon so ein Gerät gehabt!

Dass Kinder in ihren ersten Lebensmonaten mehrmals nachts wach werden, ist nicht nur normal, sondern auch wichtig! Sie schlafen in diesem Alter fast die ganze Nacht in einem leichten

Schlummer, dem REM-Schlaf, der es ihnen ermöglicht, schnell aufzuwachen, wenn sie etwa Hunger haben, ihnen kalt ist oder die Windeln so richtig unangenehm voll sind. (Nur dann sollten Sie wickeln, riecht es nur nach Urin, nicht.) Auch Sie selbst wachen jede Nacht auf, bloß sind Sie erwachsen und sinken dann meist gleich wieder in die Kissen und können sich am nächsten Morgen nicht erinnern. In dieser Phase von fünf bis 12 Wochen wird Ihr Baby wahrscheinlich zwei bis drei Mal nachts nach Nahrung verlangen. Ganz normal! Auch das vierte Mal!

Was aber, wenn es auch sonst in der Nacht oder am Tag aufwacht und doch erst eine Stunde vorher Essen bekommen hat? Wenn Ihr Baby nicht weint, sondern ruhig in seinem Bettchen liegt, vielleicht ein wenig vor sich hinbrabbelt oder mit seinen Fingerchen spielt, können Sie es ruhig ein wenig sich selbst überlassen (natürlich unter der Voraussetzung, dass Sie in erreichbarer Nähe sind). Babys brauchen solche Zeiten, in denen sie auf ihre Art und in aller Ruhe die Welt um sich herum entdecken und sich mit sich selbst beschäftigen können. Es gehört zudem zum normalen Schlafverhalten, dass Babys auch während der Schlafenszeit des Öfteren aufwachen, um nach kurzer Zeit wieder von alleine einzuschlafen. Wenn sie dann jedes Mal sofort aufgenommen würden – was sie wacher macht! –, bekämen sie auf Dauer deutlich zu wenig Schlaf. Auch wenn Ihr Baby zur offiziellen Einschlafzeit ein bisschen herumquengelt, brauchen Sie es nicht sofort raus aus dem Bettchen zu holen und in den Arm zu nehmen. Manchmal braucht es nur ein wenig Zeit, um von alleine zur Ruhe zu kommen. Bitte abwarten! Und es dann mit Streicheln und leisem Zureden versuchen. Wenn Ihr Baby hingegen richtig weint und schreit, sollten Sie sofort reagieren und es aufnehmen. Der Wunsch nach Nähe muss erfüllt werden (auch wenn Ihre Augen rotgerändert sind und Ihr Kreuz wehtut).

Aber ich schwöre Ihnen, je strikter Sie sich stets an dieses kurze Abwarten halten, umso eher wird Ihr Baby lernen, es selbst zu schaffen. Und auch tagsüber können Sie an diesen Strukturen »arbeiten«: Denn die Erfahrungen, die ein Kind tags macht, sind auch für das Ein- und Durchschlafen wichtig. Ein Kind, das tagsüber Gelegenheit erhält und darin unterstützt wird, aus eigenem Antrieb Erfahrungen zu suchen, gewinnt eher das notwendige Selbstvertrauen, das es auch zum selbständigen Einschlafen braucht. Solange Ihr Baby zum Beispiel vergnügt mit seinen Fingern spielt, mit einer Rassel oder einem kleinen Kuscheltier, können Sie es ruhig auch mal sich selbst überlassen, bis es sich meldet. Damit helfen Sie ihm, erste Schritte in die Eigenständigkeit zu machen.

Wenn Sie Ihr Kind daran gewöhnen, herumgetragen und gewiegt zu werden, bis es eingeschlafen ist, oder es im Kinderwagen herumfahren, bis sich endlich die Äuglein schließen, oder es gewohnt ist, regelmäßig an der Brust einzuschlafen und schlafend in sein Bettchen gelegt zu werden, dann wird es diese Einschlafhilfen bald auch lauthals fordern – eh klar, würden wir auch! Vermeiden Sie deshalb aufwendige Einschlafhilfen – die etwas ganz anderes sind als Rituale! –, die Sie auf Dauer nicht durchhalten wollen oder können. Eine spätere Umgewöhnung ist natürlich möglich, aber meist für Eltern und Kind viel anstrengender. Deshalb: Lieber gleich. Ich weiß: Das erfordert Kraft – von Ihnen allen. Und manchmal, damit einfach Stille ist, stillen Sie dann bis zum Schlaf. Völlig okay – eine Ausnahme, auch mal zwei, machen nicht gleich alles kaputt. Aber versuchen Sie, sich an das Abwarten zu halten, das Streicheln und Sprechen. Und daran, regelmäßige Tagesstrukturen einzuführen. Wenn Sie selbst zum Beispiel immer um 12 Uhr eine Suppe essen, mit dem wachen Baby im Arm, wird in dem kleinen Gehirn zart der Gedanke »Mittagessen« eingepflanzt, wenn Ihr Kind danach seine eigene Mahlzeit bekommt (wenn Sie selbst hungrig oder durstig sind, sollten Sie nicht stillen!).

## Der vierte bis sechste Monat

Bis zum »Halbjahr« ist ein mindestens einmaliges Aufwachen in der Nacht durchaus normal – Ihr Kind benötigt ja immer noch nachts eine oder mehr leckere Mahlzeiten. Nach dieser Zeit können Babys die ganze Nacht ohne Stillen oder Fläschchen auskommen – theoretisch. Viele schlafen auch tatsächlich in diesem Alter bereits durch. Doch was heißt »Durchschlafen« denn? Nicht mehr, als dass ein Kind mindestens sechs bis acht Stunden am Stück schläft. Wenn es also um 19 Uhr ins Bett gebracht wird, wacht es spätestens gegen 3 Uhr morgens zum ersten Mal auf – für Sie als Eltern kann also von einer durchschlafenen Nacht noch nicht die Rede sein. Aber auch nicht von »Schlafstörungen« – im Gegenteil: Das nächtliche Aufwachen ist Ausdruck der ganz normalen Schlafentwicklung. Lassen Sie sich nicht wahnsinnig machen, wenn andere Eltern erzählen, ihr Goldstück sei erst um sieben Uhr morgens erwacht – wahrscheinlich lag es auch erst um 22.30 Uhr im Bett ...

Unruhe im Haus macht auch das Baby unruhig: Ein Umzug, Umbauten, Krankheiten und Krach bei den Eltern, auch Gewitter oder schwüles Wetter – dies alles schlägt sich in schlechterem Schlaf nieder. Wenn also Sie total ausgepowert sind, weil es gerade mal eine Rückfallphase gab, pumpen Sie ab und ziehen für eine Nacht aus, zu Ihrer Mutter, zu einer Freundin.

## Bis zum ersten Geburtstag

Auch bis zum zwölften Monat wecken noch ungefähr 40 Prozent aller Kinder ihre Eltern jede Nacht mindestens zweimal – das ergab eine Studie des Schweizer Kinderarztes Remo Largo, der sich seit Jahren mit den Schlafmustern behinderter wie nichtbehinderter Kinder befasst. Wenn auch Ihres so ist – ganz normal. Wenn es weniger ist, umso schöner. Und wenn Sie, was nun gefühlt stündlich passiert, jemand fragt: »Schläft es denn schon durch?«, können Sie freundlich lächelnd antworten: »Nein, natürlich nicht. Dafür ist es noch viel zu klein.«

Wenn Ihr Kind deutlich über dem Schnitt liegt, sollten Sie Ihre Einschlafrituale inspizieren und checken, ob Sie die Einschlafzeit korrekt ansetzen oder doch zu früh, ob Sie die durchschnittlichen Schlafzeiten überschätzen (nun braucht Ihr Baby nur noch etwa 14 Stunden!) oder vielleicht der Mittagsschlaf zu lang ausfällt? Braucht es länger als 30 Minuten, um in den Schlaf zu finden? Und vor allem überprüfen, ob Sie Einschlafhilfen wie Herumtragen, Dazulegen verwenden (die Sie einfach nach so langer Zeit nicht mehr leisten können und wollen)? Dann kann man von Einschlafstörungen sprechen.

Wenn Ihr Kind – siehe Schlafprotokoll – in mindestens vier Nächten in der Woche dreimal oder öfter pro Nacht aufwacht, dann im Schnitt länger als 20 Minuten wach ist und zum Wiedereinschlafen die Hilfe der Eltern benötigt, liegt eine Durchschlafstörung vor. Rufen Sie Ihre Hebamme an, reden Sie mit Ihrem Kinderarzt, seien Sie dabei ganz ehrlich. Die meisten dieser Störungen haben keine physische oder psychische Ursache. Es sind, so haben die Forscher herausgefunden, Schlafprobleme als Folge ungünstiger Gewohnheiten mit aufwendigen Einschlafhilfen. Die können Sie immer noch ändern, auch wenn es jetzt natürlich mit mehr Aufwand verbunden ist als zu Anfang. Erst wenn auch das nichts hilft, prüfen Sie, wenn es ganz schlimm ist, ob Sie darüber hinaus Unterstützung brauchen. Unter den Stichworten: Schlafmedizin, Schlaflabor finden Sie bestimmt Spezialisten in Ihrer Nähe.

So. Richtig hart ist mein Programm gar nicht, oder? Aber noch ein paar Worte zum »ferbern« oder auch der »Ferber-Methode«, die in den Achtzigern von einem US-Kinderarzt namens Richard Ferber entwickelt wurde. Sie soll, so die Bücher dazu, ab dem ersten Lebensjahr angewandt werden – nicht früher. Und sie beinhaltet, das Kind schreien zu lassen: Nach einem Abendritual wird das Kind wach ins Bett gelegt. Danach verlässt man ohne weitere Gesten und Erklärungen das Zimmer. In den meisten Fällen fängt das Kind an zu schreien. Auf dieses Schreien des Kindes wird dann in genau festgelegten Zeitabständen reagiert. Diese Zeitabstände steigern sich von anfangs drei Minuten bis zu maximal 30 Minuten. Zwischendurch gibt es eine Auszeit, in der man zum Kind geht und es beruhigt. Dabei darf man das Kind nicht aus dem Bett nehmen. Die Auszeit sollte nicht länger als zwei Minuten betragen. Praktiziert wird das Ganze so lange, bis das Kind schläft. Ziel der Behandlung ist es, dass das Kind ohne Einschlafhilfe (Stillen, Tragen, Nuckel, Flasche etc.) einschläft. Die gleiche Methode wird dann auch nachts beim Aufwachen des Kindes angewendet. Somit soll es dann das »Durchschlafen« erlernen. – Sorry, das ist mir zu heftig. Und inzwischen auch ziemlich in die Kritik geraten, denn ein Einjähriges kann den Unterschied zwischen einer und drei Minuten ja gar nicht merken – beides erscheint ihm, wenn es kreuzunglücklich ist, wie eine Ewigkeit. Schlafenlernen ist keine Umschreibung für Kraftakt und Unterordnen.

Zum Schluss noch eine Literaturempfehlung, wenn Sie mal herzhaft lachen möchten: Lesen Sie das, was der Autor Axel Hacke von der *Süddeutschen Zeitung*, mehrfacher Vater, über das (Nicht-) Schlafen von Kindern und Eltern in seinem Buch *Der kleine Erziehungsberater* schreibt. Lachen macht Sie kurzfristig munterer!

# Auf Wiedersehen?!

Wir haben jetzt eine große Reise miteinander gemacht, durch Gegenden, die Sie vermutlich zum ersten Mal betreten haben – und ich schon über 10 000 Mal mit meinen Frauen, mit meinen Müttern und Vätern (vielen von denen hat diese Reise so gut gefallen, dass sie sich ein zweites, ein drittes Mal ins Elternland aufgemacht haben). Es waren bekannte Filmschauspielerinnen und Fernsehmoderatorinnen darunter, auch unsere Bundesfamilienministerin habe ich betreut, ebenso die Gattin meines Blumenhändlers, die nette Käseverkäuferin vom Wochenmarkt und die Frau, die mir immer so kompetent die Nägel macht. Aber soll ich Ihnen ein Geheimnis verraten? Egal, ob prominent oder nicht, das Glück nach einer gelungenen Geburt, die Dankbarkeit und Freude war bei allen gleich. Und auch für mich war es jedes Mal wieder ein wunderbares Ereignis. Deswegen möchte ich Ihnen alles Gute wünschen für Ihren Sohn, für Ihre Tochter, ein entspanntes Ankommen in dieser Welt, die für Sie alle drei als werdende Familie neu, manchmal anstrengend und immer aufregend ist.

Es wäre schön, wenn meine Ratschläge, Erfahrungen und Geschichten Ihnen dabei helfen, gelassen und selbstsicher Ihre Schwangerschaft, die Geburt und die erste Zeit mit Ihrem Nachwuchs zu genießen. Wenn Sie ein paar der Anregungen aus diesem Buch umsetzen und merken, wow, das klappt ja wirklich besser – freut mich das sehr. Und wenn Sie's doch anders machen, etwa ins Geburtshaus gehen – auch gut. Ich habe ja auch meinen eigenen Enkelsohn auf die Welt geholt, ganz gegen meine eherne Regel, dass angehende Großmütter besser nicht im Kreißsaal dabei sein sollten. Und erst recht keine Schwiegermütter.

Wahnsinnig viel wird Ihnen nun sowieso Ihr Kind beibringen. Vertrauen Sie ihm, genauso, wie Sie in der Zeit vor seiner Ankunft auf Ihr Bauchgefühl gehört haben! Denn die Säuglingsforschung zeigt, dass schon Babys hochtourige Lerner sind, die von Anbeginn an ihre Umgebung erobern, die durch Fixieren, Greifen, Saugen, Hören, später durch Drehen, Robben und Brabbeln permanent ihren Horizont erweitern. Jede Sekunde fragt ihr Gehirn: Was gibt es Neues? Wo ist etwas zu erforschen? Die Welt ist, wie die Expertin Donata Elschenbroich es mal formulierte, für diese hochkonzentrierten kleinen Menschen ein Labor, eine Werkstatt, ein Atelier.

Und auch Sie werden wahnsinnig viel lernen in den nächsten Jahren. Insgesamt 216 Tätigkeiten beherrscht, wie Arbeitswissenschaftler mal akribisch aufgelistet haben, eine Hausfrau, die heute Familienmanagerin heißt, und das werden Sie ja nun auch sein: darunter etwa Krankenschwester, Köchin, Taxifahrerin, Nachhilfelehrerin, Raumpflegerin, Gärtnerin, Zwei- und Dreiradmechanikerin ... Die englische Bestseller-Autorin und zweifache Mutter Allison Pearson hat das mal sehr treffend zusammengefasst: »Wir Frauen kriegen heute zwar die Jobs unserer Väter – müssen aber immer noch die Arbeit unserer Mütter dazu machen.« Ein Knochen-Job, klar. Ach was, mehrere Knochen-Jobs, denn Ihre Brötchen verdienen müssen Sie ja auch noch. Aber soll ich Ihnen noch ein Geheimnis verraten? Sie schaffen das! Ganz souverän, ganz entspannt; vor allem, wenn Sie sich einen Trockner kaufen, die Wäsche, die gebügelt werden muss, auf ein Minimum reduzieren und stets einen kleinen Schokovorrat zu Hause haben – nur für Sie.

Schwanger sein, Eltern werden ist heute eine fremde Erfahrung geworden. Nicht nur aus demographischer Sicht. Sie ist schlicht das Gegenteil zum Alltag. In dem lässt sich so viel planen, ist jeder jederzeit erreichbar, sind die Wege im Vorfeld klar, hat man ein Navigationsgerät – aber das Baby da im Bauch, das hat kein Handy, das schreibt auch keine Mail. Das ist ganz nah und unglaublich weit weg. Man hat keinen Einfluss. Früher waren sich Alltag und Schwangerschaft ähnlicher: auf ein Kind warten und auf die Ernte. Nicht genau wissen, was wird. Genau das macht die Frauen heute nervös. Deshalb bereiten sie sich besonders akribisch vor. Eine Frau ist heute nicht mehr nebenbei und normal schwanger. Sie ist nicht mehr nur guter Hoffnung, sondern ebenso sehr in angespannter Erwartung. Konzentriert, fixiert, online überinformiert. Ich meine das gar nicht als Vorwurf, sondern sage es mit Bedauern. Ich habe lange keine Schwangere mehr erlebt, die von sich aus zu mir gesagt hätte: »Och, ich würde das vom Gefühl her jetzt mal so machen.« Ich hoffe sehr, Ihnen gelingt das. Bleiben Sie locker! Sie werden das Kind schon schaukeln.

## Danksagung

Gerade ein paar Wochen in der Ausbildung, entband ich 1967 mein erstes Baby in einem Fahrstuhl. Die erste offizielle Entbindung als Hebamme hatte ich dann mit einer Frau, die deutlich mehr Erfahrung im Kreißsaal mitbrachte als ich – sie bekam nämlich ihr dreizehntes Kind. Allen meinen Müttern, ihren rund 10 000 Jungen und Mädchen danke ich herzlich, ohne ihre Fragen und ihre Freude hätte dieses Buch nicht entstehen können. Und ich danke Bettina für viele lange Dienstagabende auf dem Balkon und am Esstisch. Und meinem ehemaligen Chef Professor Dudenhausen, von dem ich in den zwanzig Jahren viel gelernt habe. Am meisten aber – in memoriam – meiner Mutter, die uns drei Kinder alleine großgezogen hat und immer für uns da war.

Luise Kaller

Im Sommer 2000 haben wir uns kennengelernt, als ich das erste Kind erwartete, gut drei Jahre später hat Luise Kaller auch das zweite auf die Welt geholt. »Lesen Sie keine Bücher, sparen Sie sich alle Kurse, fragen Sie einfach mich«, hast du uns stets gesagt. Und natürlich haben wir werdenden Eltern uns daran gehalten – meistens. Jetzt durfte ich dir noch mehr Löcher in den Bauch fragen, du hast zahllose, auch sehr berührende Geburtsgeschichten erzählt und deinen Erfahrungsschatz mit mir geteilt. All das gibt dieses Buch nun weiter und kann anderen Schwangeren so hilfreich zur Seite stehen wie du persönlich. Ich danke dir. Und natürlich auch meinen drei wunderbaren Herren zu Hause für ihre Geduld.

Bettina Schneuer

# Quellen (in der Reihenfolge ihres Auftretens)

www.folsaeure.ch (S. 19)
www.deutsches-ivf-register.de (S. 26)
www.embryotox.de (S. 38)
Artikel von Ildikó von Kürthy in: *Eltern*, 11. 06. 2008 (S. 46)
Interview mit Emily Pearl Kingsley unter:
www.creativeparents.com/EPKinterview.html (S. 78f.)
www.fmf-deutschland.info (S. 81)
Zur Abtreibung in der DDR: www.edoc.hu-berlin.de/dissertationen/
 rinnekaty-2000-07-24/HTML/chapter4.html
Zu Rohmilchkäse und Listeriose:
Deutsche Gesellschaft für Ernährung: www.dge.de/modules.php?name
 =News&file=article&sid=325
Robert Koch Institut:
 www.rki.de/cln_049/nn_196658/DE/Content/Infekt/EpidBull/
 Archiv/2006/49__06,templateId=raw,property=publicationFile.
 pdf/49_06.pdf
Zu hebammengeführten Kreißsälen: www.hebammenforschung.de/
 28144.html
Fachverband für Hausgeburtshilfe: www.dfh-hebammen.de
Gesellschaft für Qualität in der außerklinischen Geburtshilfe:
 www.quag.de
Bundesweites Netzwerk für Geburtshelferinnen in Geburtshäusern:
 www.geburtshaus.de
Interview mit Martina Klenk, Vorsitzende des Deutschen Hebammenbunds: www.evangelisch.de/themen/gesellschaft/teure-versicherungen-bremsen-hebammen-ausl6978
Einsatz von Saugglocke und Zange in Deutschland: www.destatis.de/
 jetspeed/portal/cms/Sites/destatis/Internet/DE/Presse/pm/2011/
 03/PD11_117_231.psml
PDA:www.velb.org/docs/ls-1_2009-periduralanaesthesie-fuer-alle.pdf

www.aerzteblatt.de/v4/archiv/artikel.asp?src=suche&p=peridura lan%E4sthesie&id=47570
Einlagerung von Nabelschnurblut: www.dgho.de/informationen/ grundlegende-dokumente/gesundheitspolitische-papiere
Europäische Stillstatistiken unter: BT Drks 16/10558, 16. Wahlperiode, 14. 10. 2008
Adolph Menke über den Schlaf, aus: Taschenbuch für Mütter über die physische Erziehung der Kinder in den ersten Lebensjahren und über die Verhütung, Erkenntnis und Behandlung der gewöhnlichen Kinderkrankheiten, 1832, S. 90.
Zu Schreikindern:
www.kiss-kid.de oder www.kisskinder.de

# Leseempfehlungen

*Die Tagebücher einer Nanny* von Allison Pearson, rororo, Hamburg 2004

*Prada, Pumps, Babypuder* von Sophie Kinsella, Goldmann, München 2007

*Nestküche* von Jacqueline Rupp und Sven Christ, Gräfe und Unzer, München 2009

*Der kleine Erziehungsberater* von Axel Hacke, Kunstmann, München 1992, auch als Hörbuch erhältlich

*Verdammte Scheiße, schlaf ein!* von Adam Mansbach, DuMont, Köln 2011

*Babyjahre* von Remo Largo, überarbeitete Neuausgabe, Piper, München 2010

*Weltwissen der Siebenjährigen* von Donata Elschenbroich, Goldmann Taschenbuch, München 2002

# Register

Abstillen 95, 122, 155, 208, 224, 235, 263, 267 f., 278, 297 f.
Abstillhilfen
  – Abstillspritze 268
  – Elektromassage 268
  – Kühlwickel 268, 297
  – Phytolacca-Tropfen/Globuli 268, 297
  – Salbeitee 268, 297
Abtreibung 78, 82, 86 ff.
Adoption 27 f.
Allergien 33, 262 ff.
Ambulante Entbindung 111 f.
Amniozentese 73 f., 77, 80, 82–85, 87, 89
Anenzephalie 83
APGAR-Test 113, 118, 124, 188
Augen, verklebte 254 f.
Austreibungsphase 188, 193–196,
Autokindersitz 150

Babyakne 254
Babybett 148 ff.
Babyblues *siehe* Wochenbettdepression
Babyphone 144 ff.
»Baby-take-home« 25, 27
Babytrage 151
Baden 154, 219, 229, 245, 255–258
Beckenboden 126, 235, 270
Beckenendlage (BEL) 67, 113, 198
Beleghebamme 11, 13, 57, 118–123, 179, 193, 208, 218
Besenreiser 95 f.
Beta-Streptokokken 49 f.

Biparietaler Kopfdurchmesser (BPD oder BIP) 37
Blähungen 151, 231, 234, 275
Blasensprung 39, 172–179
Blutgruppe 40, 204
Brustimplantate 296
Brustwarzen 160, 253, 263, 272, 275, 288–294
  – Flachwarzen 289
  – Schlupf- oder Hohlwarzen 64, 289
Brustwarzenformer 64, 289
Brustwarzenpflege 292 f.
  – Johanniskrautöl 272, 293
  – Kohlblätterwickel 293
  – Kühlakkus 293
  – Kühlpack 293
  – Quarkwickel 293
  – Wollwachssalbe 292 f.

Cardiotokographie (CTG) *siehe* Herzton- und Wehenschreiber
Chlamydia Trachomatis 39
Chlamydieninfektion 39
Chlamydientest 47
Chorionzotten-Biopsie 72
Chromosomenanomalien 81
Clindamycin 52
Clusterfeeding 284 f.
Co-Sleeping 301

Damm 125–133, 195
Dammmassage 128
Dammraffergriff 129
Dammriss 124 ff., 131, 133, 192, 221, 272

# Register

Dammschnitt 48, 111 f., 130 f., 133, 221
Daumenlutschen 288
Deutsches IVF-Register 25 f.
Diabetes 48 f., 94 f., 264
Dopplersonographie 72
Down-Syndrom 32, 74, 77–81
Dreidimensionale Sonographie 45
Dreimonatskoliken 231
Doula 116
Durchfall 20, 173, 251
Durchschlafen 229, 302, 306 f., 309
Durchschlafstörungen 300, 308

Einlauf 175 f., 182
Einschlafhilfen 306, 308 f.
Einschlafrituale 303, 306 f.
Einschlafstörungen 300, 308
Einschlafzeit 307
Embryonaltoxokologisches Institut 38
Entbindungstermin 34, 44, 51, 53, 66, 68, 101, 108, 134, 170 f.
Ernährung während der Stillzeit 230 f., 277 f.
Eröffnungsphase der Geburt 180 f., 184 f., 190
Eröffnungswehen 172, 177
Ersttrimester-Screening 81, 83

Fehlgeburt 25–28, 32 f., 40, 48, 82 f., 88, 90
Feinscreening 75 f.
Ferber-Methode 308
Fetometrie 36
FISH-Schnelltest 84
Flaschennahrung 261–265, 267
Fliegergriff 231 f.
Folsäure 18 f., 71, 260

Folsäuremangel 76
Fruchtsack (FS) 68
Fruchtwasser 48, 50 f., 69, 72, 82 f., 94, 100, 125, 172–175, 203
Fruchtwasseruntersuchung *siehe* Amniozentese
Frühgeburt 39, 50, 66, 71, 85, 109, 130, 168, 190, 198

Gebärmutter 25, 50, 55, 83, 89, 99, 167 ff., 174 ff., 197, 205, 218 ff., 238, 271
Gebärmutterhals 51, 66, 80, 101, 167, 179 f.
Geburtenhäufigkeit 162
Geburtseinleitung 175 f.
Geburtshaus 14 f., 107, 109, 114, 116 f., 124, 129, 131 f., 137, 175, 179, 189, 195
Geburtsurkunde 137 f.
Geburtsvorbereitungskurs 53, 56–61, 123, 166, 185, 194, 208 f.
– mit Atemtherapie (Lamaze-Technik) 58
– mit autogenem Training 58
– mit Bauch- oder Wassertanz 58
– mit Haptonomie 58
– mit Shihatsu/Watsu 58
Geburtszange 61, 111, 182
Gesichtslage 197 f.
Gestationsdiabetes *siehe* Schwangerschaftsdiabetes
Gestose 199
Gewichtszunahme in der Schwangerschaft 93 f.
Gravidogramm 35, 66

Haarausfall 224 f.
Haarwäsche des Babys 257 f.

Hämaglutinationshemmungs-Test (HAH) 41
Hämoglobin 35
Hausgeburt 14, 107, 116 f., 124
Hb-Wert 35 f.
hCG-Ausschüttung 92
Hecheln 194
Herzfehler 76 f., 80, 88, 198
Herztonwehenschreiber (CTG) 109, 174, 180, 182, 192, 195
Hinterdammgriff 130
HIV-Test 43
Humanes Choriongonatropin (hCG) 31 f.

Impfungen 38, 42
Individuelle Gesundheitsleistungen (IGeL) 46
Inkontinenz 235
Insulin 38, 47 ff.
Intraurerine Insemination (IUI) 23 f.
Intrazytoplasmatische Spermieninsektion (ICSI) 23 f.
In-vitro-Fertilisation (IVF) 22–27, 88, 168, 199

Kaiserschnitt 61, 67, 98, 112, 131, 196, 198–202, 269, 272
 – Gründe 198
 – primärer, geplanter 25, 43, 98, 187, 198 f.
 – sekundärer, ungeplanter 131, 182, 188, 192, 197, 199, 233
 – Wunschkaiserschnitt 200, 202, 235
Kalzium 71
Kinderwagen 149 f.
Kindslage 66
Kindspech *siehe* Mekonium

Kirschkernsauger 288
Klumpfüße 75, 88
Koffein 103 ff., 277
Kolostrum 269
Kompressionsstrümpfe 96, 157
Kopfumfang 70, 125, 189, 191, 283
Krampfadern 95
Krankenhaus 107–111, 114 f., 124
Krankenhaustasche 158 ff., 179

Lanugo-Flaum 69 ff.
Lippen-Kiefer-Gaumenspalte 76
Listeriose 103, 105 f.
Lochien *siehe* Wochenfluss

Masern 19, 52
Mastitis 294
Matratze 148 ff., 153, 301
Medikamente in der Schwangerschaft 38
Mehrlingsgeburten 199
Mekonium 175, 250
Milchbildungsreflex 290
Milchpumpe 296 f.
Milchschorf 253 f.
Milchstau 61, 265, 294, 296
Morgendliches Erbrechen 92
Mundsoor 253
Muttermund 66, 180, 185, 187
Mutterpass 31, 33–37, 42, 51, 54, 66, 68, 76, 108, 179

Nabelbruch 246
Nabelpflege 14, 229, 245 f.
Nabelschnur 48, 69, 202 ff., 212
Nabelschnurblut 38, 125, 204, 206
Nabelschnurvenenpunktion 85
Nabelschnurvorfall 117, 197
Nachgeburt 132, 202, 204, 220

Nachwehen 204 f., 220, 271
Nackenfaltenmessung (NFM) 72, 74, 80–83
Nagelpflege des Babys 154, 157, 258 f.
Nase, verstopfte 255
Neugeborenensepsis 50
Neugeborenenvorsorgeuntersuchung
– U2 134, 214 f.
– U3 134

Offener Rücken 18, 83 f.
Organscreening 46
Oxytocin 174, 266

Papilla mammaria *siehe* Brustwarzen
Peridualanästhesie (PDA) 98, 107, 180 f., 186–193
Penizillin 38, 51
Perinatalzentren 75, 110
Perineum *siehe* Damm
Piercings 295 f.
Plazenta previa 25, 101, 199
Plazentabiopsie 85
Plötzlicher Kindstod (SIDS) 286, 301
Präeklampsie 199
Pränataldiagnostik 69, 72 ff., 76, 79, 84
Presswehen 110, 194 f.
Prolaktin 266
Prostaglandine 174
Proteine 71, 83

Querlage (QL) 67, 198 f.

Reproduktionsmedizin 25, 27
Rhesus-Antikörper 40 f.
Rhesusfaktor 40 f.
Rhythmus beim Stillen und Schlafen 228

Ringelblumensalbe 252
Risikoschwangerschaft 34, 45, 83, 91
Röteln 19 f., 41 f., 52, 76
Rückbildungsgymnastik 218, 234 f.

Salmonellen 103
Saugglocke 61, 91, 111, 182
Saugverwirrung 284, 289
Schädellage (SL) 66
Scheitel-Steiß-Länge (SSL) 36, 68, 81
Schlaflabor 300, 308
Schlafverhalten 298, 301 ff., 305 f.
Schleimpfropf 179
Schnuller 154, 265, 285–288, 291
Schnullergebiss 288
Schreibabys 233
Schreien 229 f., 308
Schwangerschaftsabbruch 22, 74, 86 f., 89 f.
Schwangerschaftsdiabetes 48 f., 94 f.
Schwangerschaftstest 30 f.
Schwangerschaftsvergiftung *siehe* Gestose
Sectio caesarea *siehe* Kaiserschnitt
Sehverschlechterung in der Schwangerschaft 97 f.
Senkwehen 168 f., 172
Sex
– in der Schwangerschaft 100 f., 128 f., 175, 196, 211
– nach dem Wochenbett 243, 236–240
SIDS-Präventionsmaßnahmen 286
Sodbrennen 64, 71, 99, 168
Spina bifida *siehe* offener Rücken
Spucken 144, 292
Stammzellenspende 205 f.
Steckkissen 150 f., 292

Steißlage 198
Stilldemenz 278 ff.
Stillen 11, 16, 38, 43, 63 f., 70, 159 f., 196 f., 204, 220, 226 f., 232 f., 234 f., 244, 260–298
Stillhütchen 289 ff.
Stillkissen 99, 143 f., 272 f.
Stillmerker 282
Stillpositionen 223, 270
– C-Griff 270, 274
– Rückengriff 273
– Vierfüßler-Stand 273
– Wiegegriff 244, 272
Stilltypen beim Baby 274 ff.
Stillzeiten 276, 278–285
Stirnlage 15, 197 f.
Stoffwindel 246
Storchenwagen 109
Stubenwagen 147 f.
Stuhlgang 248 ff.
Such- und Saugreflex 269

Tätowierung 295
Tetanusimpfung 19
Thrombose 96, 189
Totgeburt 87, 103, 199
Toxoplasmose 19, 102 f.
Tragetuch 152 f.
Trauerbegleitung 89 f.
Triple-Test 81
Trisomie 21 32, 77, 79, 81, 89

Übelkeit 91 ff., 267
Übergangsphase der Geburt 185
Übungs- oder Vorwehen 167 f., 180
Übungswehen 71, 167 f.
Ultraschallscreening 21
– Nummer 1 68 f.
– Nummer 2 69 f., 77
– Nummer 3 70 f.
Ultraschalluntersuchung 14, 34, 36 f., 44, 55, 67 ff., 80 f., 198
Unfruchtbarkeit 23 f.
Unstillbares Erbrechen (Hyperemesis gravidarium) 93

Varikose 95
Veratmen der Wehen 169, 178, 194
Verhütung in der Stillzeit 234, 240
Versicherungsschutz für Hebammen 123 f.
Verstopfung 35, 251
Vitamin C 71, 260
Vorsorgetermin 66
Vorsorgeuntersuchung 33 ff., 67–72, 180

Wachstumsschübe 265, 284
Wannentest 177
Wassergeburt 176
Wegwerfwindeln 246 f.
Wehentropf 174 ff., 182
Wickelkommode 146 f., 232
Windeleimer 141 ff., 250
Windelsoor 253
Windelwechsel 247 ff.
Windpocken 19, 52
Wochenbett 128, 217 ff., 234, 240
Wochenbettdepression 219, 224 f.
Wochenfluss 133, 159, 220 f., 238, 256
Wundsein 249 f.

Zervix *siehe* Gebärmutterhals
Zuckerbelastungstest 47
Zwillinge 25, 68, 124, 199, 273
Zwillingshäufigkeit 25